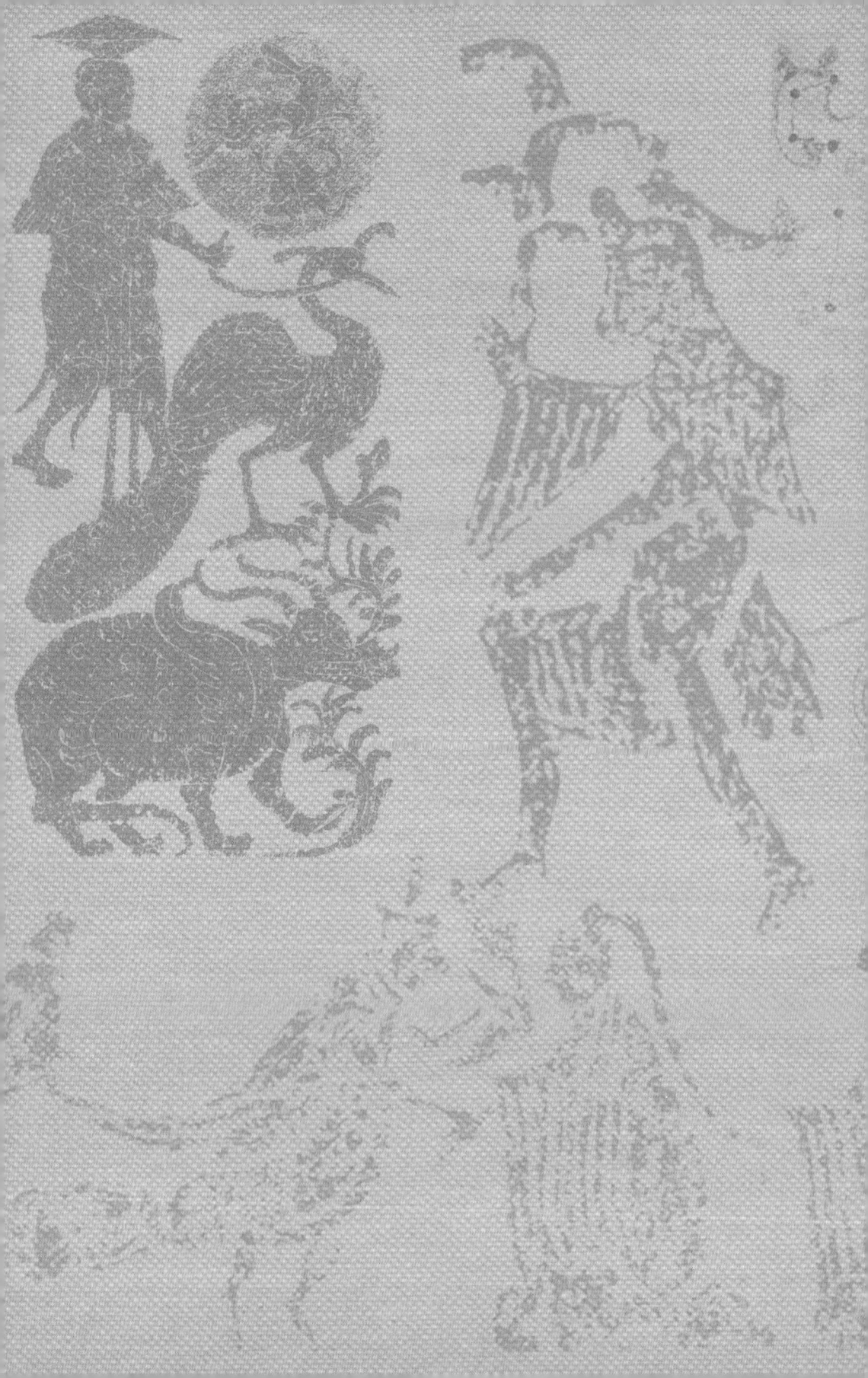

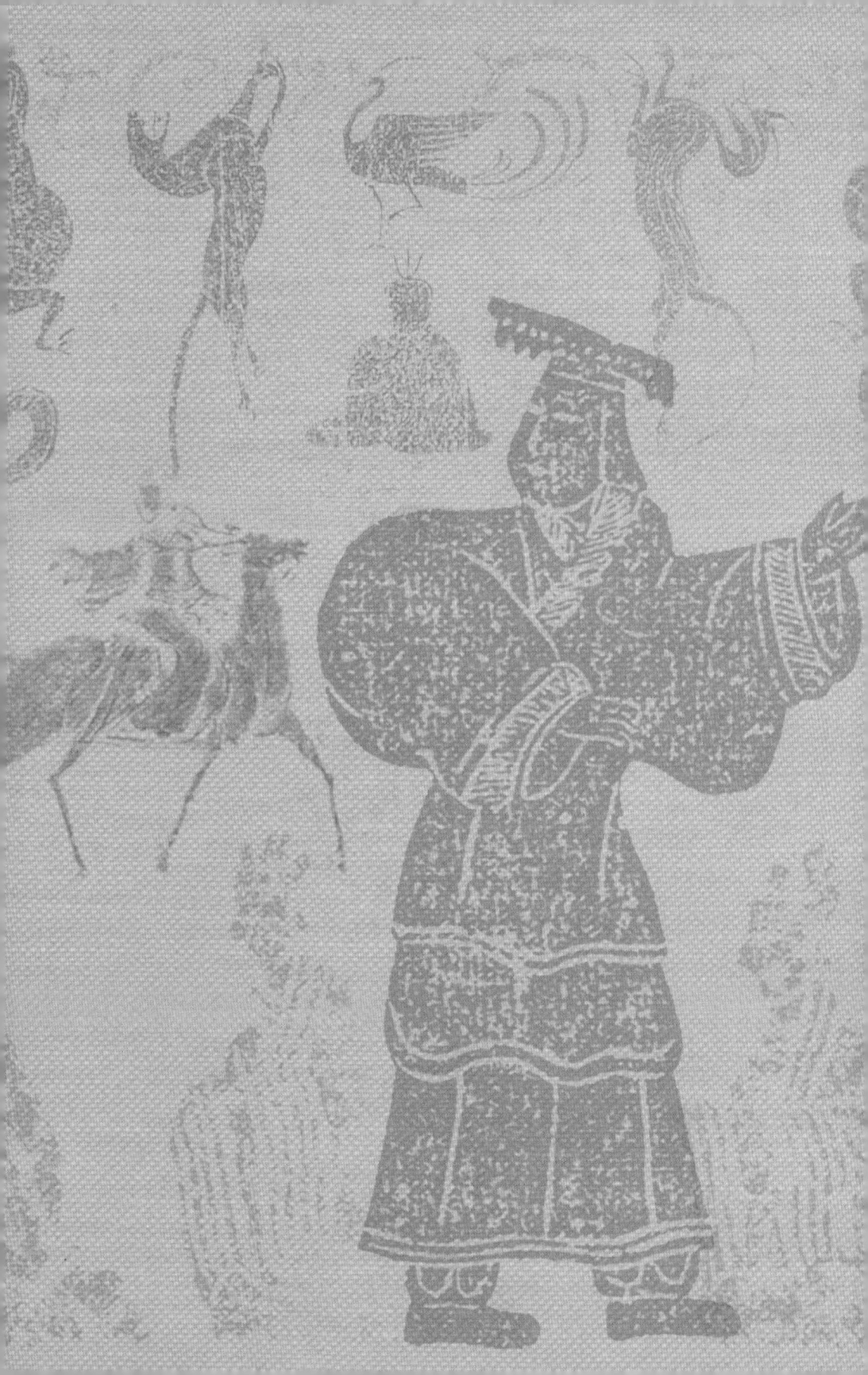

中国古医籍整理丛书

乾 坤 生 意
乾坤生意秘韫

明·朱权 编撰

于海芳 校注

中国中医药出版社
·北 京·

图书在版编目（CIP）数据

乾坤生意 乾坤生意秘韫／（明）朱权编撰；于海
芳校注 . —北京：中国中医药出版社，2018. 3（2025.6重印）
（中国古医籍整理丛书）
ISBN 978 - 7 - 5132 - 3515 - 0

Ⅰ . ①乾… Ⅱ . ①朱… ②于… Ⅲ . ①中国医药学—
中国—明代 Ⅳ . ①R2 - 52

中国版本图书馆 CIP 数据核字（2016）第 157107 号

中 国 中 医 药 出 版 社 出 版
北京经济技术开发区科创十三街 31 号院二区 8 号楼
邮政编码 100176
传真 010 64405721
北京盛通印刷股份有限公司印刷
各地新华书店经销

*

开本 710 × 1000 1/16 印张 22. 5 字数 191 千字
2018 年 3 月第 1 版 2025 年 6 月第 3 次印刷
书 号 ISBN 978 - 7 - 5132 - 3515 - 0

*

定价 65. 00 元
网址 www. cptcm. com

国家中医药管理局
中医药古籍保护与利用能力建设项目
组织工作委员会

主 任 委 员 王国强

副 主 任 委 员 王志勇　李大宁

执 行 主 任 委 员 曹洪欣　苏钢强　王国辰　欧阳兵

执行副主任委员 李　昱　武　东　李秀明　张成博

委　　　　员

各省市项目组分管领导和主要专家

（山东省）武继彪　欧阳兵　张成博　贾青顺

（江苏省）吴勉华　周仲瑛　段金廒　胡　烈

（上海市）张怀琼　季　光　严世芸　段逸山

（福建省）阮诗玮　陈立典　李灿东　纪立金

（浙江省）徐伟伟　范永升　柴可群　盛增秀

（陕西省）黄立勋　呼　燕　魏少阳　苏荣彪

（河南省）夏祖昌　刘文第　韩新峰　许敬生

（辽宁省）杨关林　康廷国　石　岩　李德新

（四川省）杨殿兴　梁繁荣　余曙光　张　毅

各项目组负责人

王振国（山东省）　　王旭东（江苏省）　　张如青（上海市）

李灿东（福建省）　　陈勇毅（浙江省）　　焦振廉（陕西省）

蔡永敏（河南省）　　鞠宝兆（辽宁省）　　和中浚（四川省）

项目专家组

顾　问　马继兴　张灿玾　李经纬
组　长　余瀛鳌
成　员　李致忠　钱超尘　段逸山　严世芸　鲁兆麟
　　　　郑金生　林端宜　欧阳兵　高文柱　柳长华
　　　　王振国　王旭东　崔　蒙　严季澜　黄龙祥
　　　　陈勇毅　张志清

项目办公室（组织工作委员会办公室）

主　任　王振国　王思成
副主任　王振宇　刘群峰　陈榕虎　杨振宁　朱毓梅
　　　　刘更生　华中健
成　员　陈丽娜　邱　岳　王　庆　王　鹏　王春燕
　　　　郭瑞华　宋咏梅　周　扬　范　磊　张永泰
　　　　罗海鹰　王　爽　王　捷　贺晓路　熊智波
秘　书　张丰聪

前　言

中医药古籍是传承中华优秀文化的重要载体，也是中医学传承数千年的知识宝库，凝聚着中华民族特有的精神价值、思维方法、生命理论和医疗经验，不仅对于传承中医学术具有重要的历史价值，更是现代中医药科技创新和学术进步的源头和根基。保护和利用好中医药古籍，是弘扬中国优秀传统文化、传承中医学术的必由之路，事关中医药事业发展全局。

1949 年以来，在政府的大力支持和推动下，开展了系统的中医药古籍整理研究。1958 年，国务院科学规划委员会古籍整理出版规划小组在北京成立，负责指导全国的古籍整理出版工作。1982 年，国务院古籍整理出版规划小组召开全国古籍整理出版规划会议，制定了《古籍整理出版规划（1982—1990）》，卫生部先后下达了两批 200 余种中医古籍整理任务，掀起了中医古籍整理研究的新高潮，对中医文化与学术的弘扬、传承和发展，发挥了极其重要的作用，产生了不可估量的深远影响。

2007 年《国务院办公厅关于进一步加强古籍保护工作的意见》明确提出进一步加强古籍整理、出版和研究利用，以及

"保护为主、抢救第一、合理利用、加强管理"的方针。2009年《国务院关于扶持和促进中医药事业发展的若干意见》指出，要"开展中医药古籍普查登记，建立综合信息数据库和珍贵古籍名录，加强整理、出版、研究和利用"。《中医药创新发展规划纲要（2006—2020)》强调继承与创新并重，推动中医药传承与创新发展。

2003~2010年，国家财政多次立项支持中国中医科学院开展针对性中医药古籍抢救保护工作，在中国中医科学院图书馆设立全国唯一的行业古籍保护中心，影印抢救濒危珍本、孤本中医古籍1640余种；整理发布《中国中医古籍总目》；遴选351种孤本收入《中医古籍孤本大全》影印出版；开展了海外中医古籍目录调研和孤本回归工作，收集了11个国家和2个地区137个图书馆的240余种书目，基本摸清流失海外的中医古籍现状，确定国内失传的中医药古籍共有220种，复制出版海外所藏中医药古籍133种。2010年，国家财政部、国家中医药管理局设立"中医药古籍保护与利用能力建设项目"，资助整理400余种中医药古籍，并着眼于加强中医药古籍保护和研究机构建设，培养中医古籍整理研究的后备人才，全面提高中医药古籍保护与利用能力。

在此，国家中医药管理局成立了中医药古籍保护和利用专家组和项目办公室，专家组负责项目指导、咨询、质量把关，项目办公室负责实施过程的统筹协调。专家组成员对古籍整理研究具有丰富的经验，有的专家从事古籍整理研究长达70余年，深知中医药古籍整理研究的重要性、艰巨性与复杂性，履行职责认真务实。专家组从书目确定、版本选择、点校、注释等各方面，为项目实施提供了强有力的专业指导。老一辈专家的学术水平和智慧，是项目成功的重要保证。项目承担单位山东中医药大学、南京中医药大学、上海中医药大学、福建中医药大学、浙江省中医药研究院、陕西省中医药研究院、河南省中医药研究院、辽宁中医药大学、成都中医药大学及所在省市中医药管理部门精心组织，充分发挥区域间互补协作的优势，并得到承担项目出版工作的中国中医药出版社大力配合，全面推进中医药古籍保护与利用网络体系的构建和人才队伍建设，使一批有志于中医学术传承与古籍整理工作的人才凝聚在一起，研究队伍日益壮大，研究水平不断提高。

本着"抢救、保护、发掘、利用"的理念，该项目重点选择近60年未曾出版的重要古医籍，综合考虑所选古籍的保护价值、学术价值和实用价值。400余种中医药古籍涵盖了医经、基础理论、诊法、伤寒金匮、温病、本草、方书、内科、外科、女科、儿科、伤科、眼科、咽喉口齿、针灸推拿、养生、医案医话医论、医史、临证综合等门类，跨越唐、宋、金元、明以迄清末。全部古籍均按照项目办公室组织完成的行业标准《中医古籍整理规范》及《中医药古籍整理细则》进行整理校注，绝大多数中医药古籍是第一次校注出版，一批孤本、稿本、抄本更是首次整理面世。对一些重要学术问题的研究成果，则集中收录于各书的"校注说明"或"校注后记"中。

"既出书又出人"是本项目追求的目标。近年来，中医药古籍整理工作形势严峻，老一辈逐渐退出，新一代普遍存在整理研究古籍的经验不足、专业思想不坚定等问题，使中医古籍整理面临人才流失严重、青黄不接的局面。通过本项目实施，搭建平台，完善机制，培养队伍，提升能力，经过近5年的建设，锻炼了一批优秀人才，老中青三代齐聚一堂，有效地稳定了研究队伍，为中医药古籍整理工作的开展和中医文化与学术的传承提供必备的知识和人才储备。

本项目的实施与《中国古医籍整理丛书》的出版，对于加强中医药古籍文献研究队伍建设、建立古籍研究平台，提高古籍整理水平均具有积极的推动作用，对弘扬我国优秀传统文化，推进中医药继承创新，进一步发挥中医药服务民众的养生保健与防病治病作用将产生深远影响。

第九届、第十届全国人大常委会副委员长许嘉璐先生，国家卫生计生委副主任、国家中医药管理局局长、中华中医药学会会长王国强先生，我国著名医史文献专家、中国中医科学院马继兴先生在百忙之中为丛书作序，我们深表敬意和感谢。

由于参与校注整理工作的人员较多，水平不一，诸多方面尚未臻完善，希望专家、读者不吝赐教。

国家中医药管理局中医药古籍保护与利用能力建设项目办公室
二〇一四年十二月

许 序

"中医"之名立，迄今不逾百年，所以冠以"中"字者，以别于"洋"与"西"也。慎思之，明辨之，斯名之出，无奈耳，或亦时人不甘泯没而特标其犹在之举也。

前此，祖传医术（今世方称为"学"）绵延数千载，救民无数；华夏屡遭时疫，皆仰之以度困厄。中华民族之未如印第安遭染殖民者所携疾病而族灭者，中医之功也。

医兴则国兴，国强则医强。百年运衰，岂但国土肢解，五千年文明亦不得全，非遭泯灭，即蒙冤扭曲。西方医学以其捷便速效，始则为传教之利器，继则以"科学"之冕畅行于中华。中医虽为内外所夹击，斥之为蒙昧，为伪医，然四亿同胞衣食不保，得获西医之益者甚寡，中医犹为人民之所赖。虽然，中国医学日益陵替，乃不可免，势使之然也。呜呼！覆巢之下安有完卵？

嗣后，国家新生，中医旋即得以重振，与西医并举，探寻结合之路。今也，中华诸多文化，自民俗、礼仪、工艺、戏曲、历史、文学，以至伦理、信仰，皆渐复起，中国医学之兴乃属必然。

迄今中医犹为国家医疗系统之辅，城市尤甚。何哉？盖一则西医赖声、光、电技术而于20世纪发展极速，中医则难见其进。二则国人惊羡西医之"立竿见影"，遂以为其事事胜于中医。然西医已自觉将入绝境：其若干医法正负效应相若，甚或负远逾于正；研究医理者，渐知人乃一整体，心、身非如中世纪所认定为二对立物，且人体亦非宇宙之中心，仅为其一小单位，与宇宙万象万物息息相关。认识至此，其已向中国医学之理念"靠拢"矣，虽彼未必知中国医学何如也。唯其不知中国医理何如，纯由其实践而有所悟，益以证中国之认识人体不为伪，亦不为玄虚。然国人知此趋向者，几人？

国医欲再现宋明清高峰，成国中主流医学，则一须继承，一须创新。继承则必深研原典，激清汰浊，复吸纳西医及我藏、蒙、维、回、苗、彝诸民族医术之精华；创新之道，在于今之科技，既用其器，亦参照其道，反思己之医理，审问之，笃行之，深化之，普及之，于普及中认知人体及环境古今之异，以建成当代国医理论。欲达于斯境，或需百年欤？予恐西医既已醒悟，若加力吸收中医精粹，促中医西医深度结合，形成21世纪之新医学，届时"制高点"将在何方？国人于此转折之机，能不忧虑而奋力乎？

予所谓深研之原典，非指一二习见之书、千古权威之作；就医界整体言之，所传所承自应为医籍之全部。盖后世名医所著，乃其秉诸前人所述，总结终生行医用药经验所得，自当已成今世、后世之要籍。

盛世修典，信然。盖典籍得修，方可言传言承。虽前此50余载已启医籍整理、出版之役，惜旋即中辍。阅20载再兴整理、出版之潮，世所罕见之要籍千余部陆续问世，洋洋大观。

今复有"中医药古籍保护与利用能力建设"之工程，集九省市专家，历经五载，董理出版自唐迄清医籍，都 400 余种，凡中医之基础医理、伤寒、温病及各科诊治、医案医话、推拿本草，俱涵盖之。

噫！璐既知此，能不胜其悦乎？汇集刻印医籍，自古有之，然孰与今世之盛且精也！自今而后，中国医家及患者，得览斯典，当于前人益敬而畏之矣。中华民族之屡经灾难而益蕃，乃至未来之永续，端赖之也，自今以往岂可不后出转精乎？典籍既蜂出矣，余则有望于来者。

谨序。

第九届、十届全国人大常委会副委员长

许嘉璐

二〇一四年冬

王 序

中医学是中华民族在长期生产生活实践中，在与疾病作斗争中逐步形成并不断丰富发展的医学科学，是中国古代科学的瑰宝，为中华民族的繁衍昌盛作出了巨大贡献，对世界文明进步产生了积极影响。时至今日，中医学作为我国医学的特色和重要医药卫生资源，与西医学相互补充、相互促进、协调发展，共同担负着维护和促进人民健康的任务，已成为我国医药卫生事业的重要特征和显著优势。

中医药古籍在存世的中华古籍中占有相当重要的比重，不仅是中医学术传承数千年最为重要的知识载体，也是中医为中华民族繁衍昌盛发挥重要作用的历史见证。中医药典籍不仅承载着中医的学术经验，而且蕴含着中华民族优秀的思想文化，凝聚着中华民族的聪明智慧，是祖先留给我们的宝贵物质财富和精神财富。加强对中医药古籍的保护与利用，既是中医学发展的需要，也是传承中华文化的迫切要求，更是历史赋予我们的责任。

2010 年，国家中医药管理局启动了中医药古籍保护与利用能力建设项目。这既是传承中医药的重要工程，也是弘扬优秀民族文化的重要举措，不仅能够全面推进中医药的有效继承和创新发展，为维护人民健康做出贡献，也能够彰显中华民族的璀璨文化，为实现中华民族伟大复兴的中国梦作出贡献。

　　相信这项工作一定能造福当今，嘉惠后世，福泽绵长。

国家卫生和计划生育委员会副主任

国家中医药管理局局长

中华中医药学会会长

王国强

二〇一四年十二月

马 序

新中国成立以来，党和国家高度重视中医药事业发展，重视古籍的保护、整理和研究工作。自 1958 年始，国务院先后成立了三届古籍整理出版规划小组，分别由齐燕铭、李一氓、匡亚明担任组长，主持制订了《整理和出版古籍十年规划（1962—1972）》《古籍整理出版规划（1982—1990）》《中国古籍整理出版十年规划和"八五"计划（1991—2000）》等，而第三次规划中医药古籍整理即纳入其中。1982 年 9 月，卫生部下发《1982—1990 年中医古籍整理出版规划》，1983 年 1 月，中医古籍整理出版办公室正式成立，保证了中医古籍整理出版规划的实施。2002 年 2 月，《国家古籍整理出版"十五"（2001—2005）重点规划》经新闻出版署和全国古籍整理出版规划领导小组批准，颁布实施。其后，又陆续制定了国家古籍整理出版"十一五"和"十二五"重点规划。国家财政多次立项支持中国中医科学院开展针对性中医药古籍抢救保护工作，文化部在中国中医科学院图书馆专门设立全国唯一的行业古籍保护中心，国家先后投入中医药古籍保护专项经费超过 3000 万元，影印抢救濒危珍、善、孤本中医古籍 1640 余种，开展了海外中医古籍目录调研和孤本回归工作。2010 年，国家财政部、国家中医药管理局安排国家公共卫生专项资金，设立了"中医药古籍保护与利用能力建设项目"，这是继 1982~1986 年第一批、第二批重要中医药古籍整理之后的又一次大规模古籍整理工程，重点整理新中国成立后未曾出版的重要古籍，目标是形成并普及规范的通行本、传世本。

为保证项目的顺利实施，项目组特别成立了专家组，承担咨询和技术指导，以及古籍出版之前的审定工作。专家组中的许多成员虽逾古稀之年，但老骥伏枥，孜孜不倦，不仅对项目进行宏观指导和质量把关，更重要的是通过古籍整理，以老带新，言传身教，培养一批中医药古籍整理研究的后备人才，促进了中医药古籍保护和研究机构建设，全面提升了我国中医药古籍保护与利用能力。

作为项目组顾问之一，我深感中医药古籍保护、抢救与整理工作的重要性和紧迫性，也深知传承中医药古籍整理经验任重而道远。令人欣慰的是，在项目实施过程中，我看到了老中青三代的紧密衔接，看到了大家的坚持和努力，看到了年轻一代的成长。相信中医药古籍整理工作的将来会越来越好，中医药学的发展会越来越好。

欣喜之余，以是为序。

中国中医科学院研究员

马继兴

二〇一四年十二月

校注说明

　　《乾坤生意》上、下二卷，续集《乾坤生意秘韫》一卷，综合性医书，明代朱权编。

　　朱权（1378—1448），字臞仙，号涵虚子、丹丘先生，自号南极遐龄老人、臞仙、大明奇士，明太祖朱元璋第十七子。生于洪武十一年（1378），洪武二十四年（1391）封王，逾二年就藩大宁，号曰宁王。永乐元年（1403），移国江西南昌府。卒于正统十三年（1448），享年七十一岁，卒谥"献"，世称宁献王。朱权一生撰写编集了一百三十多种著作，涉及历史、文学、艺术、戏剧、医学、农学、宗教、兵法、历算、杂艺等多个方面，其中关于医药养生的著作有八种，现有《活人心法》《寿域神方》《臞仙神隐》《救命索》《乾坤生意》《乾坤生意秘韫》六种存世，《运化玄枢》《庚辛玉册》二种佚失。

　　《乾坤生意》上卷论述用药大略、五运六气，并载录预防中风、诸风、五痹、寒、暑、湿、伤寒、疟、泻痢、脾胃、诸气、诸虚、咳嗽痰喘、劳瘵等内科经验方四百五十五个。下卷载录济阴、活幼、痈疽诸疮、积热、眼疾、耳疾、鼻疾、咽喉口齿、诸血、五疸、水肿鼓胀、宣通积滞、寒湿气脚、淋沥、痔漏、体气、汗斑、诸鲠、解诸毒、蛇犬毒虫伤、汤泼火烧、正骨伤损、丹药、膏药等妇、儿、外、五官、骨伤等科经验方五百五十六个，针灸部分载录天星十一穴、初中风急救针法、中风瘫痪针灸秘诀、中风瘫痪通用捷要穴法、四花穴灸法、治虚损五劳七伤紧要穴法、治小肠疝气穴法等内容。

《乾坤生意秘韫》载录诸风、寒、湿、痹、积热、诸气、疟、泻痢、咳嗽、痰饮、翻胃、眩晕、眼目、口齿、咽喉、心疼、胁、足、癫痫、消渴、水肿、蛊胀、痞积、虚损、痨瘵、淋、遗精、济阴、婴孺、打扑伤损、骨鲠、诸疮、杂证三十三类病症二百一十个经验方（其中眼目佚失三方，痨瘵佚失三方），并载录针灸方和膏药方各十一个。

《乾坤生意》现存的版本有三种：一是明刻本，藏于国家图书馆，残本，只有上卷内容；二是明江氏宗德书堂新刊本，藏于解放军医学图书馆，巾箱本，残本，仅有上卷内容的一半，简称"宗德堂本"；三是明成化十四年重刊本，藏于日本国立图书馆内阁文库，全本，简称"成化本"。因明刻本和宗德堂本均为残本，而成化本内容较为完整，故本次整理选成化本为底本，以明刻本和宗德堂本为校本。

《乾坤生意秘韫》现存的版本仅有一种，即藏于日本国立图书馆内阁文库的明成化十四年重刊本。本次整理以此为底本。因《乾坤生意》和《乾坤生意秘韫》书中部分方剂引自《太平惠民和剂局方》《黄帝素问宣明论方》《素问病机气宜保命集》《是斋百一选方》等医籍，故以其为他校本。

具体校注原则如下：

1. 采用现代标点方法，对原书进行标点。

2. 全书采用简体横排，使用规范汉字。

3. 原书中代表前文的"右"字，一律改为"上"字。

4. 底本中的通假字，在首见处出注说明。

5. 凡底本中字形属一般笔画之误，如日曰混淆、己巳不分、母毋误写等，径改，不出校记。

6. 底本中的异体字、俗字、避讳字，径改不出校记。

7. 对底本中的疑难字词酌情加以注释。

8. 底本中药物异名保留，若属少见难懂者，出注说明。若底本中药名使用音同音近字，在不影响释名、使用习惯的情况下，以规范药名律齐，不出校。如川练以川棟律齐、兔丝子以菟丝子律齐、史君子以使君子律齐等。

9. 底本中的方剂格式不甚统一，对底本中未分段的方剂，本次整理以统一格式规范处理，即方剂名称和主治为一段，方剂组成为一段，方剂制法用法为一段。

10. 对底本中引录他书内容，凡属于意引、节引，若不影响文义和医理，不出注；若影响文义和医理，出注说明。

11. 原书中模糊不清、难以辨认或脱掉的文字，据校本补，并出注说明；校本亦无以补，所脱字数确切的，以虚阙号"□"按所脱字数补入；所脱字数不确切的，以虚阙号"▨"标明。

12. 书中附图，均依原书给出。

13. 目录据校定后的正文重新编排，原目录删除。

总目录

乾 坤 生 意

序①

粤自厥初生民②，赋性昊穹，孕冲和之气，涤芒杂之氛③，函三以极中也，而突生若菌④始质，故有三才立焉。人之与物，均禀化于太钧⑤，荣悴之理其一。凡有质者，必有殒伤，然人之有身也，寒暑以攻之，疾病以侵之，忧乐以继之，衰老以袭之，四者自伐，戕其形，劳其神，汩其气，竭其精，而疾生焉。苟不能维持以济之，则无以养生矣。是以圣人拯之以药物，为生民立命，而轩岐之术是作。夫天之至仁也，而能发生乎万物；圣人之至仁也，而能拯济乎物命。是谓天地之大德曰生，圣人之大德曰仁。故一草木一金石，皆有起死之功，圣人取之以为药，攻之以救疾，使无夭扎而终天年，可谓仁矣。然方之出于诸书甚多，而其经验者百无一二。予取其医家常用经验之药，每证择其一二，是为万方之择一，以便其用，及予平昔所得之秘方而世未有所传者，入于各证之门，又取五运六气，穷天道之精微，定阴阳之候气，而能审五行、调六气而知病源，可以定生死之说，其功固不细矣，皆先贤不传之秘，尽泄于是书也。于今十有二年，编缉⑥方完，以成生物之功尽。医氏百家之书不出于此，乃取天地生物之仁，命之曰《乾坤生意》。

---

① 序：此序无署名，据文义当为朱权自序。
② 生民：生民，人民。典出《诗经·大雅·生民》。
③ 氛：凶气。《国语·楚语上》："台不过望氛祥。"韦昭注："凶气为氛。"
④ 若菌：传说中人类的祖先。典出《淮南子·坠形训》。
⑤ 太钧：即"大钧"，指天、天道或自然。
⑥ 缉：通"辑"，整理。《国语·晋语八》："端刑法，缉训典。"

目　录

乾坤生意上卷

用药大略

君臣佐使论

论曰：上药为君，中药为臣，下药为佐使。为君者主养命，无毒，多服皆能去病，但其势力和，不为仓卒之效，岁月必获大益；为臣者主养性，无毒，纵有微毒，斟酌得宜，疗病之功稍深，轻身之说颇缓；佐使者主治病，有毒，除寒热邪气，破积聚，主攻击毒烈之气，倾损①中和，不可常服，病愈即止。大抵养命之药则多君，养性之药则多臣，疗病之药则多佐使。用药之法，如朝廷之制，若多君少臣少佐使，则气力不可周也。药有君臣佐使，以相宜摄合和，宜用一君二臣三佐五使，又可一君三臣九佐使也。犹依本性，所使自有定主，详用此者，益当为善。又恐上品君中犹有品列，譬如春秋诸侯，虽并得称王，然犹宗周②，臣佐之中亦当如此。凡合和之体，不必偏用，自随人之聪明，参而用之。但君臣佐使，务要配隶③得体，毋相反者。若单一味，服之不论。凡药合三百六十五种，应三百六十五度，有单行者，有相须者，有相使者，有相畏者，有④相杀者，有相恶者，有相反者。药单行者

---

① 倾损：伤损。《国语·吴语》："体有所倾，譬如群兽然，一个负矢，将百群皆奔。"韦昭注："倾，伤也。"
② 宗周：尊奉周王朝为宗主国。
③ 配隶：隶属。配：配给。隶：隶属。《后汉书·冯异传》："及破邯郸，乃更部分诸将，各有配隶。"李贤注："隶，属也。"
④ 者有：原脱，据《证类本草》卷一补。

七十一种，相须者①一十二种，相使者九十种，相畏者七十一种，相杀者三十六种，相恶者六十种，相反者十八种。人参、紫参、玄参、丹参、芍药、细辛并反藜芦，白芨、白蔹、半夏、瓜蒌、贝母并反乌头，大戟、芫花、海藻、甘遂并反甘草，芫花、海藻并反大戟。

药性反治论

治病之法，莫不以寒疗热，以热疗寒，塞则通之，通则塞之，益所不胜，损其胜，气平邪伏，病反乃良也。然疾势有大小，药力有轻重，圣贤制立方论，必求其所自，以伏其所主。譬犹火也，人间之火，遇草而热，得木而燔，可以湿伏，可以水灭，疾之小者似之；疾之大者，则如神龙之火，得湿反焰，得水反燔，寒与热相扼，热与寒相违，不可以常法治之。故《经》有热因寒用、寒因热用、通因通用、塞因塞用之法。治热者，以豆豉浸酒，此因热用寒者也；治寒者，以蜜浸乌头，此因寒用热者也。久痢通滑，必当先去其积；中满实塞，必当峻补其下。《经》云：塞积内凝，久病泄溏，愈而复发，连历岁时，以热下之，结散痢止，此因通治通之法也；下虚中满之病，补虚则满甚于中，宣导则虚弱转甚，故当疏启其中，峻补其下，此因塞治塞之法也。

用药增减

夫众病积聚，皆起于虚，虚生百病。积者，五脏之所积；聚者，六腑之所聚。宣可以去壅，姜、橘之属；通可以去滞，通草、防风之属；补可以去弱，人参、附子之属；通可以去闭，葶苈、大黄之属；重可以去怯，磁石、铁粉之属；轻可以去实，大黄、葛根之属；涩可以去脱，牡蛎、龙骨之属；滑可以去着，冬葵、

---

① 须者：原脱，据《证类本草》卷一补。

榆皮之属；燥可以去湿，桑白皮、赤小豆之属；湿可以去枯，紫石英之属。

药象主治五脏

肝苦急，甘以缓之，甘草。肝欲散以辛者，川芎；补以辛者，细辛；泻以酸者，白芍药。

心苦缓，酸以收之，五味子。心欲软以咸者，芒硝；补以咸者，泽泻；泻以甘者，人参、甘草、黄芪。

脾苦湿，苦以燥之，白术。脾欲缓以甘者，甘草；补以甘者，人参；泻以苦者，黄连。

肺苦气上逆，苦以泻之，黄芩。肺欲收以酸者，白芍药；补以酸者，五味子；泻以辛者，桑白皮。

肾苦燥，辛以润之，黄柏、知母。肾欲坚以苦者，知母；补以苦者，黄柏；泻以咸者，泽泻。

用药身梢

凡根在土者，中半以上，气脉上行也，以生苗者为根；中半已①下，气脉下行也，以入土者为梢。病在中焦者用身，在上焦者用根，在下焦者用梢，盖根升而梢降也。大凡用药，以头、身、梢分为上、中、下②。病在人身半已上者，天之阳也，用头；在中焦者，用身；在人身半已下者，地之阴也，用梢。述类象形者也。

用药丸散

仲景云：剉如麻豆大，与㕮咀同意。夫㕮咀者，古之制也。古

---

① 已：通"以"。《荀子·非相》："人之所以为人者何已也。"杨倞注："'已'与'以'同。"

② 中下：原作"下中"，据《医方捷径》卷上乙正。

者无铁刃，以口咬细，令如麻豆，为粗药，煎之使药水清，饮于
腹中则易升易散也，此所谓咬咀也。今人以刃器剉如麻豆大，此咬
咀之易成也。若一概为细末①，不分清浊矣。《经》云清阳发腠
理，浊阴走五脏，果何谓也？又曰清阳实四肢，浊阴归六腑是也。
咬咀之法，取汁清易循行经络故也。若治至高之病，加酒煎；以去
湿，加生姜煎；补元气，以大枣煎；发散风寒，以葱白煎；去膈
上病②，以蜜煎。散者，细末也，不循经络，止去膈上病及脏腑之
病③。气味厚者，白汤调服；气味薄者，煎熟去粗④服。服百丸
者，治下部之疾，其丸极大而光且圆，治中焦者次之，治上焦者
极小之。稠糊面丸者，取其迟化，直至下焦；或酒或醋丸者，取
其收散之意也；犯半夏、南星，或去湿者，以生姜汁煮糊为丸，
制其毒也；稀糊丸者，取其易化也；水浸宿炊饼为丸者及滴水为
丸者，皆取易化也；炼蜜为丸者，取其迟化而气循经络也；蜡丸
者，取其难化而旋旋施功也。大抵汤者荡也，去久⑤病者用之；散
者散也，去急病者用之；丸者缓也，不能速去其病，用药舒缓而
治之也。

用药分两

为君者最多，为臣者次之，佐使者又次之。药之于证，所主
同者，则各等分也。

古今方剂分两

古之⑥方剂，锱铢分两与今不同。谓如咬咀者，即今剉如麻豆

---

① 末：原作"木"，据《汤液本草》卷二改。
② 病：《汤液本草》卷二作"痰"。
③ 膈上病及脏腑之病：《汤液本草》卷二作"胃中及脏腑之积"七字。
④ 粗（zhā 楂）：煎药滓。《广韵·麻韵》："粗，煎药滓。"
⑤ 久：《汤液本草》卷二作"大"。
⑥ 之：原作"今"，据《汤液本草》卷二改。

大是也；云一升者，即今之大白盏是也；云铢者，六铢为一分，即今之二钱半也，二十四铢为一两也；云三两者，即今之一两也；云二两者，即今之六钱半也；料例大者，即今三分之一足矣。凡煎药，用银石器微火煎，不可太猛。表汗下药煎至八分，对病药煎至七分，滋补药煎至六分，不可极干，亦不可猛火骤干，致伤药力也。

五运六气

五运六气者，所以参天地阴阳之理，明五行生克之机，考气候之寒温，察民病之凶吉，推加临补泻之法，施寒热温凉之剂。仲景曰：治伤寒，不知运气，如涉海问津；不识经络，如触途冥行①。今遵先贤图诀，举其宏纲，撮其机要，直述而易明，一览可知其大略也。

五运配十干之年

甲己得合为土运，乙庚得合为金运，丁壬得合为木运，丙辛得合为水运②，戊癸得合为火运。

六气为司天之岁

子午少阴君火，丑未太阴湿土，寅申少阳相火，卯酉阳明燥金，辰戌太阳寒水，巳亥厥阴风木。

南政北政

甲己土运为南政，盖土居中央，君尊南面而行，余四运以臣事之，面北而受令，所以有别也。

---

① 治伤寒……如触途冥行：此非仲景语。《仁斋直指方论》卷三运气证治（出《乾坤生意》）作"古人云：治时病不知运气，如涉海问津。诚哉言也！"

② 丁壬得合……为水运：此二句疑顺序颠倒。

十二支年分运气

子午年,少阴君火司天,岁气热化之候。

司天者,天之气候也。君火者,手少阴心经也。心者,君主之官,神明出焉。君火乃主宰阳气之本,余象生土,乃发生万物之源。

阳明燥金在泉。在泉者,地之气候也。

初之气,厥阴风木用事,子上父下,益辛泻苦。自年前十二月大寒节起,至二月惊蛰终止。天时:寒风切冽,霜雪水冰,蛰虫伏藏。民病:关节禁固,腰腿疼,中外疮疡。

二之气,少阴君火用事,火盛金衰,补肺泻心。自二月春分节起,至四月立夏终止。天时:风雨时寒,雨生羽虫。民病:淋,气郁于上而热,令人目赤。

三之气,少阳相火用事,君相二火,泻苦益辛。自四月小满节起,至六月小暑终止。天时:大火行,热气生,羽虫不鸣,燕、百舌、杜宇之类。民病:厥热心痛,寒热①更作,咳喘目赤。

四之气,太阴湿土用事,子母相顺,泻肺补肾。自六月大暑节起,至八月白露终止。天时:大雨时行,寒热互作。民病:黄疸,衄血,咽干,呕吐,痰饮。

五之气,阳明燥金用事,心盛肺衰,火怕水复。自八月秋分节起,至十月立冬终止。天时:温气乃至,初冬尤暖,万物尚荣。民病:寒热伏邪,于春为疟。

六之气,太阳寒水用事,火衰心病,泻咸益苦。自十月小雪节起,至十二月小寒终止。天时:暴寒劲切,火邪恣毒,寒气暴止。民病:主肿,咳喘,甚则血溢,下连小腹而作寒中。

---

① 热:原脱,据《素问·六元正纪大论》补。

丑未年，太阴湿土司天，岁气湿化之候。

太阴湿土者，足太阴脾经也。脾属中央戊己土，每季寄旺一十八日，合为七十二日，以应一岁六六三百六十日之成数也。

太阳寒水在泉。

初之气，厥阴风木用事，主旺客衰，泻酸补甘。自年前十二月大寒节起，至闰二月惊蛰终止。天时：大风发荣，雨生毛虫。民病：血溢，经络拘强，关节不利，身重筋痛①。

二之气，少阴君火用事，以下生上，泻甘补咸。自二月春分节起，至四月立夏终止。天时：太②火至，疫疬，君令宣行，湿蒸相搏③，暴雨时降。民病：瘟疫盛行，远近咸若。

三之气，少阳相火用事，土旺克水，补肾泻脾。自四月小满节起，至六月小暑终止。天时：雷雨电雹，地气腾，湿气降。民病：身重跗肿，胸腹满，感冒湿气。

四之气，太阴湿土用事，甘旺咸衰，补肾益膀胱。自六月大暑节起，至八月白露终止。天时：炎热沸腾，地气升，湿化不流。民病：腠理热，血暴溢，寒疟，心腹胀，浮肿。

五之气，阳明燥金用事，土能生金，益肝泻肺。自八月秋分节起，至十月立冬终止。天时：大凉，雾露降。民病：皮肤寒，疟痢甚行。

六之气，太阳寒水用事，以上克下，泻脾补肾。自十月小雪节起，至十二④月小寒终止。天时：大寒凝冽。民病：关节禁固，腰腿拘痛。

---

① 痛：《素问·六元正纪大论》作"痿"。
② 太：大。《广雅·释诂一》："太，大也。"《仁斋直指方论》卷三作"大"。
③ 搏：原作"博"，据《仁斋直指方论》卷三改。
④ 二：原作"一"，据宗德堂本改。

寅申年，少阳相火司天，岁气火化之候。

少阳相火者，三焦浮流之火，火邪炎上，上克肺金，金受克，肾水失母，则上盛下虚，虚阳上攻，变生诸疾，致伤元气。

厥阴风木在泉。

初之气，厥阴风木用事，子父相逢，泻苦益辛。自年前十二月大寒节起，至二月惊蛰终止。天时：热风伤人，时气流行。民病：寒热交作，咳逆头痛，血气不调，心腹不快。

二之气，少阴君火用事，肺衰心盛，制苦益辛。自二月春分节起，至四月立夏终止。天时：暴风疾雨，温湿相蒸。民病：上热咳逆，胸膈不利，头疼寒热。

三之气，少阳相火用事，夏旺火炽，补肺益大肠。自四月小满节起，至六月小暑终止。天时：炎暑亢旱，草萎河输。民病：烦热目赤，喉闭失血，热渴风邪，人多暴死。

四之气，太阴湿土用事，火能生土，泻甘补咸。自六月大暑节起，至八月白露终止。天时：风雨时降，炎暑未去。民病：疟痢交作，寒热头疼。

五之气，阳明燥金用事，肺金受邪，泻苦补辛。自八月秋分节起，至十月立冬终止。天时：寒热风雨，草木黄落。民病：寒邪风热，君子周密。

六之气，太阳寒水用事，心火受克，泻咸补苦。自十月小雪节起，至十二①月小寒终止。天时：寒温无时，地气正寒，霜露乃降。民病：感冒寒邪，关节不利，心腹痛。

卯酉年，阳明燥金司天，岁气燥化之候。

阳明燥金者，肺与大肠之气象，庚辛金也。

少阴君火在泉。

---

① 二：原作"一"，据宗德堂本改。

初之气，厥阴风木用事，金木相克，补酸泻辛。自年前十二月大寒节起，至二月惊蛰终止。天时：阴始①凝，风始肃，水乃冰，寒雨多，花开迟。民病：寒热浮肿，失血呕吐，小便赤淋。

二之气，少阴君火用事，火盛金衰，泻苦益辛。自二月春分节起，至四月立夏终止。天时：臣居君位，大热早行。民病：疫疠流行，人多卒暴。

三之气，少阳相火用事，主盛客衰，泻心补肺。自四月小满节起，至六月小暑终止。天时：燥热交合，风雨暴至。民病：寒热头疼，心烦作渴。

四之气，太阴湿土用事，以下生上，泻辛益酸。自六月大暑节起，至八月白露终止。天时：早秋寒雨，有伤苗稼。民病：卒暴寒热，风邪伤人，心疼，浮肿，疮疡，失血。

五之气，阳明燥金用事，金盛木衰，泻肺补肝。自八月秋分节起，至十月立冬终止。天时：冬行春令，草木生青，风雨生虫。民病：寒热作痢，气血不和。

六之气，太阳寒水用事，客来助主，益苦泻咸。自十月小雪节起，至十二月小寒终止。天时：气候反温，蛰②虫出现，反行春令。民病：疫疠温毒，寒热伏邪。

辰戌年，太阳寒水司天，岁气寒化之候。

太阳寒水者，足膀胱经也，与足③少阴肾经合为表里，属北方壬癸水。

太阴湿土在泉。

初之气，厥阴风木用事，脾胃受邪，泻咸助甘。自年前十二

----

① 始：原作“治”，据宗德堂本、《仁斋直指方论》卷三改。
② 蛰：原作“热”，据《仁斋直指方论》卷三改。
③ 足：原作“手”，据宗德堂本、《仁斋直指方论》卷三改。

月大寒节起，至二月惊蛰终止。天时：气早暖，草早荣，温风至。民病：瘟疫寒热，头疼呕吐，疮疡。

二之气，少阴君火用事，心火受邪，泻咸补甘。自二月春分节起，至四月立夏终止。天时：春寒多雨，寒湿无时。民病：气郁中满，浮肿寒热。

三之气，少阳相火用事，以上克下，泻咸助苦。自四月小满节起，至六月小暑终止。天时：暴热乍凉，疾风暴雨。民病：寒热吐利，心烦闷乱，痈疽疮疡。

四之气，太阴湿土用事，水旺土衰，泻甘补酸。自六月大暑节起，至八月白露终止。天时：风湿交争，雨生羽虫，暴风疾雨。民病：大热短气，赤白痢泻。

五之气，阳明燥金用事，金生水旺，制咸益苦。自八月秋分节起，至十月立冬终止。天时：湿热而行，客行主令。民病：气虚客热，血热妄行，肺气壅盛。

六之气，太阳寒水用事，水盛火衰，泻咸助苦。自十月小雪节起，至十二月小寒终止。天时：凝寒雨雪，地气正，湿令行。民病：病乃凄惨，孕妇多灾，脾受湿，肺旺肝衰。

巳亥年，厥阴风木司天，岁气风化之候。

厥阴风木者，足厥阴肝经也，肝属东方甲乙木，春旺七十二日也。

少阳相火在泉。

初之气，厥阴风木用事，脾胃受邪，泻酸补甘。自年前十二月大寒节起，至二月惊蛰终止。天时：寒始肃，客行主令，杀气方至。民病：寒居右胁，气滞，脾胃虚壅。

二之气，少阴君火用事，火旺金衰，泻心补肺。自二月春分节起，至四月立夏终止。天时：寒不去，霜雪冰，杀气施，水草焦，寒雨至。民病：热中，气血不升降。

三之气，少阳相火用事，肺经受邪，泻苦益辛。自四月小满节起，至六月小暑终止。天时：风热大作，雨生羽虫。民病：泪出，耳鸣，掉眩。

四之气，太阴湿土用事，木土相刑，泻酸益甘。自六月大暑节起，至八月白露终止。天时：热气返用，山泽浮云，暴雨溽湿。民病：心受邪，黄疸，面①为跗肿。

五之气，阳明燥金用事，以金刑木，泻肺益肝。自八月秋分节起，至十月立冬终止。天时：燥湿更朦，沉阴乃布，风雨乃行。民病：寒气及体，肺受风，脾受湿，发为疟。

六之气，太阳寒水用事，主助客胜，泻酸补甘。自十月小雪节起，至十二月小寒终止。天时：畏火司令，阳乃火化，蛰虫出现，流水不冰，地气大发，草乃生。民病：瘟疫，心肾相制。

预防中风

夫圣人治未病之病，知未来之疾，此其良也。其中风者必有先兆之证，觉大拇指及次指麻木不仁，或手足少力，或肌肉微掣者，此先兆也，三年内必有大风之至。经云急则治其标，缓则治其本，宜调其荣卫，先服八风散、愈风汤、天麻丸各一料为效，宜常服加减防风通圣散预防其病，则风疾不作而获其安矣。

愈风汤 服此药行导诸经，久服大风悉去，纵有微邪，只从此药加减治之。如初觉风动，服此不致倒仆，此乃治未病之胜药也，已病者更宜常服。无问男子妇人及小儿惊痫搐搦、急慢惊风等病，服此神效。又疗肾虚筋弱，语言难，精神昏愦，或肢体偏枯，或肥而半身不遂，或恐而健忘，喜以多思，故思忘之道，皆

---

① 面：《素问·六元正纪大论》作"而"。

情不足也，是以乱则百病生①，心静则万病悉去，此药安养心神，调和荣卫。

羌活　甘草　防风　当归　蔓荆子　川芎　细辛　黄芪　枳壳　人参　麻黄　香白芷　甘菊　薄荷　枸杞　柴胡　知母　地骨皮　独活　杜仲　秦艽　半夏　前胡　厚朴　熟地黄　防己各二两　茯苓②　黄芩　芍药各三两　石膏　苍术　生地黄各四两　肉桂一两

每服用水二钟煎，温服。如遇天阴，加生姜煎，空心服，临卧再服药柤③，俱要食远服。空心一服，噀④下二丹丸，为之重剂；临卧一服，噀下四白丹，为之轻剂。动以安神，静以清肺。假令一气之微汗，用愈风汤三两，麻黄一两，均作四服，一服加生姜五片，空心服，以粥投之，得微汗则佳；如一旬之通利，用愈风汤三两，大黄一两，匀作四服，如前煎，临卧服，得利则妙。常服之约，不可失四时之转。如：望春大寒之后，加半夏二两通四两，柴胡二两通四两，人参二两通四两，谓迎而夺少阳之气也。望夏之月半，加石膏二两通六两，黄芩二两通五两，知母二两通四两，谓迎而夺阳明之气也。季夏之月，加防己二两通四两，白术二两，茯苓二两通五两，谓胜脾土之湿也。初秋大暑之后，加厚朴二两通四两，藿香二两，桂一两通二两，谓迎而夺太阴之气也。霜降之后望冬，加附子一两，桂一两通二两，当归二两通四两，谓胜少阴之气也。得春减冬，四时类此。虽立法于四时之加减，更宜临病之际，审病之虚实热寒，土地之宜，邪气之多少。

---

① 生：此下原衍"于"字，据《素问病机气宜保命集》卷中删。

② 半夏前胡……茯苓：此十六字原脱，据《素问病机气宜保命集》卷中补。

③ 服药柤：《素问病机气宜保命集》卷中作"煎药柤服"四字。

④ 噀（xùn 迅）：《丹溪心法》卷一作"吞"，义胜。

此药具七情六欲四气，无使五脏偏胜及不动于荣卫。如风秘服之，则永不燥结；如久泻服之，则能自调。初觉风气便能服此药及天麻丸各一料，相为表里，治未病之胜药也。及已病者，更宜常服，无问男子妇人，小儿惊痫搐搦、急①慢惊风等病，服之神效。如解利四时伤风，随四时加减法。又疗脾肾虚，筋弱，语言难，精神昏愦，及治内弱风湿，内弱者，乃风热②火；先③体重者，乃风湿土余内弱之为病，或一臂肢体偏枯，或肥而半身不随，或恐而健忘，喜以多思，故思忘之道，皆情不足也。是以心乱则百病生④，心静则万病悉去，故此药能安心养神，调阴阳无偏胜及不动荣卫。

天麻丸

天麻酒拌湿透，浸二日，晒干　牛膝同上浸　萆薢另碾为细末　玄参各六两　杜仲七两，剉，炒，去丝　生地黄一斤　当归　羌活各十两　附子一两

上为末，蜜丸如小豆。每服七十丸，空心温酒、白汤任下。

小续命汤　如暴中风邪，宜先以加减续命汤随证治之。

麻黄去节　人参　黄芩　芍药　防己　肉桂　川芎　杏仁　甘草各一两　防风一两半　川乌半两

每服水一钟半，生姜五片，煎一钟，稍热，食前服。

麻黄续命汤　中风无汗恶寒。

麻黄　防风　杏仁

依本方加一倍。宜针太阳、至阴出血，昆仑，阳⑤跷。

桂枝续命汤　中风有汗恶风。

---

① 急：原作"念"，据《素问病机气宜保命集》卷中改。
② 热：《素问病机气宜保命集》卷中作"湿"。
③ 先：原作"光"，据《素问病机气宜保命集》卷中改。
④ 生：此下原衍"于"字，据《素问病机气宜保命集》卷中删。
⑤ 阳：原作"举"，据《素问病机气宜保命集》卷中改。

桂枝　芍药　杏仁

已上二证，皆太阳经中风也①。依本方加一倍，宜针风府②。

白虎续命汤　中风无汗身热，不恶寒。

石膏　知母一料中③各加一两　甘草依本方加一倍

葛根续命汤　中风有汗身热，不恶风。

葛根二两　桂枝　黄芩依本方加一倍

已上二证，阳明经中风也④。宜针陷谷，刺厉兑。针陷谷者，去阳明之贼；刺厉兑者，泻阳明经之实也。

干姜续命汤　中风无汗身⑤凉。

干姜加一两　附子加一倍　甘草加三两

宜刺隐白穴，去太阴之贼也。此一证，太阴经中风也。

附子续命汤　中风有汗无热。

附子　桂枝　甘草依本方加一倍

宜针太溪。此证，少阴经中风也。

羌活连翘续命汤　中风六经混淆，系之于少阳、厥阴，或肢节挛痛，或麻木不仁。

小续命八两⑥　羌活四两　连翘六两

古之续命混淆，无六证之别，今各分经治疗，又分经刺法。厥阴之井大敦，刺以通其经；少阳之经绝骨，灸以引其热。是针灸同象法，治之大体也。已上八方俱系八风散。

---

① 已上二证皆太阳中风也：《素问病机气宜保命集》卷中此在"宜针风府"之下。

② 府：原作"腑"，据《素问病机气宜保命集》卷中改。

③ 中：原作"重"，据《素问病机气宜保命集》卷中改。

④ 已上二证阳明经中风也：《素问病机气宜保命集》卷中此在"泻阳明经之实也"之下。

⑤ 身：原作"自"，据《素问病机气宜保命集》卷中改。

⑥ 小续命八两：此五字原脱，据《素问病机气宜保命集》卷中补。

加减防风通圣散　预防风疾，常服取效。

于本方中去硝、黄、栀子、石膏、滑石，加乌药、羌活、天麻、僵蚕。体虚气弱者，磨木香；痰涎壅盛者，加南星、半夏、枳实。方见诸风门。

四白丹　能清①肺气，养魄。谓中风者多昏冒②，气不清利者宜服之。

白术　白茯苓　宿砂仁　人参各半两　白檀　藿香各一钱半　知母　细辛各二钱　羌活　独活各二钱半　防风　川芎　香附子炒　甘草各五钱　牛黄半钱　甜竹叶二两　龙脑半钱，另研　麝香一字，另研　薄荷三钱半

上为细末，炼蜜丸，每两作十丸。临卧用一丸，分五七次嚼之，上清肺气，下强骨髓。

二丹丸　治风邪健忘，养神定志和血，内安心神，外华腠理，得睡。

丹参　熟地黄　天门冬去心，各一两半　丹砂　人参　菖蒲各五钱　茯神　麦门冬去心　甘草各一两　远志半两，去心

上为细末，炼蜜丸如梧桐子大。每服五十丸至一百丸，空心、食前白汤送下。

泻青丸　治中风，自汗昏冒，发热不恶寒，不能安卧，此是风热烦躁。

当归　龙胆　川芎　栀子　羌活　大黄　防风各等分

上为细末，炼蜜丸如弹子大。每服一丸，竹叶汤化下。

一方　治风病不愈者，宁心定志。

人参　菖蒲　茯神去木，各等分

---

① 清：原作"消"，据《素问病机气宜保命集》卷中改。

② 冒：原作"晕眚"，据《素问病机气宜保命集》卷中改。

每服用水一钟半，生姜三片，煎服。

清神散　治头昏目眩，脑痛耳鸣，鼻塞声重，消风化痰。

檀香　人参　羌活　防风各一两　薄荷　甘草　荆芥穗各四两　石膏四两　细辛二两

上为细末。每服二钱，沸汤点服。

选奇汤　治眉骨痛不可忍，此乃风疾先兆也。

羌活　防风各三钱　甘草二钱，夏月生，冬月炒　黄芩酒制，一钱①，冬月不可用，热甚者用

每服用水二钟煎，温服，食后时时服之。

诸风附风痫、头风、破伤风、吐剂

中风与中气证相类。中风则痰涎壅盛，其脉迟浮则吉，弦急大数则凶，故风为百病之长，方首论之。中之轻者，风在皮肤之间，言语蹇涩，眉角牵引，遍身疮癣，状如虫行，目旋耳鸣，精神恍惚；中之重者，半身不遂，口眼㖞斜，肌肉痛疼，痰涎壅盛，瘫痪不仁，舌强不语。至若口开手散，眼合遗尿，发直吐沫，摇头直视，声如鼾睡者，难治。凡初中风跌倒，卒暴昏沉，不省人事，痰涎壅盛，牙关紧闭，药水不下，急以通关散㗜醒，方可服药。其或不醒者，急以三棱针刺手十指甲角十井穴，当去黑血，就以气针合谷二穴、人中一穴，但觉略醒，得知人事，宜以气针再刺曲池、足三里，再灸颊车、迎香、上星、百会、印堂穴，法备载后针灸门，此乃急救回生之妙决也。

中风卒然不省人事，先以通关散㗜醒。

中风痰涎壅盛，宜稀涎散投之，取涎为效。

中风痰迷心窍，癫痫烦乱，宜用吐剂，方载于后。

---

① 一钱：原脱，据《兰室秘藏》卷上补。

中风必先理气，然后用以消痰去风之药，宜用乌药顺气散、八味顺气散。

中风非小续命汤不能取效，宜以顺气之药互换服之。

中风半身不遂，口眼㖞斜，先以顺气之药服之，却宜服星香汤、续命汤。四肢厥者，星附汤、三生饮。

中风风势已定，痰涎壅盛者，宜常服三生丸取效。

中风日久，已成瘫痪者，宜服续命丹、仙传黑虎丹、白龙丹、祛风浸酒方、苍耳丸、灵应丹、豨莶丸等药，任选服之。

中风有热，热则生风，口干烦躁，面赤心烦，肠胃干燥，宜服防风通圣散，大便自利者去硝、黄，或小醒风汤。

中风头脑昏眩，或偏正头疼，宜服菊花茶调散、芎辛汤、追风散。

中风失音者，宜服诃子汤、竹沥汤。

中风痫、暗风及破伤风，宜服追风丹。

中风之后，病势以①退，觉有余热者，宜常服愈风丹。

中风之后，病势以退，气虚血弱，宜常服芎归饮。

中风瘫痪，病势以定，非针灸不能收其功。

诸风寒湿筋骨瘫软及白虎历节风，腰腿浑身疼痛者，宜常服乳香黑虎丹、神仙飞步丹、一粒金丹、天麻丹。

诸风半身不遂，手足顽麻，语言蹇滞，皮肤瘙痒，宜服如圣散，病轻者乌荆丸。

诸风瘫痪，病势以定，或心神恍惚不宁，及癫痫诸疾，惊悸，神不守舍，宜服安魂白虎丹、归神丹、真珠丹、琥珀寿星丸。

风邪壅盛，痰涎郁结，小儿惊风，宜青州白丸子、苏青丹。

诸风服煎药取效，但微有风气，烦闷不宁者，龙星丹主之，

---

① 以：通"已"。《正字通·人部》："'以'与'已'同，毕也，止也。"

小儿惊风亦效。

风痫癫狂，不知人事，或逾墙上屋，疯歌，或笑，或卒然倒地，良久又苏，无时举发者，宜以遂心丹、郁金丹、追风祛痰丸服之。

通关散　治卒中风昏闷不醒，牙关紧闭，汤水不下。

细辛洗，去土叶　猪牙皂角去子，各一钱

上为末。每用少许，搐入鼻内，候喷嚏①服药。

稀涎散　治中风四肢不收，涎潮膈塞，气闭不通。

光明晋矾一两　猪牙皂角四个，肥实不蛀者，去黑皮

上为细末，研匀。每服半钱，温水调下，风涎自出。

解毒雄黄丸　治中风卒然倒仆，牙关紧急，不醒人事，并②解上膈壅热，痰涎不利，咽喉肿闭，一应热毒。

郁金二钱半　巴豆去皮油，十四个　雄黄研飞，二钱半

上为末，醋煮面糊丸如绿豆大。每服七丸，热茶清卜，吐出顽涎立苏。未吐，再服。如牙关紧急，斡③开灌下。

乌药顺气散　治男子妇人一切风气攻注四肢，骨节疼痛，肢体顽麻，手足瘫痪，言语蹇涩者，宜先服此药，疏通气道，然后进以风药。

麻黄去根节　陈皮去白　乌药各二两　僵蚕去嘴，炒，令丝断

川芎　枳壳去穰，炒　甘草　白芷　桔梗各一两　干姜炮，半两

上为末④。每服六钱，水一钟，姜三片，枣一枚，煎服。头

---

① 嚏：原作"涕"，据《丹溪心法附余》卷一改。

② 诸风寒湿筋骨瘫软……不醒人事并：此三百四十一字因脱页致脱，据明刻本、宗德堂本补。

③ 斡（wò握）：运转。清·段玉裁《说文解字注·斗部》："斡，引申之凡执柄枢转运，皆谓之斡。"

④ 上为末：此三字原脱，据《太平惠民和剂局方》卷一补。

疼，加葱白煎。

八味顺气散 凡中风之人先服此药顺气，后进风药。

白术　白茯苓　青皮　陈皮　白芷　乌药　人参　甘草各等分①

每服水一钟煎，温服，仍以酒化苏合香丸间服，妙。

小续命汤 治半身不遂，口眼㖞斜，手足战掉，语言蹇涩。

防风　肉桂　黄芩　防己　芍药　杏仁炒微赤，去皮尖　甘草　川芎　麻黄去根　人参各一两　川乌炮，去皮脐，半两

每服水一钟，姜五片，枣一枚煎，食前温服。

星香汤 治中风痰盛服热药不得者。

南星八钱　木香一钱

每服水一钟半，姜十片煎，不拘时温服。

星附汤 治中风痰盛，六脉沉伏，不知人事。

附子　南星各一两　木香半两，俱生用

每服水一钟半，生姜九片，煎服。虚寒甚者，加天雄、川乌，名三建汤。如痰涎壅盛，声如牵锯，服药不下，宜灸关元、丹田二穴，各七壮至三七壮。

三生饮 治中风昏不知人，口眼㖞斜，半身不遂，并痰厥。

川乌　附子去皮，各半两　南星一两　木香二钱半，俱生用

每服用水二钟，生姜十片煎。如不醒人事，以通关散搐入鼻中，通其关窍，次以苏合香丸擦牙，连进以生姜自然汁后，随证服药。一法用南星末揩牙齿，亦开，即愈。

三生丸 治痰厥头痛，中风痰涎壅盛者。

半夏　白附子　天南星各等分

上为末，生姜自然汁浸蒸饼为丸如绿豆大。每服四五十丸，

---

① 甘草各等分：《奇效良方》卷一作"各一钱半，甘草七分半"。

食后姜汤下。

续命丹 一名神授保生丹。治男子妇人左瘫右痪，口眼㖞斜，半身不遂，失音不语，遍身疼痛，打仆伤损，外感风邪，及诸风痫暗风，角弓反张，目睛上视，搐搦无时，但患风疾，皆可服之。

天南星用米泔水浸七日，每日换水，削去皮脐，薄切晒干，寒天加二日，六两　川乌清水浸七日，每日换水，去皮脐，薄切晒干，寒天加二日，六两　草乌制法与前同，去皮脐尖，六两　五灵脂清水淘去沙石，晒干，用姜汁浸晒十日，每日添姜汁，直候其色转黑，晒干，六两　地龙去土，水洗净，晒干，四两　滴乳香研　没药另研　白僵蚕铁铛炒，丝断，净，去足嘴　羌活　天麻各三两　全蝎去毒，晒干，生用　白附子生用　辰砂研，各二两　轻粉研　雄黄研，各一两　片脑一钱半，研　麝香研，一两二钱半

上为细末，用生姜自然汁煮糯米饭搜和作剂，于石臼内杵五千下，丸成锭了，晒干，以瓦罐收贮。每服一锭，生姜自然汁和好酒一处，磨化，临卧通口热服，以衣被厚盖，汗出为度。服药后，忌诸动风之物三七日。

仙传黑虎丹 治男子妇人虚弱，血气衰败，筋骨寒冷，外感风湿传于手足麻木，腰腿疼痛，久则偏枯，左瘫右痪，口眼㖞斜，诸中风，气不能行履，并皆治之。

苍术米泔浸二宿，去皮，切作片　草乌洗净，去皮，切作片　生姜净洗，擂碎，各一斤　葱连须叶白，捣碎，半斤

上四味，和一起拌匀，淹之，春五日，夏三日，秋七日，冬十日，每日一翻，拌匀，候日数足，晒干。

五灵脂洗净　乳香研　没药研，各五钱　穿山甲炮，去灰土，二两自然铜火煅醋淬七次，一两

上同前药为末，用好醋糊为丸如梧桐子大。每服三十丸，空心热酒送下，间日服尤妙。妇人血海虚冷，肚腹疼痛，临卧醋汤

下，止服二三十丸，不可多服，服后不可饮冷水冷物，但觉麻木为效。孕妇不可服。

乳香黑虎丹 治诸风寒湿，骨节浑身疼痛。

苍术三两 草乌五两 白芷 五灵脂 羌活 川芎 自然铜醋淬七次 当归各二两 乳香一两

上为细末，酒糊为丸如梧桐子大，百草霜为衣。每服五七十丸，临卧温酒下。忌热物。

金枣丹 治一切风疾等证。

川乌去皮脐，生用 防风生用 两头尖 香白芷 独活 荆芥 蔓荆子各四两 白术 羌活 细辛去土，各五两 全蝎 威灵仙 天麻 僵蚕各二两 木香 雄黄各一两 苍术八两，泔浸 川芎五两 乳香一两 何首乌二两八钱 没药 草乌各一两五钱 藁本二①两五钱 当归三两

上为细末，以糯米糊丸如枣大，金箔为衣。每服一锭，破伤风或牙关紧急，用好酒调服，仍将敷患处；蛇伤，入白矾少许，敷患处，以津唾调搽亦可；蝎伤，唾调搽；伤风流涕，好酒调服；诸般头风，细茶调服，薄荷汤亦可；痔漏，口漱浆水洗过，敷之；多年恶疮口不合者，口嗽盐水洗过，敷，徐合；嗽喘，桑白汤调服；红丝鱼眼，裤脚脑疽，发背疔疮，里外臁疮，用自己小便洗过，井水调敷，薄纸贴上，再用里外搽之；偏正头疼及夹脑风，研为末，吹鼻孔中，吐涎，再用生姜汁调药涂两太阳穴；洗头风，温酒调服；丹瘤，井华水调药，毛翎扫三二次；不发灸疮，口嚼水洗过，贴三二次，知疼痛方止；蜈蚣伤，口嚼水洗过，敷之；破伤风不省人事，昏倒在地，温酒调服，以被盖汗出，不出再服，涎出为验，伤处敷之；风狗咬伤，嚼水洗净，敷之；雷头风并干

---

① 二：原文残缺，据《丹溪心法附余》卷四补。

癣麻痹，温酒调服。

一方 中风口眼㖞斜，半身不遂。

用白附子、白僵蚕、全蝎去毒并生用，各等分，为末。每服二钱，热酒调下。

一方 风瘫不能行动。

防风去芦 萆薢 当归 桔梗 败龟板 虎骨 川牛膝 枸杞 秦艽 晚蚕沙炒黄色 羌活 干茄根饭上蒸过 苍术炒七次，捶碎 苍耳子 五加皮各二两

上剉碎，用绢袋盛药，以无灰酒一斗浸坛内，密固，煮滚，封七日，开取时不可面向坛口，恐药气冲眼。每日早午晚病人自取酒一小盏服之，不许多。病痊药尽，以药粗晒干，研为细末，酒糊为丸如梧桐子大。每服五十丸，温酒送下，日进三服。忌食动风物。

白龙丹 治男子妇人诸般风证，左瘫右痪，半身不遂，口眼㖞斜，腰膝疼痛，手足顽麻，语言蹇涩，行止艰难，遍身疮疥，上攻头目，耳内蝉鸣，痰涎不利，皮肤瘙痒，偏正头疼，一切诸风，并皆治之。

甘草半斤 甘松 藁本 白芷 香附子 良姜 薄荷 当归酒浸 白芍药 羌活 川椒去子，炒 广零零香 藿香叶 全蝎不炒，各一两 白芨一两四钱 人参 升麻 天麻 僵蚕炒，去丝 干葛各七钱 茴香炒黄 地骨皮各一两七钱 细辛去土 荆芥穗 甘菊花 麻黄去根，各一两 草乌十两，生用 两头尖八两，生用 川乌生用，去皮 桔梗各四两 川芎 防风各七两 何首乌二两四钱 豆粉四两，为糊出 白面半斤，蛇酒为糊出 寒水石四两，入药 滑石一斤 麝香二钱，同滑石为衣 广木香一两半 蕲州白花蛇一条，去头尾，酒浸三日，去骨皮，将肉焙干为末 乌梢蛇上同

上四十一味为末，蛇酒打糊为丸如弹子大，朱砂为衣，晒干

收用。每服一丸，临卧茶清或酒化服。忌诸热物。

苍耳丸 治诸风。

五月五日割取苍耳草叶，洗净，晒干为末，炼蜜丸如梧桐子大。每服十丸，日三服。若身体有风处，或如麻豆粒，此为风毒出也，可以针刺，黄汁出尽乃止。

灵应丹 治瘫痪四肢不举、风痹等疾。

用麻黄五斤，去根节，河水五斗熬，去滓，再熬成膏，白芷、桑白皮、苍术、甘松、浮萍各二两，川芎三两，苦参三两，为末，以麻黄膏为丸①弹子大。每服一丸，温酒化下，临卧服，隔三二日再服，手足即时轻快。及治卒中风邪，涎潮不利，小儿惊风，服之立效。

防风通圣散 治中风有热，热则生风，头目昏眩，肢体烦疼，痰咳喘满，风热壅盛，口苦咽干，肠胃结燥，并宜服之。

防风　荆芥　当归　芍药　川芎　薄荷叶各一两半　连翘　栀子　白术　甘草　桔梗　滑石　石膏　黄芩　麻黄　大黄　朴硝　半夏各一两

每服用水一钟半，生姜三片，煎服。常服去②硝、黄。

省风汤 治卒中风口眼㖞斜，筋脉抽掣，风盛痰实，涎晕僵仆，头目眩重，胸膈烦满，左瘫右痪，手足麻痹，骨节烦疼，恍惚不定，神志昏愦，一切风证。

防风去芦　天南星生用，各四两　半夏白好者，水洗，生用　甘草生用　黄芩去粗皮，各二两

每服用水二钟，生姜十片煎，温服，不拘时候。忌诸毒物。

豨莶丸 治中风失音不语，偏风，口眼㖞斜，时吐涎水，四

① 丸：原脱，据《丹溪心法附余》卷一补。
② 去：原作"法"，形近致误，据文义改。

肢麻痹，骨间疼痛，腰膝无力。

豨莶草五月五日、六月六日、九月九日采者妙

上取叶洗净，曝干，入甑中，层层洒酒与蜜，蒸之又曝，如此九遍，为末，炼蜜丸如梧桐子大。每服五七十丸，温酒吞下。

灵草丹 治一切风疾。

上采紫背浮萍草，摊于竹筛内，下着水，晒干，为细末，炼蜜为丸如弹子大。每服一丸，用黑豆淋酒化下。及治脚气，打扑①伤损，浑身麻痹。

竹沥饮 治中风不语。

用青水竹去枝叶，截作一尺余长，劈作二片，每用不拘多少，或五六十片，以新汲井水浸一宿，如用急只浸二三时，却以砖二片侧立，搁竹仰于砖上，砖内以熟火烘竹青热，砖外以碗盛竹流下清水，以瓦瓶收贮，外以冷水浸瓶收用，或沉井底亦好。每用半钟与病人服之，或入煎药内亦可。

愈风丹 治风疾，常服调理。

防风 连翘 麻黄 黄柏 黄连各半两 川芎 当归 赤芍药 薄荷叶 石膏 桔梗 何首乌各一两 熟地黄 羌活 细辛 甘菊花 天麻各一两 黄芩一两半 白术 荆芥各二钱半 栀子七钱半 滑石五两 甘草二两 僵蚕半两

热甚加大黄、朴硝各一两。

上为细末，炼蜜为丸如弹子大。每服一丸，细嚼，茶酒化下，朱砂、金箔为衣。

追风散 治诸风头晕。

苍术二两，去皮 全蝎五钱 白芷一两二钱半 川芎二钱半 细辛 川乌 防风 草乌各一两 麻黄 升麻各五钱

---

① 扑：通"仆"，倾倒。韩愈《纳凉联句》："朽机惧倾扑。"

上为细末。酒调服，病在上食前①服，病在下食后②服，病在中夜服，欲汗，再服半钱。

神仙飞步丹 治诸风湿瘫等证。

苍术八两 草乌四两，不去皮尖 杜芎 香白芷各二两

上用生姜、连须葱各四两，捣烂，和药末拌匀，以瓷器筑药于内，纸封，勿令出气，春三、夏二、秋七、冬九日，取出晒干或焙干，与姜、葱同为细末，醋糊丸如梧桐子大。每服十五丸，空心，茶酒任下。忌热物。加至二十丸。孕妇勿服。

乌荆丸 治诸风。

川乌头炮，去皮脐，一两 荆芥穗二两

上为细末，醋糊丸如梧桐子大。每服二十丸，温酒或熟水空心下，日三服。

如圣散 治左瘫右痪，半身不遂，口眼㖞斜，腰膝疼痛，手足顽麻，语言蹇涩，行步艰难，遍身疮癣，上攻头目，耳内蝉鸣，痰涎不利，皮肤瘙痒，偏正头疼，一切诸风及破伤风角弓反张，蛇伤犬咬，金疮，诸风湿等疮，并皆治之。

川乌 草乌 苍术各四两 金钗石斛一两 白芷 川芎 细辛 当归 防风 麻黄 荆芥 何首乌 全蝎 天麻 藁本各五钱 甘草三两 人参三钱 两头尖二钱

上为细末。每服一钱，临卧用温茶或温酒少许调下。切不可多饮酒。服药后忌一切热物饮食一时，恐动风药，觉有麻是效也。亦可敷贴。

一粒金丹 治一切风疾，走注疼痛，手足瘫痪，麻木不仁及白虎历节等风。

---

① 前：疑作"后"。
② 后：疑作"前"。

麝香二钱半　好真墨烧烟尽，一钱半　乳香　当归晒干　没药各七钱半　白胶香另研　草乌去皮脐　地龙去土　木鳖子去油　五灵脂各一两半

上为细末，与前药和匀，用糯米糊为丸如鸡头实大。每服一丸，温酒化下。远年近日寒湿脚气，临发时空心服一丸，脚面黑汗出为效。初中风不醒人事，牙关不开，研二丸，酒调灌下，立醒。

天麻丹　治诸风瘫痪。

乌头八两　苍术四两　全蝎一两　荆芥　防风　天麻各二两

上为细末，用豆腐和匀作饼，入铜铫，以水满煮药至半沉半浮，存性为①度，取出，待半干为丸如梧桐子大，以朱砂为衣。临卧时先嚼木瓜一片，以好酒吞下二三十丸，服后觉昏沉，吐涎痰一二时为效。

龙星丹　治诸风热壅痰盛。

牛胆南星　朱砂另研，各三钱　全蝎　片脑另研，二字　牛黄另研，三字　麝香另研，一②字　防风　薄荷各一钱　黄芩　黄连各二钱　加青黛另研，一钱

上为细末，炼蜜为丸如龙眼大。每服一丸，嚼化。

如圣饼子　治风寒气厥痰饮，一切头疼。

防风　天麻各半两　南星洗　干姜　川乌各一两，去皮脐　川芎　甘草炙，各二两　半夏生，半两

上为细末，滴水为饼。每服五饼，同荆芥细嚼，茶酒任下。

追风丹　治风痫及破伤风、暗风。

川芎二两　细辛六钱　半夏汤泡七次　桔梗　附子炮，去皮脐　薄荷叶　川乌　白附子各一两　鱼鳔炙，去烟，二两　人参去芦

---

① 为：原脱，据《丹溪心法附余》卷四补。
② 一：明刻本、宗德堂本并作"三"。

朱砂另研，各六钱　　白花蛇酒浸，去皮骨，取净肉，焙干　蜈蚣四条，金头赤足，酒炙黄色　南星三钱　大蝎尾去钩，二钱，生用　麝香另研，净，四钱

上为末，生姜汁和剂为锭。每服一锭，温酒化下，以汗出为度。

青州白丸子　治风痰壅盛，手足瘫痪，及小儿惊风。

半夏生用，七两　川乌半两，去皮脐，生用　白附子　南星各二两，生用

上捣罗为末，以生绢袋盛，于井华水摆出。如未出者，更以手揉令出，以渣更研，再入绢袋，摆尽为度。放瓷盆中，日晒夜露，每日一换新水，搅而复澄，以春五、夏三、秋七、冬十，去水，晒干如玉片，碎研，以糯米粉煎粥清为丸如绿豆大。常服二十丸，生姜汤下。如瘫痪，温酒送下。

苏青丹　治证同前。

青州白丸子末三两　苏合香丸末一两

上二末和匀，用姜汁面糊为丸如梧桐子大，淡姜汤吞下三四十丸。

苏合香丸　疗传尸骨蒸，殗殜肺痿，疰忤鬼气，卒心痛，霍乱吐痢，时气鬼魅，瘴疟，赤白暴痢，瘀血月闭，痃癖丁肿，惊痫，小儿吐乳，大人狐狸等病。小儿用大绯绢袋盛，当心带之，一切邪鬼不敢近；凡人痰气及中风痰涎壅上，喉中有声，不能下者，用青州白丸子同丸，生姜自然汁化下，立效；产妇中风，小儿惊风，牙关紧硬不开及不省者，擦牙即开，然后用风药治之；小儿吐泻惊疳，先用火焙此药，然后用生姜葱白自然汁化开，白汤调灌；脚气冲心者，用蓖麻子去壳捶碎，和丸，敷贴脚心，疼痛立止；心腹绞痛，中满呕吐，姜汤化服；大人小儿伤风咳嗽，姜葱汁化白汤调下；中风狂乱如见鬼神者，白汤调服。

白术　青木香　朱砂研，水飞　乌犀屑　沉香　麝香研　诃梨勒煨，取皮　丁香　安息香另为末，用无灰酒一升熬膏　荜拨　白檀香　香附子炒，去毛，各二两　龙脑研　熏陆香另研　苏合香油入安息香膏内，各一两

上为末，研匀，用安息香膏并炼白蜜和剂，每服旋丸如梧桐子大。取井华水，温冷任意，下四丸。老人小儿服一丸，温酒化服。

一方　治口眼㖞斜。

南星　草乌各一个　白芨　僵蚕各一钱

上为末，用生鳝血调成膏，敷。

一法

用南星不以多少，为末，生姜自然汁调，左㖞贴左，右㖞贴右，如正洗去。

芎归饮　治中风后人事虚弱。

芎䓖　当归去芦，酒浸　防风各等分

每服用水一钟煎，不拘时温服。

一方　治中风面目举引，口偏不能言。

独活　竹沥　生地黄汁

上等分，水二钟煎至一钟，通口食后服。

安魂琥珀丹　治中风左瘫右痪，口眼㖞斜，心神不宁。

天麻　川芎　防风　细辛　白芷　羌活　川乌炮，去脐皮　荆芥穗　僵蚕各一两　薄荷叶三两　全蝎　粉草　藿香　朱砂水飞，研细，各半两　麝香　珍珠　琥珀各一钱

上为细末，炼蜜丸如弹子大，金箔为衣。空心茶清或酒送下一丸。若蛇伤狗咬，破伤风，牙关紧急，先用一丸擦牙，后用茶清调下一丸。如小儿初觉出痘疹，即用茶清调一丸与服，大能安魂定魄，疏风顺气。

诃子汤　治诸风失音不语。

诃子四个，半生半炮　桔梗一两，半生半炒　甘草一寸，半生半炒

上为末。每服五钱，用童子小便一钟，煎至①七沸，调②服，甚者不过三服。

胡麻散　治一切风疾，浑身瘙痒，瘾疹，麻木不仁。

胡麻子　威灵仙　何首乌　苦参　甘草　石菖蒲

上等分，为细末。每服三钱，酒调下。

一方　治中风不省人事，痰壅。

用生白矾二钱，为末，生姜汁调，斡开口灌下，吐痰即醒。

风 痫

遂心丹　治风疾癫痫，妇人心风血邪。

甘遂一钱，坚实不蛀者

上为末，用猪心取管血三条，和甘遂末，将心批作两边，甘遂末入在内，令线缚定，外用皮纸裹，慢火煨熟，不可焦。取末细研，入辰砂末一钱，和匀，分作四丸。每服一丸，将所煨猪心煎汤化下，大便下恶物为效。

郁金丹　治痫疾。

川芎二两　防风　郁金　猪牙皂角　明矾各一两　蜈蚣黄脚赤脚各一条

上为细末，蒸饼丸如梧桐子大。空心，茶清下十五丸。

追风祛痰丸　治诸风痫暗风。

防风　天麻　僵蚕炒，去丝嘴　白附子煨，各③一两　全蝎去毒，炒　木香各五钱　朱砂另研，为衣，七钱半　猪牙皂角炒，一两　白矾

---

① 至：《卫生宝鉴》卷八作“五”。
② 调：《卫生宝鉴》卷八作“温”。
③ 各：原作“名”，据明刻本改。

枯，五钱　半夏汤泡七次，碾为末，称六两，分作二分，一分用生姜汁作曲，一分用皂角洗浆作曲　南星三两，剉，一半化白矾①水浸，一半皂角浆浸，各一宿

上为细末，姜汁糊为丸如梧桐子大。每服七八十丸，食远临卧，用淡姜汤或薄荷汤下。

五痫神应丹　癫痫发作，不问远年近日并宜服之。

天南星炮　半夏汤洗七次，各二两　乌蛇酒浸一夕，去皮骨，焙干，一两　白僵蚕一两半，炒，去丝　朱砂一钱，另研　全蝎二钱，去毒，炒　雄黄一钱半，另研　蜈蚣半条，去头足，炙　麝香三钱，另研　白矾一两　白附子半两，炒　皂角四两，捶碎，水半升浸②汁，与白矾一同熬干，研

上为末，姜汁煮糊为丸如梧桐子大。每服三十丸，姜汤送下。

坠痰丸　治风痫。

天南星九蒸九晒

上为末，姜汁糊为丸如梧桐子大。每服二十丸，人参汤、菖蒲麦门冬汤任下。

镇心丹　治诸痫。

好辰砂不拘多少

上为细末，猪心血和匀，以蒸饼裹剂，蒸熟取出，丸如梧桐子大。每服一丸，食后、临卧人参汤下。

参砂丸　治风痫。

人参　蛤粉　朱砂③各等分

上三味为细末，猪心血为丸如梧桐子大。每④服三十丸，食远

---

① 矾：原作"凡"，据文义改。
② 浸：原作"将"，据《古今医统大全》卷十改。
③ 朱砂：原文残缺，据明刻本补。
④ 子大每：原文残缺，据明刻本补。

金银汤下。

真珠丹 肝经因虚内受风邪，卧则魂散不守①，时或惊悸。

真珠母三钱，研② 熟地黄 当归各一两半③ 酸④枣仁 柏子仁⑤ 人参各一两⑥ 犀角 茯神⑦ 沉香 龙齿各五钱

上为末，炼蜜丸如梧桐子大，辰砂为衣。每服四五十丸，金银薄荷汤下，日三服。

琥珀寿星丸 宁神定志，去风化痰。

天南星一斤，掘坑深二尺，用炭火三十斤于坑内烧红，取出炭，扫净，用好酒五升浇之，将南星趁热下坑内，用盆急盖讫，泥壅合，经一宿开，取出，再焙干为末，入琥珀末一两、朱砂末五钱和匀，以生姜汁煮糊熟，然后入猪心血三具搅匀，和末为丸如梧桐子大，朱砂为衣。每服五十丸，人参汤空心送下，日三服，神效。

归神丹 治癫痫诸疾，惊悸，神不守舍。

颗块朱砂二两，猪心内酒蒸 金箔二十片 白茯苓 酸枣仁 罗参 当归各二两 银箔二十片 琥珀 远志姜制 龙齿各一两

上为细末，酒煮糊为丸如梧桐子大。每服二三十丸，麦门冬汤下，炒酸枣仁汤亦可。

通泄散 治风涎暴作，气塞倒卧。

苦丁香为末，三钱

上加轻粉一字，水半合调匀，灌之，良久涎自出。如未出，

---

① 散不守：原文残缺，据明刻本补。
② 三钱研：原文漫漶，据明刻本补。
③ 一两半：原文残缺，据明刻本补。
④ 酸：原文残缺，据明刻本补。
⑤ 柏子仁：原文漫漶，据明刻本补。
⑥ 各一两：原文残缺，据明刻本补。
⑦ 犀角茯神：原文残缺，据明刻本补。

含砂糖一块下咽，涎出。

一方 治远年近日风痫，心恙风狂，中风涎潮，牙关不开，破伤风搐者。

用皂角不蛀肥者一斤，去皮弦，切碎，以酸浆水一碗浸，春秋三四日，夏一二日，冬七日，揉，去滓，将汁入银器或砂锅，慢火熬，以槐柳枝搅，成膏取出，摊厚纸上，阴干收顿。用时，取手掌大一片，以温浆水化在盏内，用竹筒灌入病人鼻孔内，良久涎出为验。欲涎止，服温盐汤一二口便止。忌雉、鱼、生硬、湿面等物。

头 风

菊花茶调散 治诸风头目昏重，偏正头痛，鼻塞声重。

菊花 川芎 荆芥穗各四两 羌活 甘草 白芷各二两 细辛一两，洗净 防风去卢，一两半 蝉蜕 僵蚕 薄荷各五钱

上为细末。每服二钱，食后用茶清调下。

芎辛汤 治膈痰风厥，头目昏疼，鼻塞声重，肩背拘①急。

川芎五钱 细辛三钱 甘草一钱半，炙

每服用水一钟半煎，食后温服。

一方 治一切头风。

用猪牙皂角炮、玄胡索各一钱，青黛半钱，为末，滴水为丸如梧桐子大，捏作饼子，晒干。每用一饼，新水化开，男左女右，仰面以芦筒鼻内灌之，口咬铜钱一十五文，其涎便出，更不再发。亦治痰疾，妙。

一方

天麻、防风、川芎等分，为末。每服二钱，温酒食后调下，

---

① 拘：原作"狗"，据宗德堂本改。

以豆豉汤洗头，避风即愈。

一方　治痰厥头痛。

半夏、天南星、白附子等分，为末，生姜自然汁浸蒸饼为丸如绿豆大。每服四十丸，食后用姜汤送下。

一法　治偏头疼。

以雄黄、细辛等分，研末。每服一字，左边疼吹右鼻内，右边疼吹左鼻内。

神灵散　治偏正头疼，眼疼不止，及破伤风等疾。

焰硝一两　黄丹　雄黄各三钱　没药　乳香各二钱

上为细末。令患人口噙温水，用竹筒吹药入鼻中少许。

金花一圣散　治头风。

川芎　川乌　白芷各等分

上为末。每服二钱，生葱三寸、薄荷叶三四皮①同煎，食后服，临卧亦可。

一法　治偏头风。

用荜拨为末，令患者口中含，左边痛左鼻吸一字，右边疼右边鼻吸一字，甚效。

石膏散　治头疼不可忍者。

麻黄　石膏各一两　葛根七钱半　何首乌半两

每服用水一钟，生姜三片煎，温服，极者三服，神效。

一方

川芎　石膏　白芷

上为末。每服四钱，热茶清调下。

乌药散　治气晕，因气所触，心腹胀满，呕吐酸水，头目昏眩。

---

① 皮：量词，片。

用天台乌药、川芎等分，为末。每服二钱，食后茶清调下，葱汤亦可。

芎芷散 治一切头疼。

川芎 细辛 白芷

上为末。每服三钱，食后热茶调下。

芎附散 治偏正头疼。

川芎二两，生用 香附子去毛，四两

上为末。每服一钱，好酒调下。

都梁丸 治风吹项背，头目昏眩，妇人产前产后伤风头痛，并皆治之。

香白芷刷干净，糟七日，取出切片，晒

上为细末，炼蜜丸如弹子大。每服一丸，细嚼，用荆芥汤点茶下。

破伤风

夺命散 治破伤风角弓反张，牙关紧急。

用天麻、白芷、川乌去皮各二钱，草乌、雄黄各一钱，为末，酒糊丸如梧桐子大。每服十丸，温酒送下，不拘时。

一字散 治破伤风。

金头蜈蚣一枚，去头足，炙 草乌去芦 天麻各半两 全蝎十个白芷少许

上为末。每服一字，发热，茶清调下；发寒，温①酒调下，或半夏茯苓煎汤亦可。

玉真散 治破伤风及金刃②伤、打仆伤损。

---

① 温：原作"湿"，据宗德堂本改。
② 刃：原作"刀"，据《是斋百一选方》卷十三改。

南星　防风各等分

上为末。以药敷帖疮口，温酒调下一钱。如牙关紧急，角弓反张，用二钱，童子小便调下；或因欧①打，内有伤损，以一钱温酒调下；打伤欲死，但心头微温，以童子小便灌下二钱，并进三服；又治风咬破，先以口噙浆水洗净，用绵揾干，帖之，更不再发，大有神效。

蜈蚣散　治破伤风搐搦、角弓反张。

蜈蚣一枚，去毒，炒　全蝎一对，炒，去毒

上为细末。如发时，用一字或二字擦牙缝内，或吹鼻中。

草乌散　治破伤风。

用草乌不拘多少，为末。每服二字，温酒调服，汗出为效，不出再服。

乌梢散　治破伤风及洗头风。

乌梢蛇酒浸一宿，去骨，六钱　麻黄一两　草乌　干姜　附子炮　川芎　白附子　天麻各半两　蝎稍二钱半

上为末。每服一钱，热酒调下，日三服，重者三五日见效。

吐　剂

独圣散　治中风痰迷心窍，癫狂烦乱，人事昏沉，痰涎壅盛，及治五痫、心风等证。

瓜蒂不拘多少

上为细末。每服一钱，以齑汁调下。

二神散　治证同前。

常山一两　葱管藜芦半两

---

① 欧：通"殴"，殴打。《说文通训定声·需部》："欧，假借为殴。"

每服用水一钟，空心服。①

三仙散 治证同前。

防风去芦　瓜蒂微火烘，细剉，研为细末，各五钱　葱管藜芦一两

上为粗末。每服三五钱，以齑水二钟煎七八沸，去粗，将粗又用齑水一钟煎至半钟，却将先二钟药汁合作一处，再熬五七沸，去粗澄清，放温，徐徐服之。不必尽剂，以吐为度。

四灵散 治证同前。

瓜蒂一钱　人参芦二钱　赤小豆　甘草各一钱半

上为细末。每服一二钱或半钱，量人虚实，加减用之，空心齑汁调下。

五玄散 治证同前。

猪牙皂角不蛀者，去皮弦，炙　绿矾各一钱　明矾二钱　赤小豆一钱　葱管藜芦五钱

上为细末。每服半钱或一二钱，斡开牙关，浆水调灌之。

六应散 治证同前。

郁金　滑石　川芎各等分

上为细末。每服一二钱，量虚实加减，以齑汁调，空心服。

已上六方并系吐剂，乃斩关夺门之法，任选用之，取效为度。凡服吐剂，不须尽剂，服药后约人行十里未吐，以温茶一钟，入香油数点，投之，良久以鹅翎喉内徐徐牵引，得吐即止，未吐再投吐药。如服吐药呕吐不止者，以麝香少许研水饮之，即解。

五 痹

五痹汤 治风寒湿②气客留肌体，手足缓弱，麻顽不仁。

---

① 每服用水一钟空心服：《丹溪心法附余》卷二十四此句前有"上为细末"四字。

② 湿：原作"温"，据《太平惠民和剂局方》卷一改。

片子姜黄一两，洗去灰土　羌活　白术　防风①各一两　甘草微炙，半两

用水钟半，姜七片，煎服，病在上食后服，病在下食前服。

芎附汤　治五种痹痛，自腿臂间发作不定者。

小川芎　附子　黄芪　白术　防风　当归　桂心　柴胡　甘草　熟地黄各等分

用水一钟，姜三片，枣一枚煎，空心服。

蠲痹汤　治手足冷痹，腰腿沉重，及身体烦疼，背项拘急。

当归去芦，酒浸　赤芍药　黄芪去芦　羌活　甘草炙，四两　片子姜黄　防风各一两半

用水一钟半，姜五片，枣一枚煎，温服。

防风汤　治血痹皮肤不仁。

防风二两　川独活　川当归去芦，洗　赤茯苓去皮　秦艽去芦　赤芍药　黄芩各一两　杏仁去皮尖　桂心不见火　甘草炙，各半两

用水一钟半，姜五片，煎七分，温服，不拘时。

续断丸　治寒湿之气痹滞，关节麻木疼痛。

人参　防风　鹿角胶　白术炮，各七两　干地黄三两　黄芪　续断　薏苡仁　牡丹皮　桂心　山茱萸　白茯苓　麦门冬　山芋　石斛各一两

上为末，蜜丸如梧桐子。每服五十丸，温酒空心下。

升麻汤　治热痹肌肉热极，体上如鼠走，唇口反纵，皮色变，兼治诸风。

升麻三两　茯神去皮　人参　防风　犀角剉屑　羚羊角剉屑　羌活各一两　官桂半两

上为末。每服四钱，水二钟，姜三片，竹沥少许，同煎，

---

①　防风：《太平惠民和剂局方》卷一作"防己"。

温服。

防风天麻散 治风麻痹走注肌节疼痛，又治中风偏枯。

天麻 防风 草乌头 甘草 川芎 羌活 当归焙，酒洗 香白芷 白附子 荆芥穗各半两 滑石二两

上为末。每服半钱，热酒化蜜少许，或一钱，觉药力运行，微麻为度。或蜜为丸如弹子大，热酒化下一丸或半丸，细嚼白汤化下亦可。

寒

夫寒为天地杀厉之气，中之轻者，霍乱吐泻、脐腹冷痛，中之重者，口噤失音、四肢僵直、昏不知人、挛急疼痛，宜以姜、附之药温散寒气，切不可作伤寒治之，妄用吐下。如舌卷囊缩者，难治。

藿香正气散 治感冒寒邪，增①寒壮热，或感湿②气，霍乱吐泻不止。

大腹皮 白芷 茯苓去皮 陈皮 紫苏各一两 藿香三两 厚朴姜制 白术 桔梗 半夏曲各二两 甘草炙，二两半

每服用水一钟，姜三片，枣一枚煎，热服。

人参养胃汤 治外感风寒，内伤生冷，增寒壮热，头目昏疼，遍身麻痹。

半夏汤泡 厚朴姜制 苍术制，各一两 藿香叶 草果去壳 茯苓 人参各半两 甘草炙，二钱半 陈皮七钱半

每服用水一钟半，姜七片，乌梅一个煎，热服。兼治饮食伤

---

① 增：通“憎”。《墨子·非命下》：“我闻有夏人矫天命于下，帝式是增，用爽厥师。”清·毕沅云：“增、憎字通。”

② 湿：原作“㵉”，据《证治准绳·类方》卷一改。

脾，发为痎疟。寒多者加附子，名十味不换金散。

生料五积散　治感冒寒邪，头疼身痛，项背拘急，恶寒呕吐，或有腹痛，又治寒湿客于经络，腰脚酸疼，及妇人经血不调，并皆治之。

白芷三钱　陈皮六钱　厚朴制，四钱　桔梗二两二钱　枳壳六钱　川芎　甘草　茯苓各三钱　苍术制，二两四钱　当归　麻黄六钱　肉桂　芍药各三钱　干姜四钱　半夏汤泡，三钱

每服用水一钟半，姜三片，葱白三根煎，热服。呕吐，煨姜煎；挟气，加茱萸煎；调经催产，入艾醋煎。

理中汤　治五脏中寒，口噤失音，四肢僵直，胃脘停痰。

人参　干姜　白术各一两　甘草半两

每服用水一钟煎，温服。如重，加炮附子。

姜附汤　治体虚中寒，不知人事，脐腹冷痛，霍乱转筋。

干姜一两　附子生用，去皮脐，一枚①

每服三钱，水一钟半煎，温服。

一方　治脾胃虚寒，霍乱，心脾腹痛。

用良姜为末，米饮调一二钱服。

一方　治膈下冷气或酒食饱满。

用青皮四两，汤浸②一宿，去穰，入盐七钱，炒焦为末。每服一钱，沸汤点服。

暑附霍乱吐泻、搅肠沙

凡人中暑，先着于心，一时昏迷，切不可与冷水饮并卧湿地。其法先以热汤灌，及用布蘸热汤熨脐并气海，续续令暖气透彻脐

---

①　一枚：原脱，据《太平惠民和剂局方》卷二补。

②　浸：原作"洗"，据《医学纲目》卷二十一改。

腹，俟其苏省，然后进药。若旅途中卒然晕倒，急扶在阴凉处，掬路中热灰土作窝于脐中，令人尿其内，即苏，却搅地浆饮之半碗，或车轮土五钱，冷水调，澄清服，皆可。

黄连香薷散 治伏暑引饮，口燥咽干，或吐或泻。

白扁豆炒，半斤 厚朴姜制，半斤 香薷一斤 黄连姜汁炒，四两

每服用水一钟，酒一分同煎，水中沉冷吃。手足搐搦，加羌活、白芷煎。

五苓散 治中暑烦渴，身热头疼，霍乱吐泻。

泽泻二两半 白术 猪苓 赤茯苓各一两半 肉桂一两

上为细末。每服二钱，热汤调。如㕮咀，煎服，用灯心二十茎。若心神恍惚，加辰砂尤妙。

益元散 治中暑身热，小便不利，此药除胃脘积热。

滑石六两 甘草一两

上为细末。每服三钱，加蜜少许，热汤、冷水任意下。

十味香薷散 消暑气，和脾①胃。

人参 陈皮 白术 茯苓 黄芪 厚朴制 木瓜 扁豆 甘草各半两 香薷二两

上为末。每服二钱，热汤、冷水任下。

缩脾饮 消暑气，除烦渴。

砂仁 乌梅肉 草果煨 甘草各半两 干葛 扁豆各二两

每服用水一大钟煎，沉冷服。

二气丹 方见丹药内

来复丹 方见丹药内

枇杷叶散 治中暑伏热，烦渴引饮，呕吐鲜血。

枇杷叶炙，去毛，半两 香薷三钱 白苎根 甘草炙 木瓜各一

---

① 脾：原作"皮"，据《奇效良方》卷五改。

两　陈皮半两　麦门冬去心，一两　丁香半两　厚朴姜汁炙，半两

每服二钱，水一钟，姜三片煎，温服。烦躁，为末，冷水调下。

桂苓甘露饮　治伏暑引饮过多，肚腹膨胀，霍乱泻痢，并皆治之。

白术　猪苓去皮　白茯苓去皮　滑石研，各二两　甘草炙　寒水石研　泽泻各一两　肉桂去皮，半两

上为末。每服三钱，热汤或冷水调下，不拘时。入蜜少许，亦可。

六和汤　治心脾不调，气不升降，霍乱转筋，呕吐泄泻，寒热交作，痰喘咳嗽，胸膈痞满，头目昏痛，肢体浮肿，嗜卧怠惰，小便赤涩，并伤寒阴阳不分，冒暑伏热烦闷，或成痢疾，中酒烦渴畏食，妇人胎前产后，并宜服之。

半夏　杏仁　缩砂　人参　甘草各一两　赤茯苓　藿香　木瓜　白扁豆各二两

每服用水二钟，生姜三片，枣一枚煎，不拘时服。

二香散　治暑湿相搏，霍乱转筋，烦渴闷乱。

藿香三两　半夏　陈皮　桔梗　白术　腹皮　茯苓　厚朴　紫苏　白芷各一两　甘草二两半　黄连四两　香薷一斤　扁豆半斤

每服用水一钟半，生姜三片，葱白二根煎，食后热服。

一方　治中暑毒。

用大蒜三两瓣细嚼，温汤送下，禁冷水，即愈。

霍乱吐泻

一方　治霍乱吐泻不止。

用艾一握，水二升，煎一升，顿服。

一方　治霍乱吐泻转筋，头旋眼花，四肢逆冷。

用吴茱萸、木瓜、食盐各半两，同炒焦，先以瓦罐用冷水三钟煎百沸，入前三味煎至二钟，服之。

搅肠沙

一方

治搅肠沙痛不可忍，展转在地，或起或仆，其肠绞缩在腹，急以盐半两，用热汤调，灌入病人口中，盐气一到腹，其腹即定。

一方

用马兰根叶细嚼，食之即可。

湿

凡湿气中人，身体沉重，腰冷痛，如坐水中，小便赤少，大便溏泄，先当疏利小便，不可轻易汗下并用火攻，慎之！

五苓散　治伤湿有热，小便赤少。方见中暑类

除湿汤　治寒湿所伤，身体沉重，腰脚酸疼，大便溏泄，小便或涩或利。

半夏炒　厚朴姜制　藿香　苍术制，各二两　陈皮　白茯苓　白术各一两　甘草炙，七钱

每服用水一钟半，姜七片，枣一枚煎，食前服。

渗湿汤　治寒湿所伤，身体沉重，如坐水中，小便赤少，大便溏泄。

苍术制　白术　茯苓　甘草炙　干姜炮　陈皮各一两　丁香一钱

每服用水一钟半，生姜三片，枣一枚煎，空心温服。

胜湿汤　治坐卧湿地，身重脚弱，关节疼痛，发热恶寒，或多汗恶风，或小便不利，大便溏泄。

白术一两　人参　干姜炮　芍药　附子炮　茯苓　桂枝炙，各

半两

每服用水一钟半，生姜五片，枣一枚，煎服。

乳香黑虎丹 外感风湿，传于手足，筋骨寒冷，浑身疼痛。已上二方见风门

当归拈痛汤 治湿热为病，肢体烦疼，肩背沉重，胸膈不利，下注①于胫，肿痛不可忍者。

甘草② 茵陈酒浸③ 苦参酒浸，二钱④ 羌活炙，半两 防风 知母酒洗 猪苓去皮 泽泻 当归身各三两⑤ 黄芩炒⑥ 升麻⑦ 苍术⑧ 人参 葛根各二钱 白术一钱半

每服用水二钟半，先以水拌湿，候少时煎至一钟，食前温服，待少时羹膳压之。

一方 治风湿。

用苍术一斤，米泔浸，竹刀刮去皮，晒干为片，以半斤用童便浸一宿，半斤用酒浸一宿，焙干为末。每服一钱，空心盐汤或酒调下。常服除湿，壮筋骨，明目。

独活寄生汤 治肾气虚弱，为风湿所乘，流注腰膝，或挛拳掣痛，不可屈伸，或缓弱冷痹，行步无力，并皆治之。

独活三两 细辛 桂心不见火 川芎 防风去芦 牛膝酒浸 白芍药 人参 熟地黄 秦艽去土 杜仲炒，去丝 当归 甘草炙 茯

---

① 注：原作"挂"，据《医学启源》卷下改。
② 甘草：《医学启源》卷下有"五钱"二字。
③ 酒浸：《医学启源》卷下作"五钱酒炒"。
④ 苦参酒浸二钱：原作"黄芩酒制生用"，因原方中有二味黄芩，故据《医学启源》卷下改。
⑤ 两：《医学启源》卷下作"钱"。
⑥ 黄芩炒：《医学启源》卷下此下有"一钱"二字。
⑦ 升麻：《医学启源》卷下此下有"一钱"二字。
⑧ 苍术：《医学启源》卷下此下有"三钱"二字。

苓　桑寄生如无，以续断代之，各二两

每服水一钟煎，空心服。

透骨丹　治风湿腰腿筋骨疼痛。

两头尖一两　川乌　白术　当归各二两　川芎　五灵脂　穿山甲　自然铜各一两　乳香　没药　草乌各五钱　核桃四十九个，去皮　虎胫骨酥炙，二两

上为细末，酒糊为丸如梧桐子大。每服二三十丸，空心温酒送下。

伤　寒

发汗法　凡发汗，务要以衣被厚盖，汗出欲令手足俱周，漐漐然一时许为佳，不欲如水淋漓。服药中病即已，不必尽剂。三日内者可汗。

取汁法　伤寒初觉头痛，恶寒发热，身体疼痛，脉洪者，用葱白一握、姜豉一两以水煮，热服，以被暖盖取汗。如不汗，更用葛根、升麻煎服，必汗。若又不汗，更加麻黄取汗。

转下法　凡转下，须体认得合下之证明白。在阳明胃经，则不拘日数，过时失下，则气血不通，四肢便厥。不识反疑是阴厥，复进热药，祸如反掌。若少阴肾经、太阴脾经，下证悉用①，药已大便利者止，不须尽剂。阳明病得利瘥。

取吐法　凡取吐，服吐药后，不大吐，当以手指探之便吐，不吐稍增药，以吐为度。若吐少，病不除，明日再服吐药，可至再三，但人虚宜少吐。药力过时不吐者，啜热汤一升，以助药力，不必尽剂，吐讫便可食。若服药过多者，饮水解之。

---

① 用：《世医得效方》卷一作"具"。

水渍法 以青绵布数重，新水渍之，稍捩去水，搭于胸膈上，须臾蒸热，又渍令冷，如前用之，仍数易新水，日数十易。热甚者，置病人于水中，热势才退则已。

葱熨法 以葱一束，用线缠扎，去根叶，惟存白三寸许，先以火煿一面，令通热，乃以热处着病人脐，上以熨斗盛火熨之，令葱热气透腹中。更作三四束，遇一束坏则易一束，候病人醒、手足温、有汗乃止。

蒸法 以薪火烧地良久，扫除去火，以水洒之，取蚕沙、柏叶、桃叶、糠麸相和，铺地上一寸厚，以草席令病人当上卧，温覆之。夏月热，只被单覆之，汗移时立至，俟周身至脚心皆汗。如汗出不止，乃用温粉扑之，移于寝处。

阳证似阴 手足逆冷，大便秘结，小便赤色，或大便黑硬，脉沉而滑，手足逆冷，此名热厥，与阴厥不同，轻者用白虎汤，重者小承①气汤治之。

阴证似阳 身微热②，烦躁面赤，脉沉而微，是里寒，故阴盛发躁，面赤是下元虚阳泛上，用四逆汤加葱白治之。

烦躁 烦为烦扰，躁为躁愤，皆为热证。然烦有虚烦，躁有阴躁，古人所谓阴极发躁。如发热胸中烦闷，或已经汗解，内耗胸满，其证不虚不实，用三黄泻心汤或竹叶石膏汤治之。

消风百解散 头疼项强，发热恶寒，肢体拘急，骨节烦疼，腰脊强痛，胸膈烦满，并治。

荆芥　白芷　陈皮去白　苍术　麻黄去节，各四两　甘草炙，二两

每服水一钟半，生姜三片，葱白三寸煎，不拘时温服。

---

① 承：原作"沉"，据《类证活人书》卷四改。
② 热：原脱，据《类证活人书》卷四补。

葛根解肌汤 治证同前，春初秋末用之。

葛根四两　麻黄三两，去节　芍药　甘草炙　黄芩各二两，冬寒不用，如病蒸热，可斟酌用　肉桂一两，天气热不用，冬寒斟酌用

每服水一钟半，枣一枚煎，稍热服，不拘时，以汗出为度。

十味芎苏散 四时伤寒，发热头痛。

川芎　紫苏　干葛　柴胡　茯苓　甘草　半夏　枳壳麸炒　陈皮　桔梗各等分

每服水二钟，生姜三片，葱白二根煎，不拘时服。

十神汤 时令不正，瘟疫妄行，感冒发热，或欲出疹，此药不问阴阳两感风寒，并治。

紫苏　陈皮　香附子　甘草　川芎　白芷　芍药　升麻　麻黄　干葛各等分

每服水一钟半，生姜三片，葱白二根煎，不拘时热服。中满气实，加枳壳。

清热解肌汤 治伤寒、瘟病、天行，头痛壮热。

葛根一两　黄芩　芍药各半两　甘草炙①

每服水一钟半，枣一枚煎，日三服。三四日不解，脉浮者，宜重服；发汗，脉沉实者，宜下之。

香葛汤 四时感冒不正之气，头痛身疼项强，寒热呕恶痰嗽，腹痛泄泻，不问阴阳两感风寒湿瘴，宜服之。

紫苏　白芍药　香附子　川升麻　白干葛　薄荷　薄陈皮各一两　白芷　大川芎各半两　苍术制，一两　甘草半两

每服用水一钟半，生姜三片煎，热服，不拘时。

香苏散 四时伤寒、伤风、伤湿、伤食，大人小儿皆可服。

香附子五两，炒，去毛　紫苏　陈皮各二两半　甘草二两　苍术

---

① 甘草炙：《丹溪心法附余》卷一此下有"半两"二字。

制，二两

　　每服水一钟半，生姜三片，葱白二根煎，不拘时，得汗为妙。头痛，加川芎、白芷、细辛、荆芥；咳嗽声重，痰多涕稠，加半夏、苦梗、乌梅、桑白皮；心痛，加石菖蒲、半夏；伤湿自汗，时行暴泻，加车前子一撮；感寒湿日久，腰脚疼痛，行步艰难，酒煎；脚气，加槟榔、木瓜、大腹皮、枳壳、木香；冷气，加茱萸一撮，食盐少许；妇人血气，加莪术、茴香、乌药、当归。

　　藿香正气散　伤寒头疼，增寒作热，上喘咳嗽，反胃呕恶，气泻霍乱，脏腑虚鸣，山岚瘴气。

　　大腹皮洗　白芷　白茯苓去皮，各一两　白术　厚朴姜制，炒桔梗　甘草炙　紫苏各二两　藿香　陈皮去白，各三两　半夏二两，汤洗七次

　　每服水一钟半，生姜三片，枣一枚同煎，热服。如欲汗，加葱白二根，以衣被盖，再煎服。冷嗽喘满，加人参、杏仁、五味子；心腹痛，加木香、玄胡索；呕恶甚，加生姜五片，名顺气木香散。

　　二香散　四时感冒冷湿寒暑，呕恶泄利腹痛；瘴气；饮冷当风，头疼身热，伤食不化。

　　紫苏　陈皮　苍术各一两　香薷二两　香附子二两半　厚朴姜制　甘草　扁豆各一两

　　每服水一钟半，生姜三片，木瓜二片，葱白二根煎，热服。

　　神术散　四时瘟疫，头痛项强，发热增寒，体疼伤寒，鼻塞声重，咳嗽头疼。

　　羌活　藁本　甘草炙　香白芷　细辛　川芎各一两　苍术五两，米泔浸一宿，切，炒

　　每服水一钟，生姜三片，葱白三寸煎，温服，不拘时候。伤风鼻塞，为末，葱白茶清调下。

三因白术散 伤寒增寒壮热，鼻塞胸闷，痰咳壅滞，冒涉风湿，骨节烦痛，中暑呕吐晕眩，及大病后调理失宜，劳复如初，脾胃虚损，面色萎黄，饮食不美，口吐酸水，滑泄腹鸣，饮食所伤，霍乱吐泻，并宜服之。

白芷 甘草炙 青皮去白 白茯苓 桔梗 山药 香附子各三两 干姜半两 白术 陈皮各一两

每服水一钟，生姜三片，枣一枚，木瓜一片，紫苏叶三二皮煎，食前服。若吐泻，加白梅煎；喘，加桑白皮、杏仁；伤寒劳役，加薄荷；膈气，加木通，入麝香少许；中暑呕逆，加香薷；产前产后，血气不和，加荆芥；霍乱，加藿香；气厥，入盐煎服。

调中白术散 治伤寒病后吐泻烦渴，霍乱虚损气弱及酒积呕哕。

白术 茯苓去皮 人参各半两 甘草一两五钱，炙 木香一钱 藿香半两 葛根一两

上为末。白汤调服二钱。烦渴加滑石二两，甚者加姜汁。

小青龙汤 伤寒表未解，心下有水气，干呕，发热而咳，或渴，或利，或噎，或小便不利，小腹满而喘者。

麻黄去节 细辛 干姜炮 甘草炙 桂枝 芍药各三两 半夏汤去滑 五味子各二两半

每服水二钟煎，食前服。虚冷噎，去麻黄，加熟附子；发热无汗、遍体疼痛，加葱白二根、豆豉七粒煎，热服，得汗即解；呕，加白术、藿香；中脘胀满、大便秘，加枳实、槟榔；有痰，加半夏；咳嗽，加五味子；鼻塞，加桑白皮；腹痛，加枳壳；泄泻，加木瓜；如伤寒不分表里，以此药导引经络不致变动，其功非浅；如热多口渴心烦、脏腑坚，加大黄；无汗，加麻黄；汗多，用麻黄根。

五积散 调中顺气，治脾胃宿冷，腹胁胀满，胸膈停痰，呕

逆恶心；或外感风寒，内伤生冷，心腹痞闷，头目昏晕，肩背拘急，肢体怠惰①，寒热往来，饮食不进；及口中冷，背心恶寒，并宜服之。除麻黄，又名异功散。

白芷一两半　陈皮去白　厚朴制　枳壳　麻黄去根节，各三两　川芎　甘草炙　白茯苓　芍药　半夏汤洗七次　肉桂各一两半　桔梗六两　当归去芦尾，一两半　干姜炮，二两　苍术制，十二两

每服水一钟半，生姜三片煎，稍热服。妇人产后或寻常血气疼痛，加木香、玄胡索、陈艾、乌药。

人参养胃汤　外感风寒，内伤生冷，增寒壮热，头目昏疼，肢体拘急，不问风寒二证，须令溅溅微汗，自然解散，若先有汗则温服，不须更汗；兼治饮食伤脾、外感风寒湿气发为痎疟及山岚瘴疫，常服尤妙。

厚朴姜制　苍术制　半夏汤洗七次，各一两　白茯苓去皮　藿香去土，各半两　甘草二钱半　人参　草果煨，去皮，各半两　橘红七钱半

每服水一钟半，生姜三片，枣一枚煎，空心热服。虚寒，加炮附子数片；体虚寒疟，加肉桂、炮附子各一钱。

升麻葛根汤　伤寒时疫头痛，增寒壮热，肢体疼痛，发热恶寒，鼻干不得睡，小儿大人疮疹已发未发，皆可服；兼治寒暄不时及解伤酒膈热、口疮咽疼。

升麻　白芍药　葛根　甘草②

每服水一钟半，生姜三片，葱白一根煎，热服。

败毒散　治伤寒时气，头疼项强，发热恶寒，肢体烦痛，咳嗽鼻塞声重，风痰呕哕。

---

① 惰：原作"情"，据《太平惠民和剂局方》卷二改。
② 升麻白芍药葛根甘草：《世医得效方》卷一作"升麻、白芍、甘草各一两，葛根二两"。

人参　赤茯苓　甘草　独活　前胡　川芎　羌活　北柴胡
枳壳麸炒　桔梗各等分

每服水一钟半，生姜三片，薄荷叶五片，同煎，热服。

九味羌活汤　治发热恶寒，无汗或自汗，头痛项强，或伤风
见寒脉，伤寒见风脉，并宜服之。

羌活　防风　苍术各一钱半　川芎　白芷　生地黄　黄芩　甘
草　细辛各一钱

每服水一钟半煎，温服。

小柴胡汤　伤寒四五日，寒热，胸胁满痛，或胁下痞①硬，身
有微热；或过经未解，潮热未除，半表半里，非汗非下之证；瘥
后劳复，昏热；妇人伤风，经水适断，此为热入血室，故如疟状；
产后伤寒，头疼发热；小儿寒热，并治。

柴胡二两　半夏汤洗七次，六钱　黄芩　人参　粉草各三钱

每服水一钟半，生姜五片，枣一枚煎，食前服。咳嗽，加五
味子；胸中烦，加瓜蒌根；渴，加瓜蒌；胁下痞硬，加枳实；鼻
衄，加生地黄、白茅花；痰盛或喘，加桑白皮、乌梅。

黄连解毒汤　治时疫三日已汗解，或因饮酒复剧，苦烦闷，
干呕，口燥呻吟，错语不睡。

黄连　黄柏　栀子　黄芩各等分

每服水一钟半煎服。

竹叶石膏汤　伤寒时气，表里俱虚，遍身发热，心胸烦闷，
得汗已解，内无津液，虚羸少气，欲吐，及诸虚烦热，与伤寒相
似，但不恶寒，身不疼，头不痛，不可汗下者。

石膏一两六钱，研碎　半夏二钱半，汤泡七次　人参二钱，去芦
麦门冬五钱半，去心　甘草炙，二钱

---

① 痞：原作"疾"，据《世医得效方》卷一改。

每服水二钟，入青竹叶、生姜各五片，煎至钟半，入粳米一百余粒煎，温服。

白虎汤 治伤寒大汗出后，表证已解，心烦，渴欲饮水；及吐或下后七八日，邪毒不解，热结在里，表里俱热，时时恶风，大渴，舌上干燥而烦，欲饮水数升者。

石膏一斤　知母六两　甘草二两

每服水一钟半，加粳米五十余粒煎，温服，小儿量力与之。或加人参少许同煎，食后服。此药立夏后立秋前可服，春时及立秋后并亡血虚家并不可服，不恶寒反恶热大便不秘者，亦可服。

白虎加苍术汤 湿温多汗。

知母六两　甘草二两，炙　石膏一斤　苍术　粳米各三两

每服水一钟半，煎至八分，取六分清汁，温服。

小陷胸汤 结胸病证在心，按之则痛，脉浮滑者。

黄连二钱半　半夏汤洗，六钱　瓜蒌实一钱一分半

每服水二钟，先煎瓜蒌至一钟半，入前药煎至六分，去滓，分二服，利黄涎沫即安。一方加枳实、黄芩、苦梗。

治结胸灸法

巴豆十四粒　黄连七寸

上为末。用津唾和成膏，填入脐心，以艾炷不拘壮数灸其上，候腹中有声为度。灸毕，汤浸，用帛拭净，恐生疮。

三黄泻心汤 治伤寒阴证，下之太早致心下痞，按之软，其脉关上浮者主之。若未解，未可攻，宜先随风寒二证投桂枝麻黄汤，表解即服此。

大黄蒸　黄连　黄芩各等分

每服沸汤二钟，热渍之一时久，去粗，分二服，暖服。或汗出恶寒，加附子，别煎汁，入一合，同服。

半夏泻心汤 治心下痞满而不痛者。

半夏一两一钱，汤洗七次　黄芩　人参　甘草炙　干姜炮，各两半　黄连半两

每服水钟半，生姜五片，枣一枚煎，温服。或伤寒中风反下之，日利数十行，谷不化，腹中鸣，心下痞硬，干呕心烦者，加甘草、人参，名甘草泻心汤；或汗出解后，胃中不和，心下痞硬，干噫食臭，胁下水鸣下利者，加生姜，减干姜，名生姜泻[1]心汤。

丁香柿蒂汤　咳逆噎汗。

丁香　柿蒂各一钱　甘草炙　良姜各半两

上为末。每服二钱，用热汤点服，不拘时。

化斑汤　治斑毒。

人参　石膏各半两　玄参　知母　甘草各一两

每服水一钟半，入糯米一合煎，温服。

黄连橘皮汤　瘟毒发斑。

黄连四两，去毛　陈橘皮　杏仁去皮尖　枳实　麻黄去节，汤泡　葛根各二两　厚朴姜汁炙　甘草各一两，炙

每服水一钟半煎，温服。

犀角地黄汤　治伤寒及温病应发汗而不发汗，内有瘀血，鼻衄，吐血，面黄，大便黑者。

犀角一两，如无，以升麻代之　生地黄半斤　牡丹皮一两，去心　芍药七钱半

每服水一钟半，煎服。有热，加黄。

栀子豆豉汤　汗吐下后虚烦不睡，反复[2]颠倒，心中懊憹。

栀子新肥大者，十二个，劈破　豆豉半两

---

① 泻：原作"洗"，据《伤寒论·辨太阳病脉证并治》改。

② 复：原作"发"，据《伤寒论·辨太阳病脉证并治》改。

作一服，水二钟，煮豉一钟，同煎栀子，去柤，温服。若小气绝①者，加甘草。

大柴胡汤　治伤寒十余日，邪气结在里，寒热往来，大便秘涩，腹满胀痛，语言谵妄，心中痞硬，饮食不下，口生白胎，不大便五六日，绕脐刺痛，时发烦躁，及汗后如疟，日晚发热，或发热汗出，脉有力者，可服之。

枳实麸炒　柴胡　大黄五钱　赤芍药　半夏　黄芩各三钱

每服水一钟半，生姜三片，枣一枚煎，食后临睡服。

小承气汤　伤寒日深，恐有燥屎，腹中转失气，乃可攻之。不转失气者，必初硬后溏，未可攻之，攻之则腹满不能食，饮水而哕，其后热，大便复硬。若腹大满不通，或阳明多汗，津液外出，肠胃燥热。

大黄四两　厚朴二两　枳实五钱，炒

每服水二钟煎，温服，以利为度，未利再服。

大承气汤　治表里俱热，病势甚者，阳明脉迟，汗出不恶寒反恶热，身重短气，狂语如见鬼状；剧者，发则不识人，循衣摸床，惕而不安，微喘直视。阳明里热，或吐下后不解大便，五六日不利，日晡潮热，心胸烦热而懊恼，复如疟状，脉沉实，或小便不利，或腹满实痛而渴，脉实数而沉，肠胃燥甚。

大黄一两，洗浸　芒硝　厚朴制，各二两　枳实五钱，麸炒

每服水二钟，先下厚朴、枳实，后下大黄，入硝再煎一沸，去滓，温服，以利为度，未利再服。

理中汤　治太阴伤寒，手足温，自利不渴，腹满时痛，咽干，其脉尺寸俱沉细。

人参　干姜炮　白术　甘草炙　陈皮　青皮各等分

---

① 小气绝：《伤寒论·辨太阳病脉证并治》作"少气"。

每服水一钟半煎，食前服。

四逆汤 阴证伤寒，自利不渴，呕哕不止，吐利俱作，小便或涩或利，脉微欲绝，汗出过多，腹痛胀满，手足厥冷，或咳或悸，内寒外热，一切虚寒厥冷。伤寒病在表，误下，利不止，虽觉头疼体痛，发热恶寒，四肢拘急，表证悉具，未可攻表，先服此药，助阳救里。

甘草一两，炙①　干姜二②两　附子大者，一③枚，生用，去皮脐

每服水一钟半煎，温服。服此药利止而无血者，加人参；面赤，加连须葱白九茎，煎熟旋入；腹痛，去葱白，加芍药；呕，加生姜；咽痛，去芍药，加苦梗；利止脉不出者，去苦梗，加人参。阴病或咳或悸④。

四逆散 少阴病，或咳，或吐，或小便不利，或腹中痛，或泄利下重者。

甘草炙，二钱　柴胡　枳壳去白，炒黄　芍药各五钱

上为末。每服二钱，米饮调下，日三服。咳者，加五味子、干姜；下利、悸者，加桂；小便不利者，加茯苓；腹⑤中痛者，加附子半枚，炮裂；泄利下重者，先浓煎薤白汤，入药末三钱，再煮一二沸，温服。

真武汤 伤寒数日以后，发热腹痛，头目⑥昏沉，四肢疼痛，大便自利，小便或利或涩，或呕或咳，并宜服之。已经汗，不解

---

① 甘草一两炙：此五字原脱，据明刻本补。
② 姜二：此二字原脱，据明刻本补。
③ 者一：原作"有"，据明刻本改。
④ 阴病或咳或悸：明刻本无此六字。疑衍。
⑤ 腹：原作"服"，据文义改。
⑥ 目：原作"日"，据《奇效良方》卷九改。

仍发热者，心下悸，头眩晕，肉瞤动，振振欲擗地者，此由渴后饮食①停留中脘所致。

白茯苓　白芍药　白术各一两　附子一枚，炮

每服水一钟半，生姜五片煎，食前温服。小便利者，去茯苓；大便利者，去芍药，加干姜；咳，加五味子、细辛、干姜；呕，去附子，加生姜汁。

羌活附子汤　治吃逆。

木香　附子炮　羌活　茴香炒，各半两　干姜一两　柿蒂五钱

每服水一钟半，盐一捻煎，热服。

理中丸　治五脏中寒，口禁失音，四肢强直，兼治胃脘停痰，冷气刺痛。

人参　干姜　甘草　白术

上各等分，为细末，面糊丸如梧桐子大。每服三十丸，不拘时，用滚白汤送下。

补中益气汤　治饮食不节，寒温失所。

黄芪一两　人参　橘皮　当归　白术各五钱　甘草炙，一钱　升麻　柴胡各三钱

每服水二钟煎，温服。一方加黄柏、芍药。

姜附汤　治体虚中寒，昏不知人，及脐腹冷疼，霍乱转筋。

干姜一两　附子去皮脐，生用，一个

每服水一钟半煎，温服。

蜜煎导法　阳明病汗下后，体虚气弱，津液枯竭，脏腑闭塞，大便不行，须宜蜜导。

上蜜一两，铜器中微火煎之，稍凝如饴状，搅之勿令焦，可丸入皂角末、盐少许，捻作挺，如指许，长二寸，当令头锐，内

---

① 食：《奇效良方》卷九作"水"。

谷道中，以手急抱，欲大便时乃去之。

一法

以大猪胆一枚，泻汁，和醋少许，灌谷道中，如一食顷当大便。一方用萝卜子一勺，研烂，取汁，入蜜调服。

蜜渍柏皮 治口疮、舌溃烂。

大柏去粗皮，蜜渍一宿，含之吞汁。

瓜蒂散 胸有寒痰当吐之。诸亡血虚家，不可与服。

瓜蒂微火烘①干　赤小豆各半两

上为末。取一钱匕，豉一合煎，去柤，取汁和末顿服，神效。

温粉 凡发汗不欲多，多则亡阳，用此粉扑之即愈。

白术　藁本　川芎　白芷

上为末，一两入米粉三两，匀和扑之。

茅花汤 伤寒太阳病自衄者。

茅花一大把，无花用根

每服水三钟，煎浓汁一钟，食后分二服。

稀涎散 涎结胸膈，作为寒热，饮食减少。

猪牙皂角　半夏各一两

每服水一钟半煎，温服，吐去涎即愈。

近效方 阳证结胸，垂死。

以活蚯蚓十条，擂烂，入水半碗、蜜半钟，灌下。

一方 治伤寒发黄，心狂热闷，不识人者。

用大瓜蒌黄者一枚，新汲水九合，浸汁，入蜜半合、朴硝八分，作二服，立瘥。

一方 治伤寒胸膈闭痛。

用枳实麸炒为末，米饮调服三钱，日三服。

---

① 烘：原作"洪"，形近致误，据文义改。

治阴毒伤寒

用乌药一合，炒令黑烟起，入水中煎三五沸，服，候汗出回阳立瘥。

坏证夺命散　治伤寒汗下后不解，或投药错误致患人困重，垂死昏沉，或阴阳二证不明，七日以后皆可服。

好人参一两，去芦

上为片，水二钟，于银石器内熬至一钟，温服。病人喜冷，以新水沉冷服之，渣再煎服，连进数服，服至鼻尖上润汗出，是其应也。此药不拘男子妇人，伤寒、时气、疫证二七三七不解，不知人事者，并皆治之。

疟

清脾汤　因食伤脾，停滞痰饮，发为寒热。

厚朴姜制　半夏汤泡七次　青皮　草果各二两　甘草炙，半两
柴胡四两　黄芩一两半　茯苓　白术各一两

每服水一钟半，生姜三片，乌梅一个，煎服。忌生冷油腻之物。

驱邪散　脾寒久疟。

常山　草果　槟榔　甘草　砂仁　乌梅各半两

每服酒一大钟煎，露一宿，临发日五更面向东服。煎时勿要猫犬见，勿令人知，忌生冷鱼腥。

一方　脾寒久疟。

知母　常山　贝母　草果　槟榔各等分

每服酒水各一钟，煎至半钟，去粗，露过，五更服。

露姜饮　脾胃聚痰，发为寒热。

用生姜四两，和皮捣汁一碗，夜露至晓，空心冷服。

雄朱丹　疟疾。

用雄黑豆四十九粒，五月五日以冷水浸，从早至巳时，去皮，眼干，研为膏，入信末一钱，再研匀细，为丸，雄黄为衣，晒干收贮。少壮人梧桐子大①，中等②人黄豆大③，小儿绿豆④大，临发日五更，面东，井水下一丸。忌食热物一时。雄黑豆，圆者是。

一方 脾寒久疟。

大南星二枚　好信三钱

上先将南星开孔，用信三钱，研为末，装入孔内，两星相对，用泥固济，炭火煅存性，取出研为细末，用绿豆粉打糊为丸如豆大。每服一二丸，临发日五更，温茶清、白面汤皆可下。

一方

人言二钱　雄黄　绿豆各三钱

上为细末，面糊为丸如箸⑤头大，朱砂为衣。每服一丸，用桃柳条各七寸煎汤，露一宿，临发日空心出外面向东服。忌食热物、鱼腥、油腻一日。

一方

人言　雄黄各五钱

上为末，五月五日用五家粽尖，丸如绿豆大，朱砂为衣。每服一丸，临发日空心无根水送下。忌诸热物半日。

鬼哭丹 治疟二三日一发者。

常山一斤，醋浸，春三日，秋九日⑥　槟榔四两　半夏　贝母各二两

---

① 梧桐子大：原作"〇"，据《医学入门》卷八改。
② 中等：《医学入门》卷八作"老"。
③ 黄豆大：原作"〇"，据《医学入门》卷八改。
④ 绿豆：原作"〇"，据《医学入门》卷八改。
⑤ 箸：原作"筋"，与"筯"（即箸）形近致误，据文义改。
⑥ 春三日秋九日：《丹溪心法附余》卷六作"春五夏三秋七冬十日"九字。

上为末，用鸡子清、面糊为丸如梧桐子大。每服三十丸，隔夜临睡冷酒吞服，次日早再一服。

十将军丸　久疟不差①，腹痛，有疟母。

三棱一两，净去毛土，炮　莪术生　青皮去白　陈皮去白，各一两　川常山二两　草果去壳，二②两　砂仁　槟榔　乌梅　半夏各一两，汤泡七次

上先将常山、草果二味剉，用好醋、酒各一碗，入瓦器内先浸一宿，后入八味药，同浸至晚。用瓦铫内炭火煮干，取出晒，如无日色，用火焙干，为末，半酒半醋打糊为丸如梧桐子大。每服三四十丸，白汤吞下，日进三服。忌生冷鱼腥、咸酸油腻、面、诸死毒物。服四两至八两即除，出远方不服水土者，宜常服之。

脾寒久疟

用雄黄、瓜蒂、赤小豆为末。每服半钱，温水调下，以吐为度。

脾寒久疟

用青蒿、桂枝各为末。若寒多用桂多蒿少，热多蒿多桂少，三七分互用。各以生姜二两连皮捣汁，和热酒调服，以衣被盖卧，即愈。

一法

不问男女，于大椎中第一骨节疼处先针后灸三七壮，立效。灸第三骨节亦可。

泻　痢

香连丸　治冷热不调，下痢赤白，脓血相杂，里急后重。

---

① 差（chài瘥）：病愈，后作"瘥"。《广韵·卦韵》："差，病除也。"
② 二：原文漫漶，据明刻本补。

黄连二两，用吴茱萸一两同炒黄色，去茱萸　木香五钱，不见火

上为细末，醋糊丸如梧桐子大。每服二十丸，空心米饮汤送下。

一方　治赤白痢。

吴茱萸拣净　黄连去须，各等分

上为一处，以好酒浸透，取出，各自拣，焙或晒干，为末，糊为丸如梧桐子大。赤痢，黄连丸三十粒，甘草汤下；白痢，茱萸丸三十粒，干姜汤下；赤白痢，各用十五粒，相合并，甘草干姜汤下。

黄连乌梅丸　治诸热痢不差。

乌梅肉炒　黄连各四两，净

上为末，炼蜜为丸如梧桐子大。每服二十丸，米饮送下，食前服。

苦参丸　治血痢。

苦参不以多少炒黄，为细末，滴水丸如梧桐子大。每服五六十丸，米饮下。

一方　治血痢。

用柏叶四两，芍药一两半，二味微炒，为末。每服水一钟半煎，日三服。

椿皮散　治血痢肠风下血。

椿白皮三两　槐角子四两　明白矾二两　甘草一两半

上为末。每服三钱，热米饮调服。

黄连阿胶丸　治痢。

阿胶碎，炒，一两　黄连三两　茯苓二两

上为细末，以阿胶熬水为丸如梧桐子大。每服二十丸，食前温水下。

一方　治痢。

罂粟壳蜜制　黄柏炙　干姜　当归　枳壳去白　甘草炙，各等分

上用韭菜十数根，水二钟煎，不拘时服。

木香丸　治痢疾。

木香三钱　豆豉一两，洗净　巴豆四十九粒，去壳，针穿灯上烧，存性，另研

上为末，豆豉为丸如绿豆大。每服三丸，红，甘草汤下；白，干姜汤下；泻，米汤下。

一方　治白脓痢。

用白石脂为末，醋糊丸如小豆大。每服十丸，空心米饮送下，日三服。

一方

用山药剉如豆大，一半瓦器内炒熟，一半生用，为细末。米饮调下。

一方　治赤白痢。

用诃子十二个，去核，六个煨熟，六个生用，同为细末。赤痢生甘草汤下，白痢炙甘草汤下，空心调服，甚者再服。

一方　治脏毒、赤白痢。

用香椿根白皮晒干，为末，每服一钱①，米饮调服。

木香不二丸　治痢疾，或赤或白，或赤白交杂。

木香不见火　肉豆蔻面裹，煨　诃子煨过，取肉，各二钱　巴豆一两，去壳，去油，另研　淡豆豉末一钱半，一半入药，一半打糊

上为末，淡豆豉末同面打糊为丸如黄豆大，小儿服，如绿豆大。量大小虚实，每服只许一丸，切忌服二②丸，食前或临卧冷汤下。赤痢，地榆汤下；白痢，干姜汤下；赤白交杂，甘草汤下。

---

① 钱：原脱，据明刻本补。

② 二：原作"一"，据《丹溪心法附余》卷六改。

服此药后，多行二三次即住。

一方 治禁口痢。

用黄连半斤㕮咀，生姜四两切作片，与黄连同炒，待姜焦黄色，去姜，只取黄连，为细末，用陈米饭一处捣烂，丸如梧桐子大。每服七八十丸，赤者，陈米饮下；白者，陈皮汤下；赤白者，陈米橘皮汤下。

一方

用石莲子捶碎去壳，留心并肉，为末。每服二钱，陈米汤下。此疾盖是毒气上冲心肺，借此以通心气，便觉思食。

一方

用独子肥皂一枚去核，用盐实其内，火烧存性，为细末。先煮白米粥，用少许入在粥内，即食立效。

一方

梨一枚去心，入好蜜一匙，煨过食。

立效散 治诸般恶痢，或赤白，或浓淡相杂，里急后重，脐腹结痛，或下五色，或如鱼脑，日夜无忧，或口禁不食，不问大人、小儿、虚弱老人、产妇，并宜服之。

罂粟壳去蒂盖，炒黄 川当归洗，各二两 甘草 赤芍药 酸石榴皮 地榆各一两

每服水一钟半煎，空心温服。忌生冷油腻之物。

一方 治肠风血痢。

用鲫鱼一个破开去肠胆，酿白矾二钱，烧灰存性，为末。米饮调服。

黄芩芍药汤 泄痢腹痛，身热不退，脉洪大者，及下痢脓血稠黏。

黄芩 芍药各一两 甘草五钱

每服水一钟半煎，不拘时温服。如痛，加桂少许。

一方 治血痢。

用地锦草不以多少，晒干，碾为细末。每服二钱，空心米饮调下。

一方 治热痢不止。

用车前叶捣烂，取汁一钟，入蜜一合，煎服。

一方 治赤白痢。

用酸石榴皮炙黄，为末，枣肉丸如芡实大。每服三丸，空心米汤下，日二服。

乳香豆蔻丸 脏腑泄泻不调。

用乳香一两，肉豆蔻二两，面裹煨熟，为细末，以陈米糊为丸如梧桐子大。每服七十丸，空心米饮汤下。

豆蔻丸 治脾胃虚弱，不进饮食，泄泻。

破故纸炒，四两　肉豆蔻一两

上为末，以大枣四十九枚，生姜四两切，同煮，枣烂去姜，取枣肉研膏和药，丸如梧桐子大。每服五十丸，盐汤下。

香茸丸 治日久冷泻。

鹿茸五钱，酒浸，炙　乳香三钱　肉豆蔻一两，每个作两片，入乳香在内，面裹煨

上为细末，陈米饭丸①。每服五十丸，空心米饮下②。

一方 治泄泻不止。

用肉豆蔻一个，剜窍，入乳香少许，面裹煨熟，去面研为末，作一服，空心陈米饮调下。或单用豆蔻，纸裹煨，去油，为末，和面作馉饳③，服之亦妙。

---

① 陈米饭丸：《魏氏家藏方》卷七此下有"如梧桐子大"五字。

② 空心米饮下：《魏氏家藏方》卷七此下有"一日三四次"五字。

③ 馉饳（gǔduò 骨剁）：原作"榾柮"，据文义改。馉饳，古代的一种面食。

脾胃附翻胃

道宁纯阳丹 治真元虚损，心肾不交，精神耗散，脾土湿败，不能化食，所食五味之物不成精液，反成痰涎，聚于中脘，不能传导，以致大肠燥涩，小便反多而赤，或时呕吐酸水，久成翻胃、结肠之证。

苍术坚实者，米泔水浸三日，再换净水浸洗，切，晒干，以清盐水浸一宿　莲肉好者，去心皮，净，酒浸一宿，各四两

上用大公猪肚一个，壁上揉洗浸，内入前二味，以线缝密，用无灰酒煮烂，取起，入石臼中捣烂，捏成小饼，烘干，研为细末，入后药。

南星四两，净，切细，以姜汁一小钟浸一宿，以灶心土同炒，去土不用　大半夏四两，汤泡去涎，日晒干，为末，以好醋浸七日，蒸熟，不麻为度，入药中　橘红四两，剉，以灶心土炒，去土不用　谷芽炒　厚朴　麦芽炒　白术　甘草　人参　茯苓　白豆蔻　三棱　莪术　缩砂　荜澄茄各一两　木香　丁香　沉香各半两　粟米四两，姜汁浸，炒

上为细末，稀面糊为丸如梧桐子大。每服六七十丸，空心米饮下。

生胃丹 生胃气，消痰沫，开胸膈，进饮食。

粟米四两，温水浸透，炊作饭，焙干，乘热用生姜自然汁和湿，再焙干，如是制七次　天南星二两，姜汁浸一宿，次日用生姜自然汁和纸筋黄泥裹南星煨干，慢火煨半日，泥焦干，取出南星入药　人参　白术　茯苓各二两　陈皮　白豆蔻　缩砂　麦蘖炒　半夏曲　青皮　荜澄茄石莲肉各一两　南木香三钱

上为末，米粉糊丸如绿豆大。每服五六十丸，姜汤下。

开胃生姜丸 治中焦不和，胃口气塞，水谷不化，噫气酸水，膨胀恶心，呕吐痰涎，宿食不消。

桂心一两　生姜一斤，切作片，盐三两淹一宿，焙干　青皮去白　陈皮去白　甘草炙，各二两　砂仁去壳，四十九粒　莪术煨　当归各五钱

上为末，炼蜜丸如弹子大。每嚼一丸，食前沸汤化下。

乌鸡丸　补脾胃虚弱。

附子炮，去皮脐　川当归各一两　红椒半两　白茯苓七钱

上为末，用乌鸡一只，将米醋烂蒸，捣如泥，同和末为丸如梧桐子大。每服五六十丸，空心盐汤、温酒任下。

半夏枳术丸　治因冷食内伤。

白术二两　半夏泡七次　枳实麸炒，各一两

上为末，荷叶裹烧饭为丸如梧桐子大。每服五十丸，温水送下，食远。汤浸蒸饼丸亦可。

木香枳术丸　破滞气，消食开胃，进饮食。

白术二两　木香　枳实麸炒，各一两

上为末，荷叶烧饭丸如梧桐子大。每服五十丸，温水送下，食远服。

橘皮枳术丸　治老幼元气虚①弱，饮食不消，或脏腑不调，心下痞闷。

白术二两　枳实麸炒　橘皮各一两

上为末，荷叶烧饭丸如梧桐子大。每服五十丸，温水下。

木香槟榔丸　治一切气滞，心腹痞满，胁肋胀闷，大小便结滞不利者，并宜服之。

木香　槟榔　青皮去白　陈皮去白　枳壳麸炒　广莪煨，切　黄连各一两　黄柏去粗②皮　香附拣，炒　大黄炒，各三两　黑牵牛生，

---

① 元气虚：原文漫漶，据明刻本补。
② 粗：原作"粗"，形近致误，据文义改。

取头末，三两

上为末，滴水丸如豌豆大。每服三五十丸，食后生姜汤送下，加至微利为度。

备急丸 治心酸卒痛如锥刺，及胀满下气。

大黄　干姜　巴豆去油，用霜，各等分

上和一处，炼蜜丸成剂，杵千余，杵如泥，丸如小豆大。夜卧，温水下一丸；如下气实者，加一丸；如卒病，不拘时候。孕妇不可服。

调中益气汤 因饥饱劳役，损伤脾胃，元气不足，身体沉重，四肢困倦，百节烦疼，胸满气膈，心烦不安，热壅如火，视物昏花，饮食失味，怠惰嗜卧，溺赤或清利而数，或时飧泄，腹中虚痛，不思饮食。

黄芪一钱　人参　甘草炙　当归　白术各半钱①　白芍药②　柴胡　升麻二分③　橘皮二分④　五味子十五个⑤

每服水二钟煎，食前温服⑥。

广茂溃坚汤 脾胃不和⑦，中满腹胀，内有积块，坚硬如石。

半夏泡七次⑧　黄连各六⑨分　当归稍　厚朴　黄芩各五分⑩

---

① 各半钱：原文漫漶，据明刻本补。
② 白芍药：原文漫漶，据明刻本补。
③ 升麻三分：原文漫漶，据明刻本补。
④ 二分：原文漫漶，据明刻本补。
⑤ 五味子十五个：原文漫漶，据明刻本补。
⑥ 钟煎食前温服：原文漫漶，据明刻本补。
⑦ 脾胃不和：原文漫漶，据明刻本补。
⑧ 泡七次：原文漫漶，据明刻本补。
⑨ 黄连各六：原文漫漶，据明刻本补。
⑩ 各五分：原文漫漶，据明刻本补。

广茂①　神曲　甘草　吴茱萸各三分②　益智③仁七分　红花　橘皮去白　升麻④　青皮⑤各二分　泽泻　柴胡各三分

每服水二钟煎，稍热服⑥。如渴，加葛根二分。

参苓白术散　治脾胃⑦虚弱，饮食不进，或至呕吐泄泻，及大人病后调助脾胃最妙⑧。

白术炒　人参⑨　甘草炙　山药炒　茯苓去皮，各二两⑩　扁豆一两半，姜汁浸，炒⑪　莲肉　薏苡仁　桔梗炒黄色⑫　砂仁各一两

每服水一钟半，生姜三片，枣一枚煎，不拘时温服。

胜红丸　治脾胃⑬积⑭气滞，胸膈胀闷，气促不安，呕吐清水，丈夫酒积，妇人血积，小儿食积。

陈皮　青皮　三棱　莪术二味同用醋煮　干姜　良姜各一两　香附子炒，去毛，二两

上为细末，醋糊丸如梧桐子大。每服三十丸，姜汤下。

四妙枳壳丸　治脾胃不和，气血凝滞，腹内蛊胀。

枳壳四两，切作两指面大块，分四处，一两用萝卜子一两炒，去萝卜子不用；一两用苍术一两炒，去苍术不用；一两用干漆一两炒，去干漆不用；

---

① 广茂：原文漫漶，据明刻本补。
② 吴茱萸各三分：原文漫漶，据明刻本补。
③ 益智：原文漫漶，据明刻本补。
④ 升麻：原文漫漶，据明刻本补。
⑤ 青皮：原文漫漶，据明刻本补。
⑥ 稍热服：原文漫漶，据明刻本补。
⑦ 脾胃：原文漫漶，据明刻本补。
⑧ 调助脾胃最妙：原文漫漶，据明刻本补。
⑨ 人参：原文漫漶，据明刻本补。
⑩ 茯苓去皮各二两：原文漫漶，据明刻本补。
⑪ 扁豆一两半姜汁浸炒：原文漫漶，据明刻本补。
⑫ 炒黄色：原文漫漶，据明刻本补。
⑬ 胃：《永类钤方》卷十二无此字，疑衍。
⑭ 积：原文漫漶，据明刻本、《永类钤方》卷十二补。

一两用茴香一两炒，去茴香不用

上用原炒苍术四味，同水二碗，煎至一碗，去粗，煮糊丸如梧桐子大。每服五十丸，食后米汤送下。

消胀丸 快①气宽中，除②腹胀消食③。

木香不见火 槟榔 牵牛炒 萝卜子各等分

上为末，滴水丸如桐子大。每服三十丸，姜汤、萝卜子汤下。

一方 脾胃虚寒，肠鸣泄泻，胸膈不利，饮食不消。

破故纸炒，四两 木香一两，不见火 肉豆蔻面裹煨，一两

上为细末，灯心煮枣肉糊为丸如梧桐子大。每服七十丸，姜盐汤下。

消食化气香壳丸 醒脾去积，顺气化痰。

青皮炒 陈皮炒，各四两 萝卜子炒 木香生用 三棱炒 蓬术炒 神曲炒 麦蘖炒，各一两 枳壳二两 半夏二两半 枳实一两 香附子一两半，醋炒 槟榔 糖球 草果各一两 陈仓米一升，用巴豆二十一粒炒黄色，去巴豆不用

上为末，醋糊丸如梧桐子大。每服七八十丸，食后淡姜汤或白汤下。

一方 治酒伤及饮酒不醉。

用赤小豆花、葛花为细末，白汤调一钱服。

一方 治酒食过饱满闷。

青橘皮二两，汤浸去穰④，炒黄 葛根一两 缩砂半两

上为细末。浓煎茶，调一二钱服，干舐吃亦可。常服消食化气醒酒。

---

① 快：原作"治"，据《杨氏家藏方》卷五改。
② 除：原脱，据《杨氏家藏方》卷五补。
③ 食：《杨氏家藏方》卷五作"宿食"二字，义胜。
④ 穰：原作"家"，据明刻本改。

翻　胃

附子散　治翻胃。

用大附子一枚，切去盖，剜中空，纳入净丁香四十九粒，以盖覆之，用线缚定，取生姜汁半碗于银石器中，慢火煮干为度，为细末，每服一钱，掺舌上，津下。若烦渴，则徐食糜①粥。又一法，以大附子一枚，置砖上，四面着火，渐渐逼②热，以附子淬入姜汁中，再淬再逼，约姜汁尽半碗为止，却焙干为末③。每服二钱，水一钟，粟米同煎，温服。

槿花散　治翻胃。

以千叶白槿花阴干为末，陈米汤调下三五口，不转再服。

一方　治转食。

用反翅鸡一只，煮熟去骨，入人参、当归、盐各五钱为细末，再煮，取与食之，勿令人共食。

大仓丸　翻胃不食，及脾胃虚弱，不进饮食。

白豆蔻　缩砂仁各二两　丁香一两　陈仓米一升，用黄土炒米熟，去土不用

上为细末，用生姜自然汁丸如梧桐子大。每服一百丸，食后用淡姜汤下。

一方　治翻胃，不问新久冷热二证。

虎脂半斤，切如豆大，用清油一斤，瓦瓶浸虎脂一月，厚绵纸封口，勿令气泄。每用清油一两，入无灰好酒一大钟调匀，不

---

① 糜：通"䊈"，粥。《淮南子·兵略》："攻城略地，莫不降下，天下为之糜沸蚁动。"

② 逼：疑作"煏（bì 毕）"。煏，用火烘干，《玉篇·火部》："煏，火干也。"

③ 末：原作"片"，据《卫生易简方》卷二改。

拘时温服，服尽病减。其虎脂再添油，再浸，再可活二人。若一时无，取虎脂，只用珠子硫磺细研半两，水银二钱半，入硫黄末研至无水银星，再研如墨煤色，每服三钱，生姜四两取自然汁，入好浓酒一钟，烫①热调，空心服，厚衾盖覆，当自足趾间汗出，遍身皆汗透，吐当立止，不止再服。此药轻浮难调，须先滴酒少许，以指缓缓研之，旋添酒调。

一方 治噎食。

用碓嘴上细糠，蜜丸如弹子大。每服十丸，嚼化，津液咽下。

一方

用荜澄茄、白豆蔻等分，为末，无时干舔吃。

一方

用白面二斤半，蒸作大馒头一个，顶②上开口，取空，将皂矾装满，用新瓦四围遮护，馒头盐泥封固，却挖土窑安放，以文武火烧一昼夜，候红色取出，研为细末，枣肉丸如梧桐子大。每服二十丸，空心酒水任下。忌酒色。

诸气 附心腹疼、腰痛、膀胱小肠气、腹中癖块、瘿气

匀气散 气滞胸膈，虚痞恶心，宿冷不消，心腹刺痛。

藿香叶洗净 丁香 木香 檀香 白豆蔻 砂仁各一两 沉香五钱 甘草二两，炙 橘皮去穰，洗净，五钱

上为细末。每服一二匙，不拘时，用白沸汤调服。

大七气汤 治五积六聚状如癥，心腹疗③痛，上气窒塞，小腹胀满，大小便不利。

---

① 烫：原作"盪（荡的异体字）"，形近致误，据文义改。
② 顶：原作"项"，形近致误，据文义改。
③ 疗（jiǎo 绞）：腹中急痛。

三棱　莪术　桔梗　官桂　甘草　青皮　陈皮　益智　藿香
香附子各等分

每服水一钟半，生姜三片煎，食远温服。

木香调气散　气滞胸膈，虚痞恶心，宿冷不消，心腹刺痛。

丁香　木香各二两一钱三分　檀香二两　白豆蔻二两六钱　藿香一
斤　甘草九两八钱四分　砂仁四两九钱二分

上为末。每服二钱，盐汤调服。

四七汤　喜怒忧思悲惊恐之气，结成痰涎，状如绵絮，如梅
核在咽喉间，咯不出咽不下，此七情所为也；或中脘痞满，气不
舒快，痰涎壅盛，上气喘急，痰饮①，呕逆恶心。

半夏五两　茯苓四两　紫苏二两　厚朴三两

每服水一钟半，生姜七片，枣一枚煎，热服。若因思虑过度，
阴阳不分，清浊相干，小便白浊，用此药下青州白丸子；妇人恶
阻，尤宜服之。

五膈丸　治留饮停积不消，胸膈痞气。

大黄　牵牛　木香各一两　橘皮二两

上为末，蜜丸如梧桐子大。每服四五十丸，冷水送下。

人参利膈丸　治胸中不利，痰嗽喘满，脾胃壅滞。

木香　沉香　槟榔各七钱五分　人参　当归　藿香叶　甘草
枳实各一两　大黄酒浸　厚朴姜制，各二两

上为末，水丸如梧桐子大。每服五十丸，温水送下。

五膈宽中散　治七情四气伤于脾胃，胸膈痞满，停痰气逆，
一切冷气。

青皮去白　陈皮去白　砂仁　丁香各四两　厚朴去皮，姜制，一斤
甘草炙，五钱　白豆蔻去皮，二两　香附子炒，去毛，一斤　木香三两

---

① 痰饮：《太平惠民和剂局方》卷四作"或因痰饮中结"。

上为末。每服二钱，不拘时，盐姜汤调服。

导气枳壳丸 治胸膈饱闷，气滞不通，心腹胀满。

枳实五两三钱三分 木通四两九钱二分 青皮六两四钱 陈皮五两八钱一分 蓬术四两五钱七分 桑白皮四两九钱二①分 小茴香四两五钱 三棱四两五钱七分 萝卜子四两九钱二分 黑牵牛四两二钱六分 白牵牛四两二钱六分

上为末，姜汁糊为丸如梧桐子大。每服五十丸，白汤下。

木香分气丸 治一切气逆，心胸满闷，肠胁虚胀。

木香四两二钱六分 香附子六两四钱 蓬术四两五钱七分 姜黄一两六钱 丁皮四两二钱六分 甘草 砂仁各四两九②钱二分 甘松 藿叶 檀香各二两

上晒干，不见火，为末，糊丸如梧桐子大。每服三十丸，生姜橘皮汤下。

复原通气散 气不宣流，或成疮疖，扨挫腰胁，气滞不散。

小茴香四两五钱七分 木香三两二钱 玄胡索二两一钱三③分 穿山甲六两四钱 陈皮二两九钱 甘草二两四钱六分 白牵牛二两一钱三分

上为末。每服一钱，热酒调服，不饮酒磨木香汤下。

通关饮子 治膈气。

厚朴制 生姜焙 草果 香附子去毛,炒 荜澄茄 陈皮各三钱 青皮二钱

上为细末。空心，沸汤盐点服。

豆蔻散 心腹胀满，短气。

用草豆蔻一两去皮，为末。以木瓜生姜汤调服半钱。

---

① 二：明刻本作"一"。
② 九：明刻本作"六"。
③ 三：明刻本作"二"。

木香分气丸　宽中顺气，消导积滞。

甘草六两，炙　木香不见火　甘松各一两　香附子一斤　蓬莪术八两

上为末，水糊为丸如梧桐子大。每服三十丸，姜汤、橘皮汤任下。

丁沉透膈汤　治脾胃不和，痰逆恶心，或时呕吐，饮食不进，十膈五噎，痞塞不通，并皆治之。

香附子炒　缩砂仁　人参各一两　木香　肉豆蔻　白豆蔻　丁香　青皮各半两　沉香　厚朴姜制　藿香　陈皮各七钱半　半夏汤洗，七次　神曲炒　草果各二钱半　麦糵半两　白术二两　甘草炙，两半

上每服四钱，水一钟，姜三片，枣一枚，煎七分，去粗，热服。

羌活附子散　治吐利后胃寒咳逆。

附子炮，去皮脐　羌活去芦　茴香炒，各半两　干姜炮　丁香各一两

上为末。每服二钱，水一钟，盐少许，煎七分，空心热服①。

流气饮子　治男子妇人五脏不和，三焦气壅，心胸闷痞，咽塞不通，腹胁膨胀，呕吐不食，及上气喘急，咳嗽痰盛，面目浮，四肢肿，大便秘涩，小便不通，及治忧思太过，阴阳之气郁结不散，壅滞成痰；又治脚气肿痛，喘急腹胀，大便不通，及气攻肩背胁肋，走注疼痛。

紫苏叶　青皮去白　当归洗，焙　芍药　乌药　茯苓去皮　桔梗　半夏汤洗　川芎　黄芪　枳实麸炒　防风各五钱　甘草炙　陈皮去白，各七钱半　木香二钱半　连皮大腹子一两，姜制一宿，焙

上每服半两，水二钟，姜三片，枣一枚，煎至一钟，去滓，不拘时温服。

---

① 服：此下原衍"活"字，据文义删。

心腹疼

手拈散 心脾气痛。

草果 玄胡索 五灵脂 没药 乳香各等分

上为细末。每服三钱，空心温酒调服。

愈痛散 急心疼，胃疼。

五灵脂去沙石 玄胡索炒，去皮 蓬莪术煨 当归去芦，洗 良姜炒，各等分

上为末。每服二钱，不拘时热醋汤调服。

落盏汤 急心痛。

陈皮 香附子 良姜 吴茱萸 石菖蒲各等分

每服用水一钟煎。如煎熟要服时，先用碗入香油三五点在内，小钟盖之，将药淋下，热服。

一方

用延胡索、胡椒为末。每服二钱，酒调下。

一方

不拘新久，用生地黄捣汁，随人所食多少，溲面作饸饹①或冷淘②食，良久下虫，长一尺，头似守宫，不复患矣。

一方

用自然铜火煅，醋内淬九次，为末，醋调一字。

一方 治卒心气痛。

用干姜为末。每服一钱匕，米饮调服。

一方 治九种心痛，恶心吐水，腹胁积聚滞气。

---

① 饸饹（bótuō 搏脱）：也作"馎饦""不托"。一种面食。宋·孙光宪《北梦琐言》卷三："食饸饹面不过十八片。"

② 冷淘：过水面及凉面一类食品。宋·王溥《唐会要》卷六十五："百官每日常供具三羊……夏月冷淘、粉粥。"

用干漆二两炒烟出，为末，醋糊丸如梧桐子大。每服五七丸，热酒或醋汤下。

安痛散 治心胃痛。

五灵脂去沙石　玄胡索炒，去皮　苍术煨　良姜炒　当归去芦，洗，各等分

上为末。每服二钱，不拘时，热酒醋汤调下。

二姜丸 治心脾冷痛。

干姜炮　良姜去皮，各等分

为末，面糊丸如梧桐子大。每服三十丸，食后橘皮汤下。

抽刀散 治急心疼。

用斑蝥七个、胡椒四十九粒同炒，令斑蝥焦碎，去斑蝥不用，取净胡椒为末，作一服，不拘时热酒调服。

一方

用胡椒四十九粒，乳香一钱，为末。男用姜汤下，女用当归汤下。

一方

用枯矾为末，炼蜜丸如芡实大。每服一丸，细嚼，空心淡姜汤下。如食后，白汤下；有虫，苦参煎酒下。

一方

用猪心一个，洗净，入胡椒，每岁一粒，盐酒煮熟，服之即止。以湿纸裹，煨熟食，亦妙。

一方

取锅底墨，以童子热小便调服三钱，即愈。

一方 热心气疼。

生蛤粉多用　百草霜少许

上为细末。冷水、茶清皆可调服。

丁香止痛散 治心气痛。

良姜五两　茴香炒　甘草炙，各一两半　丁香五钱

上为细末。每服二钱，不拘时沸汤点服。

失笑散　心气小肠气痛。

蒲黄炒香　五灵脂酒研①，淘去砂，各等分

上为末。醋汤调二钱，食前热服。

一方

周颠仙治腹疼，细嚼石菖蒲，凉水送下。

一方

小腹疼，手足青黑，针手足十指头出血，灸脐七壮。

神保丸　治心膈痛，腹胁痛，肾气痛，血积痛。

木香　胡椒各一分　干蝎七个　巴豆去心膜油，十个

上为细末，入巴豆霜，令匀，汤浸蒸饼为丸如麻子大，朱砂为衣。每服三丸，姜汤送下。

腰　疼

速效散　治腰疼不可忍。

川楝子用肉，以巴豆去壳五个同炒赤，去巴豆　茴香盐炒，去盐　破故纸炒，各一两

上同为末。每服一钱，食前热酒调服。

一方　治积年久患腰疼。

用地肤子为末。酒调一钱，日三五服，即愈。

立安散

杜仲　橘核炒，取仁

上各等分，为末。每服二钱，入盐少许，食前温酒调下。

---

① 研：原作"斫"，据《太平惠民和剂局方》卷九改。

一方

用破故纸为末。每服三钱，温酒调服。

一方

用香附子五两，生姜三两取自然汁，浸香附子一宿，锅内炒黄色，为末，入青盐二钱，和匀。擦牙数次，其痛即止。

一方 治骨软风，腰膝疼，行履不得，遍身瘙痒。

用大何首乌、牛膝各一斤，酒一升浸七宿，晒干，于木臼内捣为末，炼蜜丸如梧桐子大。每服三五十丸，空心温酒、白汤任下。

杜仲酒 治风冷伤肾，腰疼不能屈伸。

杜仲一斤，姜汁制，炒断丝，用好酒三升浸十日，每服二三合，日四五服；或为末，空心，温酒调一钱服，妙。

青娥丸 治肾经虚冷，腰腿肿痛，常服壮筋补虚。

杜仲炒　破故纸炒，各一斤　生姜炒，十两

上为末，用胡桃肉一百二十个，汤浸去皮碾膏，入熟蜜少许，丸如梧桐子大。每服五十丸，临卧盐、酒、姜汤任下。

芫花散 治背腿间忽一二点痛入骨不可忍者。

用芫花根为末。米醋调敷痛处，以绢帛扎之。妇人产后有此疾，贴之妙。

一方 治左胁刺痛。

枳实炒　川芎各半两　粉草炙，二钱半

上为细末。每服二钱，姜汤、枣汤、温酒任下。

萆薢丸 治肾损骨痿，不能起床，腰背腿皆疼。

萆薢　杜仲炒，去丝　苁蓉酒浸　菟丝子酒浸

上等分，为细末，酒煮猪腰子捣烂为丸如梧桐子大。每服五七十丸，空心温酒下。

一法 治腰痛不得俯仰。

正立以小竹度其人足下，上至脐为度，以竹向后当脊中比之，

灸竹头尽处，随年壮灸之。灸毕，藏其竹，勿令人知。

膀胱小肠气

乌药散　小肠疝气，牵引脐腹疼痛。

乌药　木香　茴香　良姜炒　青皮去白　槟榔各五钱　川楝子十个　巴豆七十个，打破，同麸炒川楝子黑色，去麸、巴豆，只用川楝

上为末。每服一钱，温酒调下。痛者，炒生姜，热酒调服。

川楝子丸　阴囊肿痛缩小。

川楝子净肉，一斤，四两，麸一合，斑蝥四十九个，同炒黄色，去麸及斑蝥不用；四两，麸一合，巴豆四十九个，同炒黄色，去麸及巴豆不用；四两，麸一合，巴戟一两，同炒黄色，去麸、巴戟不用；四两，盐一两，茴香一两，同炒黄色，去盐、茴香不用　木香　破故纸炒香，各一两

上为末，酒糊丸桐子大。每服五十丸，空心盐汤下。

各半散　治小肠气撮痛。

用室女髪烧灰、茴香各等分，为细末。用酒调，热服。

橘核丸　四种癩病①，卵②核肿胀，肾硬如石，牵引脐腹绞疼，或肤囊胀痛，遂成痈毒，溃烂，时出黄水。

橘核炒　海藻洗　昆布洗　海带洗　川楝子取肉，炒　桃仁面炒　厚朴姜汁制　木通各一两

上为末，酒糊丸如梧桐子大。每服七十丸，空心盐酒下。虚寒者，加炮川乌一两；久不消者，加硇砂二钱醋煮。

青木香丸　肾冷疝气胀疼。

用吴茱萸一两，分作二分，酒醋浸一宿，焙干；香附子一两，荜澄茄、青木香各半两，为末，米糊为丸如梧桐子大。每服七十

---

① 癩（tuí 颓）病：阴部病。《广韵·灰韵》："癩，阴病。"

② 卵：原作"卯"，据《严氏济生方》卷三改。

丸，空心盐汤下，或乳香葱白汤亦可。

玄胡索散 小肠气痛。

用玄胡索盐炒、干姜各等分，为细末。空心盐酒调下。

葫芦巴丸 小肠疝气，偏坠阴肿，小腹有物，如卵上下往来，痛不可忍，或绞结绕脐攻刺，呕恶闷乱。

葫芦巴一个，炒　吴茱萸七两，净洗，炒　川楝子炒，二斤二两　巴戟去心，炒　川乌头炮，去皮，各六两　茴香炒，十二两

上为末，酒糊丸如梧桐子大。每服十五丸，空心温酒下。

枣子酒 治奔豚气。

斑蝥一个，去头足翅，用好枣一枚，擘开去核，入斑蝥在内，用湿纸裹，文武火煨熟，去斑蝥不用，将枣细嚼，热酒空心服。

川楝子散 治小肠气痛。

木香不见火　茴香盐炒黄，去盐　川楝子用巴豆十粒，捶碎，同川楝炒黄，去巴豆，各一两

上为末。每服二钱，温酒空心食前调服。

一方 小腹疝气，脐下撮痛，偏坠肿硬，湿痒，抓成疮癣。

用吴茱萸一斤，分作四分，以童便、酒、醋、汤各浸一宿，焙干，同泽泻二两共为末，酒糊为丸如梧桐子大。每服五十丸，温酒、盐汤任下。

一方 远年近日疝气。

吴茱萸　八角茴香　小茴香　川楝子　花椒各一两　青盐五钱

上为细末，以连须葱头八两，同药捣成饼，晒干，糯米半升，同药饼用文武火炒黄色，研为末，酒糊为丸如梧桐子大。每服一百丸，空心温酒、盐汤任下。忌发气之物。

一方 治小肠气，脐腹搅疼，阴中痛闷，不省人事。

用茴香盐炒、枳壳各一两，没药半两，为末。每服一钱，热酒调下，日二三服。

一方　治外肾大于升斗。

茴香　青皮　荔枝核捶碎

上各等分，炒出火毒，为末。每服二钱，空心酒调服。

一方

公猪腰一个，去筋膜　玄胡索　黑牵牛各半两，为末

将猪腰子切作二片，入药末在内，湿纸裹，煨熟，不要焦，空心盐酒连药嚼下，必泻下恶物。忌食生冷。

一方

用荆芥穗新瓦上焙干，为末。热酒调服二钱。

一方　治疝气肿坠疼痛。

用猪脬一个，去尿，以小茴香、大茴香、破故纸、川楝子各等分填半满，入青盐一块，缚定，好酒煮熟。先食猪脬，以酒下之，将内药晒干或焙干，碾为末，酒糊为丸如梧桐子大。每服五六十丸，空心温酒或盐汤下。

一方　治小肠气不可忍者。

用乌药捣碎酒浸一宿，良姜、茴香、青皮各一两，为末。每服二钱，发时热酒调下。

一方　治阴肿①或偏坠，大小子痛欲死者。

木鳖子一斤，取肉，淡醋磨　芙蓉叶末　黄柏皮末

上将木鳖子同醋调二药末，敷核上，痛即止。

腹中癖块

一方　治腹癖块。

用大黄、朴硝各等分，为末，以葱蒜研烂，和匀如膏，厚摊帛上，贴患处，即消软。

---

① 肿：原脱，据《疡医大全》卷二十四补。

一方　治腹中癖块及诸般积块，脾胃怯弱，饮食不消，腹胀面黄，四肢酸疼无力。

用黄酒曲四斤炒黄色，苍术二斤米泔浸、切作片焙干，皂矾一斤以好醋一碗煮干，就盖于地上一宿取出，同为末，酒糊丸桐子大。每服三十丸，加至四五十丸，空心酒、米汤任下，一日服三次。

一方　治痕。

用大黄十两，为细末，以米醋三碗，入蜜二大匙同煎，糊丸如桐子大。每服三十丸，空心姜汤下。

瘿　气

海带丸　治瘿气久不消者。

海带　贝母　青皮　陈皮

上各等分，为末，炼蜜丸如弹子大。每服一丸，食后噙化。

一方

海藻　海带　昆布各一两　广茂　青盐各半两

上为末，炼蜜丸如弹子大。每服一丸，食后噙化。

诸虚附宁心定志、遗精白浊、虚汗、消渴

万病无忧酒　常服能除百病，理风湿，乌髭髮，清心明目，利腰肾，健腿膝，补精髓，疗跌扑损骨，健五脏，快脾胃，进饮食，补虚怯，滋养气，消积滞。

防风七钱半　白芷　五灵脂　川牛膝　台芎　荆芥穗　乌药八角茴香　甘草　木瓜　地骨皮　乳香　南木香　没药各半两　赤芍药　羌活　钩藤　石南藤　破故纸　自然铜火煅醋淬七次　当归威灵仙各一两　五加皮　紫金皮　杜仲炒，去丝，各一两半　雄小黑豆炒，去皮，二两

上和匀，用生布为囊盛之，无灰酒一大坛，入药在内，春秋五日、夏三日、冬十日后，取酒温饮之，或晨昏午后，随量饮之。大能去风活血，养神理气，其味又佳。如饮一半，再加好酒浸，饮之。

返本丸 补诸虚百损。

黄犍牛肉不拘多少，去筋膜，切片，以河水洗数遍，令血水尽，仍浸一宿，次日再洗一二遍，水清为度，用无灰好酒入瓷坛内，重泥封固，桑柴文武火一昼夜，取出，如黄沙为佳，焦黑无用，焙干为末，每用末半斤，入后药末一斤为则 山药葱盐炒，去葱盐 莲肉去心，葱盐炒，去葱盐 白茯苓各四两 小茴香微炒，四两

上为细末，和匀，用好红枣不拘多少，蒸之大烂，剥去皮核，研为膏，加好酒，入前药和剂为丸如梧桐子大，晒干。空心温酒下五十丸，日进三服，久服止一服。切忌用面糊、米饮之类为丸，不效。

大沉香丸 此药添精补髓，和血注颜，壮筋骨，身轻体健，百病不生，黑髭鬓，牢牙齿，益寿延年。治四方不服水土，山岚瘴气，祛寒辟暑，进饮食，厚肠胃，除浑身走注疼痛，活经脉，去寒疝小肠气，大助元阳，益真气衰惫，阳事不举者，久服自然见效。

沉香 木香 丁香 白檀香 枸杞子 八角茴香 莲花蕊 青皮去白 白茯苓去黑皮 陈皮去白 穿山甲酥炙黄 牛膝去芦，酒浸 仙灵皮去毛，酥炙黄 胡桃肉去毛，各三钱 全蝎去毒，炒 小茴香盐炒，去盐 川楝子去核，炒 知母去毛 韭子酒浸一宿 巨胜子酒浸一宿 川巴戟去心 远志去心 山药 乳香 山茱萸去核 木通 天门冬去心 黄精 生地黄 熟地黄 人参 麦门冬去心 肉苁蓉酒浸一宿，焙干 细墨烧烟尽 葫芦巴 破故纸用羊羖白肠一尺五寸，同葫芦巴装肠内，好酒煮熟，取出，新瓦上焙 菟丝子酒浸一宿，

取出，碾作饼子，阴干为末，各五钱

上为细末，酒糊丸如梧桐子大。每服五六十丸，空心温酒下，盐汤亦可。一方加鹿茸二两。忌食萝卜、豆粉、猪血。

草还丹　益精髓，补肾经，固元阳，轻腰脚，安五脏，通九窍，令人耳目聪明，延年益寿，乃仙家之良剂。

苍术四两，酒浸一两，米泔水浸一两，醋浸一两，盐水浸一两　葫芦巴酒浸　破故纸各一两，酒浸　覆盆子二钱　茴香一钱，去沙土　川楝子一两　木香五钱　山药　穿山甲酥炙　地龙去土，净　白茯苓　枸杞子　牛膝酒浸，各三钱

上为细末，酒糊丸如梧桐子大。每服五七十丸，空心温酒送下，盐汤亦可，日进二服，干物压之。

沉香鹿茸丸　补益脾胃，强壮筋骨，辟除一切恶气，内实五脏，外充肌肤，滋助阳气，和畅荣卫。

沉香一两，为末　麝香半钱，研　鹿茸二两，先用草火烧去毛，为末

上三味同研匀，酒糊丸如梧桐子大。每服三十丸至五十丸，温酒送下。

补真玉露丸　治阳虚阴盛，精脱，胫疼酸软。

白茯苓去皮　白龙骨火飞　韭子酒浸　菟丝子酒浸

上各等分，火日修合，醋糊为丸如桐子大。每服五十丸，空心温酒送下，待少时以饭压之。

滋肾丸　治下焦阴虚，脚膝软无力，阴汗阴痿，足热不能履地，不渴而小便闭。

肉桂二钱　知母酒洗，焙　黄柏各二两，酒洗，焙

上为末，滴水丸如桐子大。每服一百丸，白汤下。

补骨脂丸　治下元虚败，脚手沉重，夜多盗汗，欲事过多。此药壮骨，益元气。

补骨脂炒香　菟丝子酒浸，蒸，各四两　胡桃肉一两，去皮，研

没药研　乳香研　沉香研，各二钱半

上为末，炼蜜丸如梧桐子大。每服二三十丸，空心盐、酒汤任下，自夏至服至冬至，日只一服。加鹿茸一两更妙。

青娥丸　治肾经虚冷，腰腿肿痛，常服壮筋补虚。

杜仲一斤　生姜十两　破故纸一斤，各炒

上为末，用胡桃肉一百二十个，汤浸去皮，研成膏，入蜜少许，丸如梧桐子大。每服五十丸，盐、酒、姜汤任下。

无敌丸　治腰疼肾虚。

川草薢　虎骨酥炙　续断酒浸一宿，各一两　穿山甲五钱，酥炙　乳香五钱　没药二钱半　茴香炒　狗脊　当归酒浸　砂仁炒　鹿茸各一两，酥炙　杜仲二两，炒　地龙去土，七钱半　青盐去土，七钱半　菟丝子四两，酒浸一宿，为末

上为末，酒糊丸如梧桐子大。每服五十丸，空心盐酒下。

一方　补虚益髓，长肌，悦颜色，令人肥健。

用鹿角胶炙，捣为末。酒调方寸，一日三服。

一方　治老人骨髓虚弱。

用鹿茸五两，涂酥炙黄色，为末，酒二升，银器中慢火熬成膏，贮瓷器内。每服半匙，空心温酒调服。

平补固真丹　治元脏久虚，小便白浊，及妇人赤白崩漏，此药常服滋补元气。

苍术一斤，分作四分，四两用茴香、盐各一两同炒；四两用破故纸一两同炒；四两用川楝子同炒，虚冷之人加川乌一两炒；四两用川椒同炒　白茯苓　好当归各二两

上为细末，酒煮面糊丸如梧桐子大。每服四五十丸，空心温酒送下，盐汤亦可。

九转灵砂丹　治五劳七伤，诸虚百损。

真九转灵砂沉井底百日，去火毒，水飞　朱砂　琥珀等分

上为末，枣肉丸如粟米大。每服九丸，空心参枣汤送下。

还少丹 大补心肾脾胃，治一切虚损，神志俱耗，筋力顿衰，腰脚沉重，肢体倦怠，血气羸乏，小便混浊。

山药　牛膝酒浸　远志去心　巴戟去心　山茱萸去核　白茯苓去皮　楮实　五味子　肉苁蓉酒浸一宿　杜仲去皮，姜汁、酒浸，炒，去丝　石菖蒲　茴香各一两　枸杞　熟地黄各二两　加当归一两

上为细末，炼蜜同枣膏为丸如梧桐子大。每服五十丸，温酒、盐汤任下。身热，加栀子一两；心气不宁，加麦门冬一两；阳弱，加续断一两。

一方 益精壮阳事。

用雄鸡肝阴干一百日，为细末，以雄雀卵丸如豆大。每服二丸，临卧温酒下。

宁心定志

定志丸 治心气不定，恍惚多忘，常服安心定志。

远志去苗心　人参去芦　菖蒲各二两　白茯苓去皮，三两

上为细末，炼蜜丸如梧桐子大，朱砂为衣。每服二十丸，米饮送下。

妙香散 治男子妇人心气不足，精神恍惚，虚烦少睡，夜多盗汗，常服补益气血，安镇心神。

麝香一钱，另研　山药姜汁炙，一两　人参半两　木香二钱半　茯苓去皮　茯神去皮木　黄芪各一两　桔梗　甘草炙，各半两　远志去心，炒，一两　辰砂三钱，另研

上为细末。每服二钱，不拘时温酒调服。

归脾汤 治思虑过制，劳伤心脾，健忘怔忡。

白术　茯神去木　黄芪去芦　龙眼肉　酸枣炒，去壳，各一两　人参　木香不见火，各半两　甘草炙，二钱半

每服①水一钟，生姜五片，枣一枚煎，温服。

朱砂安神丸　治心神烦乱，怔忡不安，兀兀欲吐，胸中气乱而有热，若懊侬之状。

朱砂水飞，阴干，另研　甘草炙，各三钱　黄连去须，净　生地黄各一两　当归去芦，七钱半

上为末，酒浸蒸饼为丸如黍米大，朱砂为衣。每服十五丸，食后临卧，津唾白汤任下。

固心丹　安魂定魄，固心养神。

通明朱砂三两，用生绢袋盛，无灰酒两碗半浸七日后，用银器内慢火熬，令九分干，水浸一宿，研成膏　乳香一两半，以人参末同研如粉，入朱砂内　茯神一两半　人参一两半，为末，同入朱砂乳香膏内研

上和匀，入猪、羊心血和丸如小鸡头大。每服三丸，细嚼，以炒酸枣仁、人参煎汤，食后临卧服。

大归神丹　安镇心神，固济元气。

颗块朱砂猪心内酒蒸　酸枣仁去壳　当归　人参　白茯神去木②，各二两　龙齿　远志姜汁炒　琥珀各一两　金箔　银箔各二十个

上为细末，酒煮稀糊丸如梧桐子大。每服二十九丸至三九丸，麦门冬汤下。如寝不寐、乱梦，炒酸枣仁汤下。

一方

用石菖蒲三分，茯神、人参各五分，远志七分，为细末。白汤调服方寸匕。

朱砂琥珀丸　治因事惊心，神不守舍，以致事多健忘，或痰迷心窍，妄语如有所见。方见诸风门

---

① 每服：《严氏济生方》卷四作"上㕮咀。每服四钱"。

② 木：原作"水"，据《世医得效方》卷八改。

遗精白浊

白羊肝丸　治遗精。

大半夏八两剉片，猪苓四两为末，拌，炒黄色，去猪苓，却将半夏为末，用白羊肾两对，去筋膜，无灰好酒煮烂，捣为泥，和半夏末为丸如梧桐子大，晒干。将猪苓末炒热，拌和药丸，安于瓷器内，密封，养药。每服三十丸，猪苓煎汤送下。加龙骨亦好。

珍珠粉丸　治白淫，梦泄遗精，或滑出不收。

黄柏一斤，用新瓦烧令赤，炒　真蛤粉一斤

上为细末，滴水丸如梧桐子大。每服一百丸，空心温酒送下。加金樱子半斤更妙。

金樱丸　治精滑，梦遗及小便后遗沥。

金樱子　鸡头实各半斤，带壳　白莲花蕊　龙骨煅，各四两

上为末，糊丸如梧桐子大。每服七八十丸，空心盐酒下。

玉霜丸　真气虚惫，下焦阳竭，脐腹弦急，腰脚软痛，精神困倦，面色枯槁，或亡血盗汗，遗沥失精，大便自利，小便滑数，肌肉消瘦，阳事不举。久服续骨联筋，秘精益髓，安魂定魄，保命延年。

天雄十两，长大者，以酒浸七日，掘一坑，炭火烧坑通赤，速去火，令净，以醋一升泼①坑内，候干，乘热便投天雄入内，以盆盖，用土拥②之，经宿③取出，去皮脐　磁石醋淬七次，更多为妙　朱砂飞研　泽泻洗净，酒浸一宿，炙　苁蓉酒浸一宿，炙干　石斛去根，炙④　巴戟去心，各二两

---

①　泼：原作"发"，据《太平惠民和剂局方》卷五改。

②　拥：遮掩。《集韵·钟韵》："拥，遮也。"

③　宿：原作"熟"，据《太平惠民和剂局方》卷五改。

④　炙：原作"汁"，据《太平惠民和剂局方》卷五改。

小茴香炒　肉桂去皮，各一两　家韭子微炒　菟丝子酒浸一伏时，蒸过，晒干，杵，罗为末，各五两　牡蛎火煅为粉　紫稍花各三两　牛膝去苗，酒浸，焙干，二两　鹿茸用连顶骨者，先燎去毛，净，约三寸截断，酒浸一时①，慢火令焦，半两　白龙骨一斤，粘舌者，细研如粉，水飞过三度，晒干，另入药

上将药剉碎，用夹绢袋盛之，以黑豆一斗，取袋安豆上，蒸一伏时，除磁石、朱砂、菟丝子、白龙骨各研细末不入袋中，以药袋晒干，取药为末，却入前四味细末和匀，炼蜜入酒各半为丸如梧桐子大。每服三十丸，温酒下。

张走马玉霜丸　元阳虚损，夜梦遗泄，小便白浊，脐下冷疼，阳事不举，久无子息。

破故纸炒　川巴戟去心，各四两　茴香焙，六两　龙骨②二两，煅　山茱萸肉③四两　大川乌用粉④半斤同炒裂，去粉不用　川楝子麸炒，各八两

上为细末，用酒糊丸如梧桐子大。每服三五十丸，盐酒、盐汤空心食前服。

玉关丸　忧思过度，心肾不足，水火不交，神志不宁。

乳香五钱，用好酒三升于饮器内煮干　朱砂一两　附子四个，剜空，却入酒煮乳香、朱砂在内，用新木瓜四个，去皮穰，放附子在内，竹篾穿定，于甑内蒸熟烂，取出附子、乳香、朱砂，为末　补骨脂去毛　熟地黄酒洗　菟丝子酒洗　杜仲姜汁炒，去丝，各一两半　鹿茸　当归　远志　柏子仁　沉香　巴戟去心　苁蓉　牛膝　黄芪　五味子　石斛　山药　白茯苓各一两

---

① 一时：《太平惠民和剂局方》卷五作"一伏时"。
② 龙骨：《太平惠民和剂局方》卷五无二字。
③ 山茱萸肉：《太平惠民和剂局方》卷五无四字。
④ 粉：《太平惠民和剂局方》卷五作"蚌粉"。下同。

上为细末，杵木瓜膏子为丸如梧桐子大。每服三十丸，空心食前温酒盐汤下。

一方　治精不禁，危急者。

龙骨酒煮，焙干，为末　灵砂水飞，各一两　缩砂仁半两　诃子小者，热灰煨①，半两

上为细末，糯米糊丸如绿豆大。每服十五丸，加至三十丸，空心温酒下，临卧热水下亦可。

一方

用灵砂二两，阳起石一两，火煅通红，牡蛎雌雄各半两，火煅飞，缩砂仁、诃子肉各一两，白茯苓半两，麦门冬去心，二钱半，糯米饭丸。空心温酒下一十丸，要通饮葱茶半盏即行。无阳起石，以龙骨代之亦妙。

桑螵蛸散　小便白浊，梦遗失精，阴痿肾寒。

桑②螵蛸　远志　龙骨　人参　茯神　当归　龟甲醋炙，各一两

上为细末。临卧人参汤调下二钱。

炼盐散　治漏精白浊。

白盐入磁石器内按实，黄泥封固，火煅一日，取出，铺阴地一宿　白茯苓　山药炒，各一两

上为细末，入盐一两，研匀，枣肉和蜜丸如梧桐子大。每服三十丸，空心枣汤送下。

神仙固真丹　治梦寐遗泄不禁之疾。

禹余粮　石中黄　赤石脂　紫石英　石燕子各一两，火煅红，米醋三升淬，醋尽为度　龙骨瓦上火煅　牡蛎盐泥固济，火煅令白，各一两

上研细，以白茯苓四两，人参二两，青盐一两为末，和匀，

---

① 煨：原作"炮推砂"，据《急救良方》卷一改。

② 桑：原作"末"，据明刻本改。

酒糊丸如芡实，朱砂为衣。每服二丸，盐汤或酒空心下。

厚朴丸 梦泄，心肾不安。

厚朴姜汁制，二两 白茯苓 羊胫火煅红，各一两半

上为细末，糊为丸如梧桐子大。每服一百丸至二三百丸，空心米汤送下。

玉露丸 助阳秘精不泄。

白龙骨粘舌者，九蒸九晒 菟丝子酒浸，焙，别研 韭子新瓦微炒，各三两

上为细末，炼蜜丸如梧桐子大。每服十丸，空心温酒盐汤送下。初服忌房事，食前服玉露丸，食后服金锁丹。

金锁丹 秘精。

肉苁蓉五两，切片，酒浸，研为膏 黑附子炮，去皮脐 巴戟去心，各二两 破故纸四两，微炒 胡桃三十个

上为细末，入前苁蓉膏和匀，臼内杵五七百下，丸如梧桐子大。每服十丸，温酒送下，盐汤亦可，房事无泄，如要泄，用车前子一合煎汤服之。

加减太乙金锁丹 秘精益髓。

莲花蕊四两，未开者，阴干 覆盆子五两 五色龙骨五两，细研 鼓子花三两，五月五日采 鸡头实一百颗，取肉作饼，晒干

上为末，取金樱子二百枚，去毛子，木臼内捣烂，水七升煎浓汁一升，去租，和药，臼内杵一千余下，丸如梧桐子大。每服三十丸，空心盐酒下。服百日，永不泄；如要泄，以冷水调车前子末半合服之；如欲秘，再服之。忌葵菜。

秘传玉锁丹 心肾俱虚，小便白浊，淋沥不已，漩面如膏，夜梦遗精，虚烦盗汗。

茯苓去皮，四两 龙骨二两 五倍子一斤

上为末，糊为丸如桐子大。每服四十丸，空心盐汤下。

天真丸 治一切亡^①血过多，形容枯槁，四肢羸弱，饮食不进，肠胃滑泄，津液枯竭，久服生气暖胃注颜。

羊肉七斤，去筋膜并脂，批开 肉苁蓉 当归去芦 湿山药去皮，各十两 天门冬去心，焙，一斤

上四味为末，以羊肉批开裹药，用麻缠缚，无灰酒四瓶，煮令酒尽，再入水二升，又煮，直候肉烂如泥，再入黄芪末五两，人参末三两，白术末二两，熟糯米饭焙干为末一十两^②，将前后药末同剂为丸如梧桐子大。一日二次，服三百粒，温酒送下。

四精丸 思虑色欲过多，劳伤心气，遗精，小便频数。

秋石四两 石莲肉去心 白茯苓 水鸡头粉红花在上，结子垂下者，各二两

上为末，以蒸枣肉杵和，丸如梧桐子大。每服三十丸，盐汤、盐酒送下。

太乙丹 遗泄无度，髓竭胞轻，精气耗散，久服益颜美质，延生保命。

莲花蕊四两，七月七日采，阴干 鸡头子五千粒，去皮壳，捣饼，炮 龙骨五两，研 覆盆子一升，净

上用水七升，蒺藜二升，入银石器内煎如饧^③，入前药，更入蜜三两，于臼内杵一千下，丸如梧桐子大。每服二十丸，空心酒下，早晚二服，一月见效。欲泄，空心水下车前子半合；欲住，依前。

威喜丸 元阳虚惫，精气不固，小便白浊，梦寐遗泄，及妇人白淫白带。

---

① 亡：原脱，据《御药院方》卷六补。

② 末一十两：原作"饼"，据《御药院方》卷六改。

③ 饧（xíng 行）：饴，糖稀。《玉篇零卷·食部》引《方言》："凡饴谓之饧。"

黄蜡四两　白茯苓去皮，四两，作块，用猪苓二钱半，于器内同煮二十余沸，取出晒干，不用猪苓

上以茯苓为末，镕①黄蜡为丸如弹子大。每服一丸，空心细嚼，津液咽下，以小便清为度。忌米醋。

茯菟丸　思虑大过，心肾虚损，真阳不固，溺有余沥，小便白浊，梦寐频泄。

菟丝子五两　白茯苓三两　石莲肉二两

上为细末，酒糊丸梧桐子大。每服三十丸，空心盐汤下。

一方　治失精暂睡即泄。

用白龙骨四分，韭子五合，为末，空心酒调方寸匕服。

一方　治虚劳肾损，梦中泄精。

用韭子二两，炒为末，食前酒调服二钱匕。

一方　治小便频数，时有白浊。

菟丝子蒸　韭子炒　益智仁去皮　茴香炒　蛇床子炒，各等分

上为末，酒糊丸如梧桐子大。每服七十丸，米饮盐汤下。

妙应丸　治赤白浊。

真龙骨　辰砂　石菖蒲各二钱半　川楝子取肉，焙，半两　白茯苓　益智仁　石莲肉　缩砂各三钱半　桑螵蛸瓦上焙　菟丝子酒浸一宿，焙，各半两　牡蛎破②草鞋包，火煅，细研

上以山药碎炒为糊，丸如梧桐子大。每服五十丸，间日煎人参酸枣仁汤下，临卧粳米饮汤下。

一方　治虚劳肾损，梦中遗精，白浊盗汗等证。

桑螵蛸炙、龙骨等分，为末。每服二钱，空心盐汤调下。

---

①　镕：熔化。南朝·陈徐陵《天台山徐则法师碑》："玉粒虽软，金膏未镕。"

②　破：原作"脚"，据《仁斋直指方论》卷十改。

虚　汗

一方　治诸虚不足，津液枯竭，体常自汗，昼夜不止，日渐羸瘦，服之甚效。

黄芪　白术　麻黄根　防风　牡蛎洗净，煅过，各一两

上用水一钟，小麦一撮煎，温服。

一方　治盗汗。

用五倍子为细末，以唾调，填脐内，绢帛缚定，立效。

一方　治阴囊汗。

用蜜陀僧研，令极细，如蚌粉，扑患处。

消　渴

酒蒸黄连丸

用黄连半斤，酒一升浸一宿，盛瓦器内，以甑熏蒸，取出晒干，为末，滴水丸如梧桐子大。每服五十丸，温水送下。

麦门冬饮子　治膈消，胸胀①满心烦②，津液干燥③，短气消渴④。

人参　茯神　麦门冬　知母　五味子　生地黄　甘草炒　瓜蒌根　葛根各等分

每服水二钟，竹叶十四皮煎，去粗温服。

乌梅五味子汤　治消渴，生津液。

五味子　巴戟酒浸，去心　百药煎　乌梅

上各等分，每服水一钟，空心煎服。

---

① 胀：《黄帝素问宣明论方》卷一无此字。
② 胸胀满心烦：《黄帝素问宣明论方》卷一作"胸满烦心"。
③ 干燥：《黄帝素问宣明论方》卷一作"燥少"。
④ 消渴：《黄帝素问宣明论方》卷一作"久为消渴"。

瓜蒌汤 治消渴小便多。

用瓜蒌根薄切，炙，五两，水五升煮取四升，随意饮。

甘露汤 治烦渴口干。

百药煎 白干葛各三钱 乌梅 五味子 天花粉各一钱 甘草半钱

上水一钟半煎，不拘时温服。

黄芪六一汤 治诸虚不足，胸中烦悸，时常消渴，或先渴而欲发疮，或病痈疽而作渴，并宜服之。

黄芪去芦，蜜炙，六两 甘草炙，一两

上水一钟，枣一枚煎，不拘时温服。

一方 治消渴既愈之后，须预防发疖疽之患。

用忍冬草不拘多少，根枝叶花皆可，置瓶内，无灰酒浸，糠火煨一宿，取出晒干，入甘草少许，研为末，以所浸酒煮糊，丸如梧桐子大。每服一百丸，不拘时温酒、米饮任下。

当归六黄汤 治消渴，体虚宜常服之。

当归 生地黄 熟地黄 黄柏 黄芩 黄连各等分 黄芪多

上每服水二钟煎，温服。

咳嗽痰喘

化痰丸 快脾顺气，化痰消食。

半夏 天南星去皮脐 白矾 生姜 皂角各八两

五件用水同煮至南星无白点为度，拣去皂角不用，将生姜切作片子，同半夏、南星晒干，无日则焙干。

枳实麸炒 青皮去穰 橘皮去白 茯苓 紫苏子炒 萝卜子炒，另研 杏仁去皮尖，另研 干葛 神曲炒 大麦芽炒 山楂子 香附子去皮，各四两

上和一处，为末，生姜自然汁浸蒸饼为丸如梧桐子大。每服

七十丸，食后临睡，茶酒任下。胸膈滞气，加白豆蔻二两尤妙。

玉芝丸　治风壅痰实，头目昏眩，咳嗽烦满，咽膈不利，呕吐恶心，神思昏愦，心忪面热，痰唾稠黏。

白茯苓去皮　人参去芦，各二两　南星米泔浸一时，焙干　薄荷叶各五两　半夏一斤，汤洗七次，为细末，生姜汁和作曲用　白矾枯，二两

上为末，生姜汁煮糊，丸如梧桐子大。每服二十丸，生姜汤下。如痰盛，热薄荷汤下。

加减青州白丸子　去风化痰。

白附子　南星　半夏　川姜二两　天麻　僵蚕　全蝎各一两　川乌五钱

上为细末，面糊丸如梧桐子大。每服三五十丸，不拘时淡姜汤下。

瓜蒌半夏丸　治咳嗽喘满。

瓜蒌　杏仁去皮尖　枯矾各一两　半夏汤泡，二两　款冬花一两半　麻黄去根节，一两

上为末，用瓜蒌汁、生姜自然汁，用水糊为丸如梧桐子大。每服三十丸，食后临卧，淡茶汤下。忌生冷咸酸。

润肺膏　治咳嗽痰喘。

紫菀　杏仁去皮尖　款冬花各一两　麻黄　桔梗　细辛　诃子各五钱　枯矾一钱　生姜二两，取汁　清油半斤　蜜一斤　核桃肉一两

上先将油炼香熟，次入蜜又炼，去沫，却下末药搅匀，每服二三匙，临卧白汤调服。

人参五味丸　治咳嗽，润肺化痰，生津止渴。

人参三钱半　百药煎五钱　五味子　乌梅肉各二钱半　粉草三钱

上为末，炼蜜为丸如黄豆大。每服一丸，噙化。

玉壶丸①　治风痰吐逆咳嗽。

---

① 玉壶丸：《太平惠民和剂局方》卷四作"化痰玉壶丸"。

南星生用　生半夏各一两，生用　天麻半两　白面三两

上为细末，同白面和匀，滴①水丸如梧桐子大，晒干。每服三十丸，以水一大钟先煎令沸，下药煮五七沸，候药浮起即漉出，眼干，用姜汤下。

人参款花膏　一切咳嗽。

人参　款冬花　五味子　紫菀　桑白皮各一两

上为末，炼蜜丸如鸡弹②大。每服一丸，食后细嚼淡姜汤下，噙化亦可。

百花膏　喘嗽不已，痰中有血。

款冬花　百合蒸，焙，各等分

上为末，炼蜜丸如龙眼大。每服一丸，细嚼姜汤下。

杏仁煎　老人久患肺喘咳嗽，睡卧不得。

杏仁去皮尖　胡桃肉

上各等分，研为膏，入蜜少许，和丸如弹子大。每服一丸，食后临卧细嚼姜汤下。

人参半夏丸　化痰坠涎，止嗽定喘。风痰食痰一切痰逆呕吐，痰厥头痛，风气偏正头风③，头目昏，耳鸣，鼻塞咽干，胸膈不利。

人参　茯苓去皮　南星　薄荷各半两　寒水石　白矾生，各一两　半夏　姜屑各一两　蛤粉二两　藿香二钱半　黄连　黄柏④

上为末，面糊丸如梧桐子大。每服三十丸，食后姜汤下。

透罗丹　治痰实咳嗽，胸肺不利。

---

① 滴：原作"樀"，据《太平惠民和剂局方》卷四改。

② 鸡弹：即鸡蛋。清·陈作霖《养和轩随笔》："鸡鸭卵谓之弹，取其如弹丸也。"

③ 风：《卫生宝鉴》卷十二作"痛"。

④ 黄连黄柏：《卫生宝鉴》卷十二无此四字。

皂角酥炙，去皮弦　黑牵牛炒　半夏　大黄一①湿纸包煨，焙，一两　巴豆一钱，去油，另研　杏仁去皮尖，麸炒②，一两

上为细末，生姜自然汁丸如梧桐子大。每服三十丸，姜汤下，咳嗽甚者三四服立效。

夺命丹　上气喘急，经岁咳嗽、齁䶎③，久不愈者。

信石一钱　白矾二钱　白附子三钱　南星四钱，生　半夏五钱，洗

上先用信石与白矾一处，于石器内火煅红，出火黄色为度，切不可犯铁器，却和半夏、南星、白附子为细末，生姜汁、面糊为丸如黍米大，朱砂为衣。每服七丸，小儿三丸，井华水吞下。忌食诸恶毒热物。

导痰汤　治一切痰涎壅盛，胸膈留饮，痞塞不通。

南星炮，去皮，二两　枳实麸炒　赤茯苓去皮　橘红去白，各一两　甘草炙，两半　半夏汤泡七次，四两

每服水一钟半，生姜五片④，食后温服。

人参清肺汤　肺脏不清，咳嗽喘急，肺痿劳嗽。

人参　阿胶　地骨皮　杏仁　知母　桑白皮　乌梅　甘草　罂粟壳各等分

每服水一钟半，乌梅、枣子各一个煎，食后临卧服。

人参蛤蚧散　治三二年肺气上喘咳嗽，咯唾脓⑤血，满面生疮，遍身黄肿。

① 一：《卫生宝鉴》卷十二无此字，疑衍。
② 麸炒：原文漫漶，据明刻本补。
③ 齁䶎：象声词，鼻息声。
④ 片：此下疑脱"煎"字。
⑤ 脓：原作"浓"，据《卫生宝鉴》卷十二改。

蛤蚧一对，全者，河水浸五宿，逐①日换水，洗去腥②，酥③炙黄
杏仁去皮尖　人参　甘草炙，各五两　知母　桑白皮　茯苓去皮
贝母各三两

上为细末，净瓷盒儿内盛。每日用茶点服，神效。

二陈汤　痰饮为患。

半夏三两　橘红二两半　茯苓三两半　甘草炙，二两

每服水一钟半，生姜五片，乌梅半个煎。不拘时热服，呕吐
者，加丁香一两；咽膈有痰涎，气塞，或如麻絮，或如梅核，吐
不出咽不下者，加紫苏叶二两，厚朴，姜制二两；伤酒头疼恶心，
加干葛、砂仁、川芎；胸膈闷，加枳实、桔梗。

一方　治咳嗽痰喘。

南星炮　半夏汤泡七次，各一两　甘草三钱，炙　陈皮去白，两
半　杏仁五钱，去皮尖　款冬花二钱　五味子三钱　人参④二钱

每服水钟半，生姜五片煎，临卧温服。忌生冷腻物。

紫苏半夏汤　喘嗽痰涎不利，寒热往来。

紫菀　紫苏　陈皮　半夏泡七次　五味子各五钱　杏仁一两，炒
黄色，去皮尖　桑白皮二两半

每服水一钟半，生姜三片煎，温服。

人参理肺散　喘嗽不止已⑤者。

麻黄去节，炒黄　木香　当归各一两　人参二两，去芦　杏仁二
两，麸炒　御米壳去顶，炒，三两

每服水一钟半煎，食后温服。

---

① 逐：原脱，据《卫生宝鉴》卷十二补。
② 腥：原作"醒"，据《卫生宝鉴》卷十二改。
③ 酥：原作"酥"，据《卫生宝鉴》卷十二改。
④ 人参：此下原衍"各"字，据文义删。
⑤ 已：《卫生宝鉴》卷十二无此字，疑衍。

神秘汤 上气喘急不得卧者。

橘皮去白 桔梗 紫苏 五味子 人参各等分

每服水一钟煎，食后服。

人参款花散 喘嗽久不已者。

人参 款冬花各五钱 知母 贝母 半夏各三钱 罂粟壳去顶，炒，二两

每服水一钟半，乌梅一个煎，温服。忌多语。

紫参散 饮冷伤肺，喘促痰涎，胸膈不利。

五味子 紫参 甘草炙 麻黄去节 桔梗各五钱 罂粟壳去顶，炒黄，二两

每服水一钟半煎服。

九仙散 治一切咳嗽。

人参 款冬花 桑花 桔梗 五味子 阿胶 乌梅各一两 贝母 罂粟壳各半两

上为细末。每服三钱，白沸汤点服。

一方 治多年咳嗽。

杏仁去皮尖 半夏汤泡七次 南星生用 甘草生用，各等分，一分

每服生姜七片，枣子二枚，水一钟半，煎，食后温服。

桔梗汤 治胸胁胀满，短气痰盛，呕逆吐涎。

桔梗炒 半夏汤洗，姜制 陈皮去白，各一①两 枳实麸炒，五两

每服②水一钟，生姜五片煎，温服。

半夏汤 消痞满，解酒化痰。

半夏姜制 橘红去白 桔梗去芦，炒，各一两 枳实去穰，炒，半两

---

① 一：《卫生宝鉴》卷十二作"十"。
② 每服：《卫生宝鉴》卷十二下有"二钱"二字。

每服水一钟半，生姜五片煎，半饥半饱热服。

一方 治嗽。

罂粟壳去筋蒂，蜜炒　款冬花　陈皮去白　甘草炙　乌梅去核，各等分

上为细末。每服二钱，临卧白汤调服。

千缗汤 治痰。

半夏生末，一两　大皂角去皮子，半两，剉碎

上同于绢袋中盛之，用水三升，生姜七片，煎至一半，以手揉洗之，取清汁，分作三服，食后服。

宁肺散 肺气不通，嗽咯脓血，壅滞不利，咳嗽痰涎，坐卧不安，语音不出。

乌梅八钱　罂粟壳一斤，制

上为细末。每服二钱，不拘时乌梅汤调服。

一方 取痰。

藜芦　参芦各二钱，净　牙皂去皮弦，炮，一钱　防风去芦　细辛去土，各一钱半

上用酸浆水一碗半，煎至一碗，食后温服，候吐痰，觉胸中痰尽，用冷葱汤时呷饮，止为度。

诃子散 咳嗽声音不出。

诃子三钱，去核，净，半煨半生用　甘草三钱，半炙半生　桔梗五钱，半炒半生　木通三钱

每服水一钟半，煎至八分，去滓，入生地黄汁一小钟，搅匀，临卧徐徐咽之。

五味黄芪散 咳嗽咯血成劳，眼睛疼痛，四肢困倦，脚膝无力。

黄芪　麦门冬　熟地黄　桔梗各五钱　甘草二钱半　白芍药　五味子各二钱　人参三钱

每服水一钟半煎，不拘时温服。

恩袍散　咯血、吐血、唾血及治烦躁咳嗽。

生蒲黄　干荷叶　茅根各等分

上为末。每服三钱，浓煎桑白皮汤，食后温服。

一方　治痰饮流注疼痛。

用大半夏二两汤浸为末，风化朴硝二两，生姜自然汁糊丸如梧桐子大。每服五丸，姜汤下。痛在上临卧服，痛在下空心服。

一方　治中脘停痰，臂痛难举，手足不得转。

半夏二两　茯苓一两　枳壳二两，麸炒　风化朴硝二钱半

上为末，姜汁糊为丸如梧桐子大。每服三十丸，姜汤下。

一方　治咳嗽脓血。

用薏苡仁三两，为末，水一升煎，入酒一合，温服。

一方　治咳逆噎汗。

用柿蒂，丁香各①一钱，甘草，炙，良姜各②半钱，为末。热汤点服。

一方　治风痰。

用郁金一分，藜芦十分，为末。每服一字，用温浆水一钟调，服一半，留一半嗽口，服后以食压之。

人参散　咳嗽喘急，嗽血吐血。

好人参不拘多少，为末。每服三钱，鸡子清调服。忌食腥③咸、鲊酱、油面等。

劳　瘵

凡治劳嗽吐血者，先以十灰散止之，甚者花蕊散服之。大抵

---

①　各：原无，据《卫生易简方》卷三补。
②　各：原无，据《卫生易简方》卷三补。
③　腥：原作"醒"，形近致误，据文义改。

血热则行，血冷则凝，遇黑则止，此其理也。止血之后，患人必疏解其体，用独参汤补之，令其熟睡，觉病势微退，依后方服之。

甲子号十灰散　治呕血、吐血、咯血、嗽血，先用此药止之。

大蓟根　小蓟　柏叶　荷叶　茅根　茜根　大黄　山栀　牡丹皮　棕榈皮各等分

上各烧灰存性，研极细，用纸包，碗盖于地上一夕，出火毒。用时先将白藕捣绞汁，或萝卜汁，磨京墨半碗，调服五钱，食后饮下。如势轻，用此立止；如血出成斗升者，用后药止之。

乙字号花蕊①散　五内崩损，涌喷血出斗升，用此止之。

花蕊石煅红，存性，研如粉

上②童子小便一钟煎③，温调末三钱，甚者五钱，食后饮下。如男用酒一半，女用醋一半④，与小便一处和药服，使瘀⑤血化为黄水。服此讫，以后药⑥补之。

丙字号⑦独参汤　止血后⑧服此药补之。

大人参二两，去芦

每服水二钟，枣五枚，煎一钟，细呷之，服后宜熟⑨睡一觉，后服诸药除根。

丁字号保和汤　久嗽肺燥成痿。

天门冬　款冬花　知母　贝母各三钱　薏苡仁　天花粉　杏

---

① 蕊：《十药神书》此下有"石"字。
② 上：原文残缺，据《十药神书》补。
③ 钟煎：原文残缺，据《十药神书》补。
④ 酒一半女用醋一半：原文残缺，据《十药神书》补。
⑤ 瘀：原作"痿"，据《十药神书》改。
⑥ 血化为黄水……后药：原文残缺，据《十药神书》补。
⑦ 字号：原文残缺，据《十药神书》补。
⑧ 止血后：原文残缺，据《十药神书》补。
⑨ 熟：原作"热"，据《十药神书》改。

仁　五味各二钱　甘草　兜苓　紫菀　百部　百合　桔梗　阿胶
当归①　蒲黄　紫苏　薄荷各半钱

　　每服水二钟，生姜三片，煎至一钟，入饧糖一匙调服，每三食后各进一钟，与保真汤相间服。如血盛，加大蓟、小蓟、茅花、蒲黄、当归、茜根、藕节；痰盛，加南星、半夏、陈皮、茯苓、枳壳、枳实；喘盛，加桑白皮、陈皮、苏子、萝卜子、葶苈子；热盛，加大黄、山栀、黄连、款冬花、黄芩、黄柏、连翘；风盛，加防风、荆芥、甘菊、旋覆花、细辛、香附；寒盛，加人参、芍药、桂枝、麻黄、五味、蜡片。

　　戊字号保真汤　骨蒸体虚。

　　当归　人参　生地黄　白术　黄芪各三钱　赤茯苓　白茯苓
甘草　陈皮　厚朴　赤芍药各一钱半　白芍药　天门冬　麦门冬
黄柏　五味　柴胡　地骨皮　知母　熟地黄各一钱

　　每服水二钟，生姜三片，枣子五枚煎，与保和汤间服。如惊悸，加茯神、远志、柏子仁、酸枣仁；淋浊，加萆薢、乌药、猪苓、泽泻；便涩，加木通、石苇、萹蓄、赤茯苓；遗精，加龙骨、牡蛎、莲须、莲心；燥热，加滑石、石膏、青蒿、鳖甲；盗汗，加浮麦、牡蛎、黄芪、麻黄根。

　　己字号太平丸　久嗽肺痿肺痈。

　　天门冬　麦门冬　知母　贝母　款冬花　杏仁各二两　当归
生地黄　熟地黄　黄连　胶珠各一两半　蒲黄　京墨　桔梗　薄荷
各一两　白蜜四两　麝香少许

　　上为细末，和匀，用银石器先下白蜜炼熟，后下诸药末搅匀，

---

　　① （甲字号十灰散）荷叶茅根……（丁字号保和汤）阿胶当归：此三百零七字在底本中为手抄补，而非刻版印刷，其抄补内容在药名、炮制等处与明刻本比略有增减，故此部分内容以明刻本为底本。

再上火，入麝香略熬三二沸，丸如弹子大。每日三食后细嚼一丸，煎薄荷汤缓缓化下。临卧时如痰盛，先用饧糖拌消化丸吞下，却噙嚼此丸，仰卧，使药流入肺窍，则肺清润，其嗽退除，服七日病痊。凡咳嗽，只服此药，立愈。

庚字号沉香消化丸 热嗽壅盛。

青礞石　明矾飞研细　猪牙皂角　南星生　半夏生　白茯苓　陈皮各二两　枳壳一两半　枳实一两半　薄荷一两　沉香　黄芩

上为细末，和匀，姜汁浸神曲搅糊为丸如梧桐子大。每服一百丸，每夜临卧饧糖拌吞，次噙嚼太平丸，二药相攻，痰嗽除根。

辛字号润肺膏 久嗽肺燥肺痿。

羊肺一具　杏仁一两，净，研　柿霜　真酥　真粉各一两　白①蜜二两

上先将羊肺洗净②，次将五味入水搅黏，灌入肺中，白水煮熟，如常服食。前七药相间服之，亦佳。

壬字号白凤膏 一切久怯极虚惫，咳嗽吐痰，咳血发热。

黑嘴白鸭一只　大京枣二升　参苓平胃散一升　陈煮酒一瓶

上将鸭缚定脚，量患人饮酒多少，随量以酒烫③温，将鸭项割开，沥血入酒，搅匀饮之，直入肺经，润补其肺。却将鸭干持去毛，于胁边开一孔，取去肠杂，拭干；次将枣子去核，每个中实纳参苓平胃散末，填满鸭肚中，用麻扎定；以沙瓮一个，置鸭在内，四围用火慢煨，将陈煮酒作三次添入，煮干为度，然后食。其枣子阴干，随意食用，参汤送下。后服补髓丹，则补髓生精，和血顺气。

---

① 白：原文残缺，据《十药神书》补。
② 净：原文残缺，据《十药神书》补。
③ 烫：原作"盪"，形近致误，据文义改。

癸字号补髓丹 久劳虚败，髓干精竭，血枯气少，服前①药愈后服此药。

猪脊膂一条　羊脊膂一条　团鱼一枚　乌鸡一只

四味制净，去骨存肉，用酒一大碗，于沙瓮内煮熟，擂细，再用后药。

大山药五条　莲肉半斤　京枣一百枚　霜柿十枚

四味修制净，用井华水一大瓶，于沙瓮内煮熟，擂细，与前熟肉一处，再用慢火熬之，却下明胶四两，真黄蜡三两。

上二味逐渐下，与前八味和一处，擂成膏子，和平胃散末，四君子汤末，并知母黄柏末各一两，共一十两，搜和成剂，如十分硬，再入白蜜同熬，取起，放青石上，用木②槌打如泥，丸如梧桐子大。每服一百丸，不拘时候枣汤下。

玉堂宗旨治传尸劳虫法

师曰：传尸劳瘵者，盖由酒色过度，饮食不节，其心不正，忧思郁然，业缘所致。初觉之时，精神恍惚，五心烦躁，气候不调，心虚夜汗，如此十日，顿成肌瘦面黄。其病皆从心受，正气与毒气并行脏腑，二气相攻，种毒五脏，致使血气凝结，变成虫状，遇阳日长雄，阴日长雌，遂成劳虫。其虫有九虫，而六虫传六代，三虫不传，乃胃虫、蛔虫、寸白虫也。其六虫，一旬之中遍行四穴，周而复始，遇木气而生，立春一日后方食起③，三日一食，五日一退，退即还穴醉睡，一醉五日。一虫在身，占十二穴，六虫共占七十二穴。一月之中，上十日虫头向上，从心至头游四穴；中十日虫头向内，从心至脐游四穴；下十日虫头向下，

① 前：原作"煎"，据《十药神书》改。
② 木：原作"水"，据《十药神书》改。
③ 起：《济阳纲目》卷六十六作"后"。

从脐至足游四穴。其虫先食脏腑脂膏，故虫色白，令患人皮聚毛脱①；七十日后食血肉，故虫色黄赤，令患人肌体消瘦，饮食不滋肤，筋缓不能收；一百二十日，外食血肉尽，故虫色紫；却传肾中，即食精髓，故虫色黑，令患人骨痿不能起坐。其虫积久②生毛，其毛色钟五脏五行之气，故毛色花杂，传至三人即能自飞，其状如禽，品类亦多。人之遭此虫传染者，五内崩损，良可哀哉！又云，虫头赤者，食肉，可治；虫头口白者，食髓，难治。虫性灵通，临病深加精审，取虫之后，不服补药，徒费医治。所有取虫符药，待虫醉日为之。又经云：六十日者，十治七八；八十日者，十治三四。过此已往，不复生矣，非但一身③，为后世子孙除害耳。今将④取虫药方、符篆及六代补劳药方，次第详著于后。

天灵盖散 追取劳虫。

大灵盖两指大，以檀香煎汤洗过，酥涂炙，咒七遍，咒云：雷公神，电母圣，逢传劳，便须定，急急如律令 槟榔鸡心者，五枚 阿魏二分 麝香三分 辰砂一分 安息香三分，用铜刀切，各另研 连珠甘遂二分

七味研极细，和匀，每服三钱，用后汤调下。

薤白 葱白各二七茎 青蒿二握 甘草二茎，五寸许 桃枝 柳枝并用向东南嫩者 桑白皮一云桑枝 酸石榴根一云枝，各二握，七寸许

八味选净，用童子小便四升于银石器内，将八味文武火煎至一升，去粗，分作三钟，以前末五更初调服，男患女煎，女患男煎。若一服，虫不下，约人行五七里又进一服，天明再进一服，

---

① 脱：原作"托"，据《济阳纲目》卷六十六改。
② 久：原作"人"，据《济阳纲目》卷六十六改。
③ 非但一身：《济阳纲目》卷六十六作"但"。
④ 今将：《济阳纲目》卷六十六无此二字。

觉脏腑鸣动，取下恶物、异粪、黄水，或似蜣螂、蛇虺、蜈蚣、蜘蛛、蚯蚓名状不一等形，急擒入油铛中煎之。如吐，用白梅肉止之；如泻不止，用龙骨、黄连等分为末，熟水调下五钱。将患人衣服、褥荐①尽易烧之。用葱粥常服，将息数日后，夜梦人哭泣相别，是其验也。取下虫看其嘴，青赤黄色可治，黑白色难治，虽然难治，亦能断绝传染之患。凡修合药饵，先须斋戒，焚香于净室内，勿令鸡犬猫畜，孝子妇人，一切秽触之物见之，又不可在病家修合煎熬，恐患人闻其药气，其虫难取。依此禁忌，服药速效。

紫庭符 取传尸劳虫。

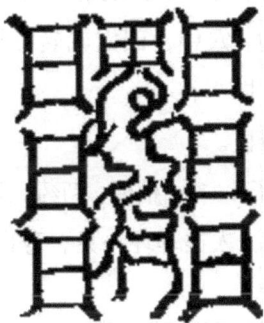

凡书符，掐左手中指中节，以方寸黄纸，朱砂书之，吞服，少顷用乳香熏患人毫窍，手指虫出，毛青黑难治，白者可治。服符后，静夜预备油铛，燃灯照明，四畔无令暗，见活物虫走，即擒入油铛中煎之，投长流水中，勿顾。然十追有一二应，或病轻虫无形，不可追，惟梦中见之相哭辞别，此其验也。

---

① 荐：草席。《广雅·释器》："荐，席也。"

第一代劳虫

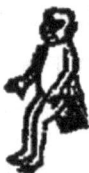

此虫形如婴儿，
背上毛长三寸，
在人身中

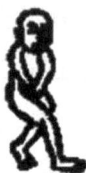

此虫形如鬼状，
变动在人脏腑中

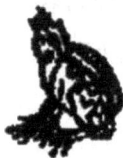

此虫如虾蟆，
变动在人脏腑中

已上诸虫，在人身中，荣着之后，或大或小，令人梦寐颠倒，魂魄飞扬，精神离散，饮食不①减，形容渐羸，四肢酸疼，百节劳倦，增寒壮热，背膊拘急，头脑疼痛，口苦舌干，面无颜色，鼻流清涕，虚汗常多，行步难②辛，眼睛时痛，名为初劳病。其虫遇丙丁日食起，醉归心俞③穴中，四穴轮转，周而复始，俟虫太醉，方可治之。取出虫后，即当补心。

守灵散　补心脏劳极。

白茯苓　丁香　诃子各一两　桔梗　芍药　羌活　甘草炙，各一钱④

上为末。水⑤一钟，入银耳环一只，葱白三寸煎，温服。

第二代劳虫

此虫形如乱发，
长三寸许，
在人脏腑

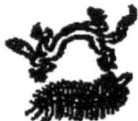

此虫形如蜈蚣，
或似守宫，
在人脏腑

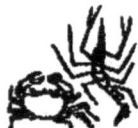

此虫形如虾蟹，
在人脏腑中

---

① 不：《济阳纲目》卷六十六作"少"。
② 难：《济阳纲目》卷六十六作"艰"。
③ 俞：原作"窬"，形近致误，据文义改。下同。
④ 一钱：《济阳纲目》卷六十六作"二钱五分"。
⑤ 水：《济阳纲目》卷六十六此上有"每服二钱"四字。

以上诸虫，在人身中，令人夜梦不祥，与亡人为伴侣，睡醒情思昏沉似醉，神识不安，所食五味，辄成患害，气喘口干，咳嗽增寒，心烦壅满，毛发焦落，气胀吞酸，津液渐衰，唇焦虚渴，鼻流清水，四体不和，虚汗常出，面时黄赤，皮肤枯瘦，腰膝刺痛，背膊痠疼，时或醋心，吐血唾脓，语言不利，鼻塞头疼，胸膈多痰，重者心闷吐血，僵卧在地，不能自知，名为觉劳病。其虫庚辛日食起，醉归肺俞穴中，四穴轮转，周而复始，俟虫太醉，方可治之。取出虫后，即当补肺。

虚成散 补肺脏劳极。

枳实去穰，麸炒 秦艽去芦 麻黄去节 玄胡索 当归酒洗 白茯苓 芍药 茴香炒，各半两 甘草炙，一钱①

上为末。水②一钟，银耳环一对，蜜五点煎，温服。

第三代劳虫

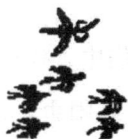

此虫形如蚊蚁

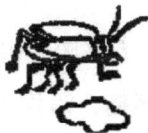

俱游脏腑，此虫形如蜣螂，大如③碎血片，在人五脏中

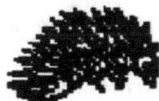

此虫形如刺猬，在人腹中

已上诸虫，在人身中，令人三焦多昏，日常思睡，呕吐苦汁，或吐清水，或甘或苦，黏涎常壅，腹胀虚鸣，卧后多惊，口鼻生疮，唇黑面青，日渐消瘦，精神恍惚，魂魄飞扬，饮食不消，气

---

① 一钱：《济阳纲目》卷六十六作"二钱半"
② 水：《济阳纲目》卷六十六此上有"每服二钱"四字。
③ 如：原作"虫"，据《济阳纲目》卷六十六改。

咽声干，目多昏泪，名为传尸劳。其虫遇庚寅日食起，醉归厥阴穴中，四穴轮转，周而复始，俟虫大醉，方可治之。取出虫后，即当补气。

气复散 补三焦劳极。

甘草　白术　茯苓　人参　当归　生地黄　知母　五味子
麦门冬　黄芪　沉香　诃子　枳实　橘皮各等分

上为末。水①一钟半煎，温服。

第四代劳虫

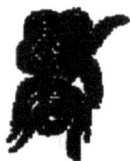 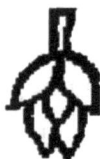 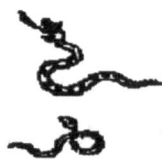

此虫形如乱丝，　　　此虫形如猪肝，　　　此虫形如蛇虺，
在人腹脏中　　　　　在人腹中　　　　　　在人五脏中

已上诸虫，在人身中，令人脏腑虚鸣，呕逆伤中，痃癖气块，增寒壮热，肚大筋生，腰背疼痛，泻痢无时，行履困重，四肢憔悴，上急气喘，口苦舌干，饮水过多，喜食酸咸之物。其虫遇戊己日食起，醉归脾俞穴中，四穴②轮转，周而复始，俟虫大醉，方可治之。取出虫后，即当补脾。

魂停散 补脾脏劳极。

白药子　桔梗　人参　诃子皮　茯苓　甘草炙　丁香各一钱

上为末。水③一钟，入蜜一匙煎，温服。

---

①　水：《济阳纲目》卷六十六此上有"每服二钱"四字。
②　穴：原作"肢"，《济阳纲目》卷六十六改。
③　水：《济阳纲目》卷六十六此上有"每服二钱"四字。

第五代劳虫

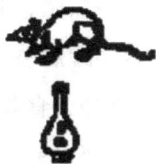 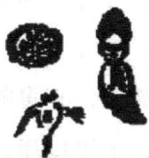 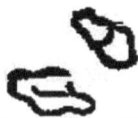

此虫形如鼠，似
小瓶，浑无表里
背面

此虫形如鬼①，
有头无足，有
足无头

此虫变动形，
如精血片，
在于阳宫

已上诸虫，入肝经而归肾，得血遂能变更，令人多怒气逆，筋骨拳挛，四肢解散，唇黑面青，增寒壮热，腰背疼痛，起坐无力，头如斧斫，眼睛时痛，翳膜多泪，背膊刺痛，力乏虚羸，手足干枯，不能起止，有似中风，肢体顽麻，腹内多痛，眼见黑花，忽然倒地，不省人事，梦寐不祥，遍体虚汗，或有面色红润如平时者，或有通灵而言未来事者。其虫遇癸未日食起，醉归肝俞穴中，四穴轮转，周而复始，俟虫大醉，方可治之。取出虫后，即当补肝。

金明散 补肝脏劳极。

人参　知母　茯苓　秦艽去芦　丁香　甘草炙　石膏煅，各等分

上为末。水②一钟，葱白三寸同煎，温服。

第六代劳虫

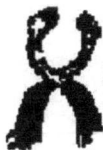 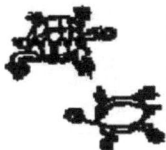 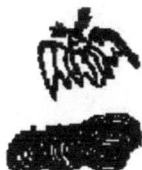

此虫形如马尾，
有两条一雌一雄

此虫形如龟鳖，
在人五脏中

此虫形如烂面，
或长或短如飞蝠

① 鬼：原脱，据《济阳纲目》卷六十六补。
② 水：《济阳纲目》卷六十六此上有“每服三钱”四字。

已上诸虫，入于肾脏，透连脊骨，令人思食百味，身体尪羸，腰膝无力，髓寒骨热，四体干枯，眼见火生，或多黑暗，耳内虚鸣，阴汗燥痒，冷汗如油，梦多鬼交，小便黄赤，醒后昏沉，脐下结硬，或奔心胸，看物如艳，心腹闷乱，骨节疼痛，食物进退，有时喘嗽。其虫翅足俱全，千里传疰，名为飞尸，遇丑亥日食起，醉归肾俞穴中，四穴轮转，周而复始，俟虫太醉，方可治之。取出虫后，即当补肾。

育婴散 补肾脏劳极。

香附子炒，二钱半① 黑附子一个，炮 白蒺藜去角，二钱半② 木香一钱③ 白茯苓半两④ 甘草炙，一钱

上为末。水⑤一钟，姜三⑥片，葱白一根⑦煎，空心服。

遇仙灸 治疗捷法。

取癸亥日二更后，六神皆聚时，解去下衣，直身平立，以墨点记腰上两傍陷处，眼⑧穴。然后上床，合面卧，每穴灸七壮，劳虫或吐或泻而出，取后用火焚之，弃于江中，以绝传染。

---

① 二钱半：原脱，据《济阳纲目》卷六十六补。
② 二钱半：原脱，据《济阳纲目》卷六十六补。
③ 一钱：原脱，据《济阳纲目》卷六十六补。
④ 半两：原脱，据《济阳纲目》卷六十六补。
⑤ 水：《济阳纲目》卷六十六此上有"每服二钱"四字。
⑥ 三：《济阳纲目》卷六十六作"七"。
⑦ 一根：《济阳纲目》卷六十六作"三寸"。
⑧ 眼：《济阳纲目》卷六十六此上有"谓之腰"三字。

乾坤生意下卷

济　阴

大乌金丸　治妇人三十六病，思虑过度，变生多疾，孕育不成，崩中带下，五心烦热，口苦咽干，饮食无味，身疼羸瘦，面目萎黄，手足酸软，经水不匀，脐腹胀疼，发鬓黄落，喜卧倦起，产后恶血上攻，心腹刺痛，败血不止，及子宫一切恶疾。

大艾叶　当归醋炒　破故纸炒　茴香炒　熟地黄醋炒　南木香不见火　茱萸　三棱　莪术各二两　川芎醋炒　芍药醋炒，各三两　香附子六两　延胡索一两　紫荆皮四两，醋炒

上先将艾二两，香附子六两，米醋一升浸一日一夜，冬月三昼夜，煮干，炒令赤黑色，入后十二味，同为细末，醋煮糯米糊为丸如梧桐子大。每服七八十丸，空心盐、酒汤任下，日二服。如崩中下血不止，加棕灰一两，绵灰五钱，蒲黄炒一两，百草霜七钱。

加减四物汤　治妇人诸病。

熟地黄　川芎　芍药　当归各等分

上每服用水一钟，煎服。如骨蒸劳热，加地骨皮、知母、柴胡、黄芩；妊娠胎动不安，下血不止，加艾叶、阿胶、黄芪；血脏虚冷，崩中，去血过多，加阿胶、艾叶；血崩，加生地黄、蒲黄、黄芩，一方加阿胶、艾叶、黄芩；血虚腹疼，微汗恶风，加莪术、官桂；风虚眩晕，加秦艽、羌活；气虚无力，加厚朴、陈皮；发热，心烦不得卧，加黄连、栀子；虚寒脉微自汗，气短自利，加干姜、附子；中湿身重无力，身凉微汗，加白术、茯苓；

筋骨肢节疼及头疼增寒，加羌活、防风、藁本、细辛；脐下虚冷，腹疼，腰脊闷痛，加玄胡索、川楝子；经水过多，加黄芩、白术；经水涩少，加葵花、红花；虚劳气弱，咳嗽喘满，加厚朴姜制、枳实麸炒；经水暴下，加黄芩；血积块痛，加莪术、三棱、官桂、干漆炒；赤白带下，加香附子、官桂；血痢，加阿胶、艾叶、黄连；产后血痢腹疼，加槐花、黄连、罂粟壳；血热相搏，舌干口渴，加瓜蒌根、麦门冬；大渴引饮，加石膏、知母；脏腑秘涩，加大黄、桃仁；呕吐，加白术、人参、藿香、生姜；虚寒滑泄，加官桂、附子炮；虚烦不睡，加竹叶、人参、酸枣仁；目暴赤作瞖①疼，加防风、羌活、防己酒浸、龙胆草。

四制醋附丸　治经候不调。

用香附子去毛土，净，一斤，分作四分，以一分童便浸三日，一分盐水浸三日，一分米醋浸三日，一分酒浸三日，取出作一处，瓦铫内醋煮软为度，晒干，为末，醋糊丸如梧桐子大。每服七十丸，空心食前艾汤吞下，温酒亦可。一方加泽兰叶、赤芍药、川芎、当归、生地黄各二两，亦佳。一方只用米醋浸三日，以瓦器煮之。

逍遥散　血虚发热，经候不调。

甘草炙，半两　当归　白茯苓　白术　柴胡　白芍药各一两

上每服水一大钟，烧生姜一块切破，薄荷少许，同煎②服。

柴胡四物汤　日久虚劳，微有寒热，脉沉而浮。

川芎　熟地黄　当归　芍药各一两半　柴胡八钱　人参　黄芩
甘草　半夏曲各三钱

---

① 瞖：通"翳"。《韩非子·八经》："瞖曰诡，诡曰易。"俞樾《诸子平议》："瞖，当作翳，翳者，蔽也。"
② 煎：原作"前"，据《卫生宝鉴》卷十八改。

上每服水一钟半，生姜三片，煎服。

三分散 日久虚劳。

白术 茯苓 黄芪 川芎 芍药 熟地黄 当归各一两 甘草 黄芩 半夏各六钱 人参 柴胡各一两六钱

上每服水一钟，煎至半钟，温服，日二服。

莲蓬散 经血不止。

用莲蓬烧灰存性，为细末。每服二钱，热酒调下。

血极①膏 治干血气。

用锦纹大黄酒浸干，四两，为末，以好醋一升熬成膏，丸如鸡弹大。每服一丸，热酒化开，待温，临卧服。大便利一二行，红脉自下。此药调经水之仙药也。

一方 经候闭塞，亦治干血气。

斑蝥二十个，糯米炒 桃仁五十个，炒 大黄半两

上为细末，酒糊丸如梧桐子大。空心温酒服五丸，甚者十丸。一法加虻虫半钱，水蛭一钱，大便一二行后，红脉自下。

八物汤 心肺虚损，皮聚毛落，血脉枯槁，经水不调。

白术 人参 黄芪 茯苓 芍药 川芎 熟地黄 当归各等分

上每服水一钟半煎，温服。

喝起散 血风攻脑，头旋闷倒，不知人事。

用喝起草，即苍耳草，取嫩心，不以多少，阴干，为末。每服二钱，酒调下。

琥珀散 心膈迷闷，腹脏撮痛，气脉不和。

琥珀 乌药 当归 蓬术各一两

上为末。每服二钱，温酒调下。产后诸疾，炒姜酒调下。

桃仁煎 血积癥瘕，月水不行。

---

① 极：《仁术便览》卷四作"竭"。

桃仁去皮尖，麸炒　朴硝　大黄各二两　虻虫半两，炒令黑色

上先以醋二升半，于银石器中慢火煎取半，却下桃仁、大黄、虻虫末入内，不住手搅，度可丸时，却下朴硝，再搅良久，取出，丸如梧桐子大。五更初，温酒下五丸，至日午取下如赤豆汁、鸡肝、虾蟆衣样，以尽为度。

千金散　经候不通。

萹蓄　瞿麦各四钱　槟榔　麦糵　小茴香各三钱　大黄锦纹者，六钱

上为细末。每服三钱，临睡温酒调下。

一方　治诸淋。

用杜牛膝洗净捶碎一握，水五钟，煎一钟，去粗，入麝香、乳香末少许，调服，小便当下砂石，剥剥有声，是其效也。

芩心丸①　四十九岁已后，天癸当住，每月却行，或过多不止，及血山崩者②。

用黄芩心枝条者③二两，米醋浸七日，□□□④为细末，醋糊为丸如梧桐子大。每服七十丸，空心温酒⑤下。年⊠。

牵牛丸　大便不通，心腹虚胀。

黑牵牛二两半　青皮去白，一两　木香五钱

上为末，炼蜜丸如梧桐子大。每服六十丸，空心白汤下。

一方　治血气不行，上气冲心，变作干血气。

用丝瓜儿一个，烧灰存性，研为末。每服一匙，以乱丝烧灰

---

① 芩心丸：原文漫漶，据《瑞竹堂经验方》卷十四补。

② 及血山崩者：《瑞竹堂经验方》卷十四无此五字。

③ 用黄芩心枝条者：原文漫漶，据《瑞竹堂经验方》卷十四补。

④ □□□：原文漫漶。《瑞竹堂经验方》卷十四作"炙干，又浸又炙，如此七次，上"十一字。

⑤ 糊为丸……空心温酒：原文漫漶，据《瑞竹堂经验方》卷十四补。

作引子，空心温酒调服。

如圣散 治血崩。

棕榈　乌梅　干姜各二两

上俱烧灰存性，为末。每服二钱，乌梅汤调，空心服。

一方

槐花一两　棕毛烧灰，五钱

上作一服，水二钟，盐少许煎，去粗，食前温服。

一方 治室女经血不止。

用荆芥穗、莲房壳烧灰存性，等分，为末。每服三钱，食前米饮汤调下。

一方 治血崩不止。

用乌苞，倒垂根，多生园堘，其子如桑椹，秋后可食，取其根洗净切碎，以四两，好酒一碗煎，空心服。

一方 治月水不止。

用阿胶炒枯，为末。用好酒空心调服，艾汤亦可。

一方 治血崩。

当归　干姜　乌梅　清水绵　棕榈各等分

上并烧灰存性，为末。烧秤锤淬酒，空心调服，日三次。

妊娠伤寒诸证

加味四物汤 孕妇伤寒诸病。

熟地黄　当归　川芎　芍药各等分

上每服水一钟半煎服。若伤寒头痛，身热无汗，脉浮紧，加麻黄、细辛；中风自汗，头痛项强，身热恶寒，脉浮而弱，加黄芪、地骨皮；中风湿气，肢节烦痛，脉浮而热，头痛，加防风、苍术；胸胁满痛，脉弦，加柴胡、黄芩；大便硬，小便赤，气满，脉沉数，加大黄、生桃仁去皮尖麸炒；小便不利，加茯苓、泽泻；

小便赤如血，加琥珀、茯苓；四肢拘急，身凉微汗，腹中痛，脉沉迟，加附子去皮脐、肉桂；蓄血加生地黄、大黄；身热大渴，蒸热，脉长而大，加石膏、知母；下后过解不愈，温毒发班①如锦纹，加升麻、连翘；下后咳嗽不止，加人参、五味子；下后虚痞腹满，加厚朴姜制、枳实麸炒；下后不睡，加栀子、黄芩；汗后血不止，胎气损，加阿胶、甘草、黄芪。

伤寒护胎法

用白药子不拘多少，为末，以鸡弹清调，摊于纸上如碗大，贴脐下胎存处，干，以温水润之。

一方

以灶心土水调，涂脐下，干又涂之，就调服一钱。

一方

壮热甚，取井底泥敷心下，令胎不伤。

白术散 伤寒烦热头疼，胎气不安，时或吐逆不食。

白术 橘红 麦门冬去心 人参 赤茯苓 前胡 川芎各一两 半夏汤洗，炒 甘草各半两

上每服水一钟半，姜四片，竹茹二钱，同煎，温服。

升麻汤 伤寒头痛，身体壮热。

升麻 苍术炒 麦门冬去心 麻黄去节，各一两 黄芩半两 石膏一两 知母半两

上每服姜四片，淡竹叶十四片，水煎服。

柴胡散 伤寒头痛项强，身热口干，胸胁痛。

柴胡 前胡 川芎 当归 人参 芍药 甘草 生地黄各等分

---

① 班：通"斑"。清·段玉裁《说文解字注·文部》："斑者……又或假班为之。"

上每服姜三片，枣三枚①，葱三根，水煎服，出汗。

秦艽散 伤寒五六日不得汗，口干多饮水，狂语呕逆。

秦艽　柴胡　石膏　前胡　赤茯苓　甘草节　葛根　犀角屑

升麻各等分

上每服姜四片，竹茹三钱，水煎服。

黄龙汤 伤寒壮热头疼，不思饮食，胁下痛，呕逆痰气，产后伤风，热入胞宫，寒热如疟，并经水或来或断，病后劳伤，余热未除。

柴胡　人参　甘草炙　黄芩各一两

上每服水一钟半煎，温服。

胎前诸证

验胎方 经脉不行已经三月者。

用川芎为细末，空心，浓煎艾汤，调下一钱，觉腹内微动则有胎也。

安胎散 妊娠自高坠下，或为重物所压，触动胎气，腹内疼，下血及胃虚呕吐。

用缩砂连皮者，炒令热，却去皮，研细末。每服二钱，热酒调服，艾盐汤亦可。

立效散 胎动不安，如重物所坠，冷如冰。

川芎　当归各等分

上每服水一钟半煎，食前温服。若下血，心腹疼，酒水相和煎服，加苏叶煎更好。

枳壳汤 胎漏及因事下血。

枳壳　黄芩各半两　白术一两

---

① 枚：原作"枝"，形近致误，据文义改。

一二七

上每服水一钟半煎，空心服。

紫菀汤　咳嗽不止，胎不安。

紫菀　天门冬各一两　桔梗　防风各半两　甘草　杏仁　桑白皮各二钱半

上每服水一钟半，竹茹一块煎，入蜜半匙，再煎二沸，温服。忌食鱼腥。

知母散　烦躁闷乱口干，及胎脏热。

知母　麦门冬去心　甘草各半两　黄芪　黄芩　赤茯苓各七钱

上每服水一钟半，竹茹一块，煎服。若四肢壮热，加葛根、柴胡。

防风葛根汤　妊娠中风，腰背强直，时复反张。

防风　葛根　川芎　生地黄各二两　杏仁制　麻黄去节，各一两半　桂心少　独活　甘草　防己各一两

上每服水一钟半煎，不拘时温服。

一方　妊娠中风，角弓反张，口禁语涩，谓之风痉，亦名子痫。

麻黄去节　防风　独活各一两　桂心少　羚羊角　升麻　甘草　酸枣仁　秦艽各半两　川芎　当归　杏仁制，各七钱

上每服水一钟半，姜四片，竹沥一合，煎服。

通气散　妊娠腰痛不可忍者。

用破故纸不拘多少，瓦上炒香熟，为末，空心嚼胡桃肉一个，温酒调下三钱。

一方　胎动不安，或腰疼胞转撞心，下血不止。

用石菖蒲根捣汁三升，饮之。

一方

用艾叶如鸡弹大，以酒四升煮取二升，分二服。

一方

用槟榔一两，为末，葱白汤调下一钱。

立圣散　胎动不安，下血不止。

用鸡肝二具，好酒一升，煮熟，共酒食之，大效。

防己汤　脾虚通身浮肿，心腹胀满喘促，小便不利。

防己七钱半　木香二钱半　赤茯苓　桑白皮　紫苏茎叶各一两

上每服水一钟半，姜四片煎，食前服。如大便不通，加枳壳、槟榔。

厚朴散　无故卒下血。

阿胶二两，蚌粉炒珠，为末　生地黄半斤，捣取汁

上以清酒三升，将二味搅匀，温热，分三服饮之。

一方　无故尿血。

龙骨一两　蒲黄半两

上为末。酒调，每服二钱，日三服。

斩鬼丹　鬼胎如抱一瓮。

吴茱萸　川乌　秦艽　柴胡　白僵蚕

上为末，炼蜜丸如梧桐子大。每服七丸，蜜酒送下，取出恶物，愈。

知母丸　月日未足，痛如欲产者，及产难子损。

用知母为末，炼蜜丸如鸡弹大。每服一丸，温酒嚼下，日一服。若丸如梧桐子大，每服二十丸，粥饮送下亦佳。

紫苏饮　胎气不和，凑上心腹，胀满疼痛，谓之子悬。

大腹皮　川芎　白芍药　陈皮去白　紫苏叶　当归去芦，酒浸，各一两　人参　甘草各半两

上每服水一钟半，姜五片，葱白七寸，同煎，空心热服。如临月，加砂仁、枳壳。

枳壳散　临月服，滑胎易产。

枳壳四两，麸炒　甘草二两，生

上为细末。每服二钱，白汤调服。

柴胡散 疟疾。

黄芩一钱半 甘草一钱 柴胡 生大黄各二钱

上作一服，水煎，临发日五更温服，取利为度。如胎上逼心，可服枳壳散。忌油面辛酸之物。

一方 疟疾发热口干，渴饮无度。

生地黄一两半① 黄芩 麦门冬去心 人参 知母 干葛各一两 石膏二两 甘草半两

上每服水一钟半，乌梅半个②，同煎服。

一方 疟疾

常山③ 石膏各一两④ 甘草炙 黄芩各半两 乌梅七个⑤，炒⑥

上以酒水各一碗，浸一宿，平旦煎服，分作二服。

催生保产

催生散 怀孕不曾行动，舒伸忍痛，曲身而卧，故子在腹中不能转动，致有横逆难产，甚则子死腹中。

蛇退一条 蝉退二七个 人退男子头发一团，如鸡弹大

上俱烧为末。酒调下，分作三服。

一方

用蛇退一条全者烧灰，入麝香一字，酒调二钱，面东服。如横生逆产，以余粗涂所出手足，即顺也。

一方 难产及胎衣不下。

---

① 一两半：原文漫漶，据《证治准绳·女科》卷四补。
② 乌梅半个：原文漫漶，据《证治准绳·女科》卷四补。
③ 常山：原文漫漶，据《证治准绳·女科》卷四补。
④ 石膏各一两：原文漫漶，据《证治准绳·女科》卷四补。
⑤ 七个：原文漫漶，据《证治准绳·女科》卷四补。
⑥ 炒：《证治准绳·女科》卷四无此字。

用萞①麻子四十九粒，去壳，研为膏，涂足心，立产。随即洗去，迟则肠出，却取此膏涂顶心，自然收入。

一方 用草鞋鼻绳路上者，洗净，烧灰末，童便和酒调服。

催生铅丹 横产。

用黑铅一钱，以小铫子火上镕，投水银一钱，急搅结成砂子，倾出，以熟绢衣角纽作丸子，如绿豆大。临产时，麝香水吞下二丸，立下。

催生如圣散

用黄蜀葵子为细末。每服二钱，热酒调下，熟汤亦可。

救生散 横生逆产。

用桂心为末。童便、酒调一钱服之，神效。

云母散 横生逆产。

用云母石挼成粉。每服一钱，酒调下。

一方 死胎不出，产妇面青，指甲青，舌青，口臭。

用朴硝为末。每服二钱，顺流水调下。甚者，温童子小便调服，胎下母活。亦治胎衣不下。

催生如神散 逆产横生，兼治产后经脉不调。

百草霜 香白芷各等分

上研为末。临褥时，以童便和米醋搅为膏，沸汤调服。

催②生丹

麝香一字，别研 乳香一分，别研 母丁香一钱，为末 兔脑髓腊月者

上拌匀，以兔脑和丸如芡实大，阴干，以油纸密包。每服一丸，温汤下，即时产下。随男左女右，手中握药丸，出。

---

① 萞：原作"草"，据《仁术便览》卷四改。
② 催：原文漫漶，据《太平惠民和剂局方》卷九补。

夺命散　下死胎。

肉桂二钱　麝香当门子一个

上同研细，以酒调下，须臾如手推下。

二退散　治产难。

蛇退一条，全者　蚕退纸方圆一尺

上各烧灰存性，为细末。酒调服。

滑胎散　催生神效。

益元散一两，方见暑门　蛇退一条，烧灰存性，墙篱上者好　蝉退全者，五个，烧灰　男子乱发香油一两熬化　穿山甲一片，烧灰存性

上为细末。用薤水一碗，和药煎一沸，入油头发拌匀，冷定服之，立下。

产后诸证

黑神散　产后瘀血作病及血晕。

黑豆半升，炒，去皮　当归　熟地黄　肉桂　干姜　甘草　芍药　蒲黄各四两

上为末。每服二钱，酒、童便各半盏同煎，调末药，不拘时。急患，连进二服。病轻者，只用酒调服。

一方　产后败血冲心，胸膈上喘，命在须臾。

血竭　没药各等分

上为细末。每服二钱，用童便和酒大半盏，煎一沸，待温调服。才产下服之，良久再服。

一方　产后恶血冲心，胞衣不下，腹中血块。

用锦纹大黄一两，为末，以好醋半升熬成膏，丸如梧桐子大。以醋大半钟化五丸服之，须臾即下。

当归黄芪汤　产后失血过多，腰脚疼痛，壮热自汗。

黄芪　当归去芦，各等分

上每服水一钟半，姜五片，枣二枚，煎服。

豆蔻理中丸 产后元气虚弱，脐腹疼痛，泄泻不止；又治男子脾胃虚弱，久泄不止。

人参一两 白术二两，煨 干姜 甘草各五钱 肉豆蔻七钱，面裹煨

上为细末，炼蜜丸如梧桐子大。每服四五十丸，空心米汤下。酒煮面糊为丸亦可。

一方 产后中风，不省人事，口吐涎沫，手足瘛疭。

当归 荆芥穗各等分

上每服水一钟，入酒煎七分，灌之。口噤者，斡开灌下。

千金散 产后虚劳不能食。

白术 茯苓 黄芪各二两 人参 川芎 芍药 熟地黄 当归各一两 肉桂一两半 甘草半两，炙

上每服水一钟半，生姜五片，枣三枚，同煎，空心温服。

血风汤 产后诸风，痿挛无力。

秦艽 羌活 防风 白芷 川芎 芍药 当归 熟地黄 白术 茯苓各等分

上为细末，一半炼蜜丸如梧桐子大，一半末温酒调，下丸子五七十丸。

红花散 产后血昏血崩，月事不调，远年干血气。

干荷叶 牡丹皮 当归 红花 蒲黄炒，各等分

上为细末。每服一钱，酒调，温服。若胎衣不下，以榆白皮煎汤调服半两，立效。

一方 产后小便数及遗尿。

龙骨一两 桑螵蛸半两，炙

上为细末。米饮调下二钱，空心服。

一方 产后吃噫。

白豆蔻　丁香各半两　伏龙肝一两

上为细末。以桃仁、吴茱萸煎汤，调服一钱，如行五里，再调服。

一方　产后心腹疼欲死。

五灵脂　蒲黄各等分

上为末。先以好醋调二钱，熬成膏，入水半盏，童便半盏，煎七分，食前热服。

返魂丹　治生产一十五证。

野天麻一名益母草，四五月间开紫花时采花、叶、子，阴干，半斤

木香五钱　赤芍药六钱　当归七钱

上同为细末，炼蜜丸如弹子大。每服一丸，随饮子下。子死腹中，冷痛，小便流出，腹胀，四肢冷，爪甲青黑，童便、酒和匀，煎沸，化下；产后恶血不尽，脐腹刺痛，童便和酒化下；产时面垢颜亦，胎衣不下，败血自下如带，或横生不顺，心闷欲死，童便、酒、薄荷自然汁和匀，化下，盐、酒亦可；产后三四日，起卧不得，眼暗生花，口干烦躁，心乱见鬼，狂言，不省人事，童便、酒、薄荷汁下；产后烦渴呵欠，不思饮食，手足麻疼，温米饮下；产后浮肿气喘，小便涩，咳嗽恶心，口吐酸水，胁痛无力，酒下；产后寒热如疟，脐肠作痛，米汤下，桂枝汤亦可；产后中风，牙关紧急，半身不遂，失音不语，童便和酒下；产后大便秘，心烦口渴，童便、酒化下，薄荷自然汁亦可；产后痢疾，月未满食冷物，与血相击，或有积，枣汤化下；产后身体百节疼痛，温米饮下；产后崩中漏下，盖是伤酸物，状如鸡肝，脊背闷倦，糯米秦艽汤下，桂枝汤下亦可；产后食热面，壅结成块，四肢无力，睡后汗出不止，月水不调，久成骨蒸劳，童便和酒下；产后呕逆虚胀，酒下；产后赤白带下，秦艽同糯米煎汤下。

涌泉散　因气奶汁少。

瞿麦穗　麦门冬去心　王不留行　紧龙骨　穿山甲炮黄，各等分

上为细末。每服一钱，热酒调下。先食猪蹄羹，后服药，以木梳左右乳上梳三十余下，日三服。

漏芦散　乳妇气脉壅塞，乳汁不行。

漏芦二两半　蛇退炙，十条　瓜蒌十个，烧存性

上为细末。每服二钱，温酒调下，仍食猪蹄羹以助之。

胜金丹　吹乳。

用百齿霜，即梳上发垢是也，丸如梧桐子大，黄丹为衣。每服三丸，倒流水送下。服后，如患左乳左卧，右乳右卧，温覆出汗。倒流水者，取水倾屋上，流下是。

瓜蒌散　乳痈奶劳。

瓜蒌一个，去皮，焙　甘草生，三钱　乳香一钱，另研　当归酒浸，焙，半两　没药二钱，另研

上用无灰好酒三升，于银石器内慢火熬取一升清汁，分作三服饮之。

一方　产后生肠不收。

用枳壳二两，去穣，煎汤温浸，良久即收。

一方　子宫不收。

荆芥穗　藿香叶　臭椿皮

上为末。煎汤熏洗，子宫即收。

一方

用五倍子、白矾为末，温汤泡洗。

一方

用蓖麻子捣，涂顶心，吸入即洗去药。

一方　治妇人阴冷。

用茱萸入牛胆中，令满，阴干百日。每取二十粒，研碎，帛裹内阴中，良久如火热。

一方 产后阴肿痛。

用桃仁，去皮尖，细研，四五次抹之。

一方 产后用力大过，阴门突出。

用四物汤煎熟，入龙骨末少许，空心连进二服，用麻油和汤熏洗。

一方 阴中生茄。

用茄根烧灰，为细末。香油调搽于纸上，安在内。

活　幼<small>附豆疹</small>

人参羌活散 治小儿惊风痰热。

川独活　羌活　柴胡　川芎　白茯苓　人参　甘草各一两　前胡　地骨皮　桔梗　天麻酒浸，炒，各半两　枳壳一两，去穰，麸炒　半夏四两，汤泡七次

上每服水半钟，姜一片，薄荷一叶，枣半枚①，煎服。疮疹未发之先，可服此药。

祛风羌活散 散风邪，止惊搐，退肌热。

羌活　粉草　天麻生　茯苓　川芎各二钱　荆芥穗　白僵蚕炒　白术　白附子炮，各一钱　桔梗二钱半　防风一钱半　全蝎半钱，去刺，炒　朱砂五分　天南星一字，炮熟

上为细末。薄荷汤调下。如伤风鼻塞流涕，葱白汤下；喘嗽气促，桑白皮汤调下；若常服，白汤亦可。

进食散 进食神效。

白扁豆微炒　石莲肉炒，去心　人参焙，各一分　茯苓一钱半　神曲二钱，炒　甘草炙　白芷　木香　黄芪蜜水涂炙，各一钱

上为细末。每服婴孩一字，二三岁半钱，四五岁一钱，用水

---

① 枚：原作"枝"，形近致误，据义改。

半钟，生姜一片，枣子半枚，煎十数沸，调末服之。

升麻葛根汤 时气瘟疫，头疼发热，身体烦痛，豆疹未发之先宜服此药。

升麻　赤芍药　甘草各十两　葛根十五两

上每服①水一钟半煎，热服。

惺惺散 风热疮疹，伤寒时气，头疼壮热，目涩多睡，咳嗽喘满，鼻塞流涕。

人参　细辛　瓜蒌根　茯苓　白术　甘草　桔梗各等分②

上每服③水一钟，薄荷三叶，同煎，温服。如要和气，加生姜煎服。一方加防风、川芎。

人参生犀散 解时气寒壅，咳嗽痰喘，心忪惊悸，脏腑或秘或泻及一切风热。

前胡七钱　杏仁去皮尖，麸炒　桔梗各二钱　人参三钱　甘草炙，二钱

上每服水一钟煎，食后温服。

导赤散 小便赤涩，脐下满痛。

木通　甘草生　生地黄各等分

上每服水一钟，竹叶三皮，同煎，温服。

泻脾散 脾热目黄，口不吮乳。

甘草炙，二钱　石膏半两　山栀仁三钱　防风一两　藿香七钱

上和匀，用蜜、酒微炒，每服水一钟煎，温服。

泻白散 治肺热盛。

桑白皮炒黄　地骨皮各一两　甘草炙，半两

---

① 每服：《太平惠民和剂局方》卷十作"为粗末，每服三钱"。

② 等分：《太平惠民和剂局方》卷十作"一两半"。

③ 上每服：《太平惠民和剂局方》卷十作"上件同杵，罗为末，每服一钱"。

上每服水一钟，入粳米百粒，同煎，食后温服。

人参地骨皮散　虚热潮作及伤寒壮热余热。

人参　知母　赤茯苓去皮　柴胡　甘草炙　地骨皮　半夏汤泡七次，各等分

上每服水一钟，生姜三片煎，温服。

生犀散　骨蒸肌热瘦悴，颊赤口干，日晚潮热，夜有盗汗，五心烦热。

生犀锉末，二钱　地骨皮　赤芍药　柴胡　干葛各一两　甘草炙，半两

上每服水一钟煎，食后温服。

异功散　吐利不思饮食及虚冷，先服此药，以正其气。

人参去芦　茯苓去皮　白术　甘草炙　陈皮各等分

上每服水一钟，生姜二片，枣子二枚煎，食前温服。

真珠天麻丸　惊风痰热壅盛及撮口。

南星炮　天麻炮　白附子炮，各一钱　巴霜十七枚，去油　全蝎炮　滑石一钱半　防风　半夏姜汁炒，各一钱

上为细末，面糊丸如小豆大，百草霜为衣。每服五六十丸，淡姜汤送下。

小抱龙丸　伤风瘟疫，身热昏睡，气粗喘满，痰实壅嗽，及惊风，潮搐，中暑。

天竺黄一两　雄黄七钱　朱砂五钱　麝香一钱，另研　南星四两，腊月酿牛胆中，阴干百日

上为末，甘草膏子和丸如皂角子大。每服一丸，温水化下。

助胃膏　冷气入胃，呕吐不已。

干山药　藿叶各二两　甘草炙，五钱　橘皮去白，五两　砂仁　白茯苓去皮　白术　官桂各一两　人参　木香　丁香　肉豆蔻　白豆蔻各五钱

上为细末，炼蜜丸如芡实大。米汤化下，一岁一丸。

肥儿丸　消疳进食。

黄连一两五钱　神曲一两，炒　麦芽六钱　木香二钱　肉豆蔻
使君子肉　槟榔各五钱

上为末，面糊丸如粟米大。每服七十丸，空心米饮送下。

五疳消食丸　消疳进食。

麦芽炒　橘皮各四钱　黄连　芜荑仁　草龙胆去芦　使君子肉，
各二钱

上为末，面糊丸如绿豆大。每服三十丸，米汤送下。

至圣保命丹　胎惊吊腹，目睛上视，手足抽搐，角弓反张，
痰盛，急慢惊风。

全蝎十四枚，去毒　防风五钱　白附子炮　南星炮　蝉蜕去土
僵蚕直者，各一两　天麻五钱　朱砂　麝香各一钱　金箔十片

上为末，后入朱砂、麝香和匀，以粳米饼为丸如芡实大。每
服一丸，金银薄荷煎汤化下，急者二丸。

玉饼子　吐泻惊疳，乳食不消，肚胀，潮热，咳嗽，急慢惊
风及痢疾。

半夏大者，十二个　巴豆五十粒，去壳，另研　滑石　寒食面各
一两

上为末，滴水丸如绿豆大，捏作饼。每服五七饼或十一饼，
姜汤送下，自宜加减。

一方　治癫痫、心风诸疾。

用甘遂末一钱，猪心一个，取三管头血三条，和甘遂末，将
猪心批作两片，以药入在内，用线缚定，外以纸包裹，水湿，于
文武火内煨熟，不可过度。除纸将药细研，次入辰砂末一钱，和
匀，分作四丸。每服一丸，猪心煎汤化下。如再服，别取猪心煎
汤下。

一方 口噤牙关不开，诸药不效者。

用天南星末一钱、脑子少许，研匀，用纸蘸生姜自然汁，揾药于左右大牙跟上，搽之便开。

夺命散 急慢惊风，痰潮壅滞，塞于咽间，命在须臾者。

用青礞石一两、焰硝一两，同入砂锅内，以白炭火煅，令通红，须硝尽为灰，候冷如金色取出，研为细末。每服一钱，急惊风痰发者，薄荷自然汁入蜜调服；慢惊脾虚者，以青州白丸子同前药末再研，以稀糊入熟蜜调下。

青珠丸 急慢惊风，痰热往来。

天麻　半夏　南星　白附子　川乌各一钱　干蝎头尾全，七个　僵蚕七个　青黛一钱　羌活二钱　朱砂一钱，为衣

上同研，入巴豆七粒，去油，研匀，面糊为丸如黍米大。每服五丸，金银薄荷汤下。如惊睡，泻得青色是惊积，白色是疳积，赤色是热积。

安神散 治搐搦。

用全蝎四个塘水浸一宿，南星大者一个，开一穴，入蝎在内，以南星末盖其口，用面裹，火煨令赤色，取出放地坑一宿，去南星，用蝎，为末。每服一字，磨刀水调下。

天竺黄散 凉膈退潮热。

天竺黄七分　大黄　蝉蜕各三分　白僵蚕二分，去丝　川羌活全蝎去毒　甘草各五分

上为细末。每服一钱，麦门冬煎汤调下。

辰砂汤 退虚①热，和胃进饮食，去心惊邪热。

白芍药　人参　甘草炙，各一钱　茯苓一②钱半　朱砂五分　石

---

①　退虚：原作"壮"，据《丹溪心法附余》卷二十二改。
②　一：原文漫漶，据《丹溪心法附余》卷二十二补。

莲肉五钱

上为末，次入朱砂研匀。每服五分，薄荷汤调服。

甘露饮　解五毒，治烦热。

寒水石　石膏各一两　甘草半两，炙

上为末。如解诸毒气，用生姜自然汁调服；伤寒时气，作热发狂，新汲水滴姜汁调服。

清凉散　潮热，心气不和。

人参　茯苓各一钱　辰砂少许　牙硝一钱　脑　麝各一字

上为细末。以麦门冬煎汤调下，薄荷蜜汤亦可。

黄芪散　浑身盗汗。

黄芪　牡蛎各五分　甘草三钱

上每服水一钟，入浮麦一钱，同煎，温服。

犀角散　虚风有涎，胃气弱，或吐乳，喉中作声。

酸枣仁　麦门冬去心　人参　白附子　茯苓各二钱　朱砂一钱

上为细末。每服半钱，磨犀角汤下，日二服。此药压惊退热，安心定神。

吊藤丸　蟠肠气痛不可忍者。

乳香　没药　木香　姜黄各一钱　木鳖子三个，去壳，研

上为末，炼蜜丸如绿豆大。用吊藤煎汤化下。如慢惊啼叫，良久不声者，亦宜服。每服十丸，大人三四十丸。

一方

用阿魏一钱化水，以莪术半两浸一宿，慢火煨干，为末。每服一钱，紫苏汤调下。

木香散　蟠肠气痛等疾。

木香　舶上茴香　川楝子制，各半钱

上为末。每服一钱，干姜汤调下，米饮亦可。

内救散　调气，进食，止泻。

木香　人参　白术　茯苓　甘草　茯神各等分

上为末。每服一钱，米饮调下。

人参沉香散　治胃气虚。

人参　木香　白术　沉香各五钱　茯苓二两　甘草　白芷各三钱

上为末。每服一钱，米饮调下。呕吐，藿香汤下。

茴香丸　蟠肠内吊，腹痛夜啼，脏腑雷鸣，下泄气息，内外肾吊上。

茴香　木香　槟榔　川楝子　萝卜子各一钱　破故纸半两　肉豆蔻二个　大附子一个，炮，只用半钱

上每服量大小加减，水一钟，入盐少许煎，温服。

黄连丸　治疳疾。

黄连半两　芜荑去皮　使君子去壳，半两，净，先研

上为末，用雄猪胆丸如绿豆大。每服二十丸，米饮空心送下。

芦荟丸

芦荟半两　使君子焙　三棱生　石榴皮焙　草龙胆生，各五分
苦楝根焙，少许

上为细末，面糊丸如萝卜子大。每服五丸，量大小加减，米饮送下。疳热，麦门冬汤下。

一方　胎痫惊风。

用全蝎一个，以生薄荷叶裹之，以线扎定，火上炙燥，为末，入麝香、朱砂少许。麦门冬汤①调下。

布袋丸　治诸疳疾，面黄腹大，饮食不润肌肤。

夜明砂拣净　芜荑炒，去皮　使君子肥白者，微炒，去皮，各二两
白茯苓去皮　白术无油者，去芦　人参去芦　甘草　芦荟细研，各半两

上为细末，汤浸蒸饼和丸如弹子大。每用一丸，以生绢袋盛

---

① 汤：原脱，据上文例补。

之，次用精猪肉二两，同药一处煮，候肉熟烂，提起药，于当风处悬挂，将所煮肉并汁令小儿食之。所悬之药，第二日仍依前法煮食，只待药尽为度。

六神丸　治诸疳。

木香湿纸裹，炮　黄连去须　神曲炒　川楝子肉　芜荑　麦蘗炒，各等分

上为细末，以雄猪胆蒸熟为丸如麻子大。每服三四十丸，量大小加减，米饮送下。

肉枣丸　因疳而疮，侵入口鼻。

用肉枣两枚，去核，入青矾如核大在内，以火煅存性，为末，入麝香少许，清油调涂。

煮肝散　疳眼翳膜，羞明不见物。

夜明砂　蛤粉　谷精草各一两

上为末。每服一钱，五七岁以上二钱。用雄猪肝如匙大一片，批开，糁药在内，摊匀，以麻扎定，米泔水半碗煮肝熟，捞出肝，倾汤碗内，熏眼；分肝作三次嚼食，仍用肝汤咽下，日二服，不拘时。如大人雀目，空心服，至夜便见物。如患月久不效，日作二服见效。

六味三棱丸　五六个月小儿未吃谷食，有癖积者。

莪术煨　三棱煨　神曲炒　麦蘗炒　青皮　陈皮各等分

上为细末，清面糊丸如绿豆大。每服三十丸，白汤下。

三棱煎丸　饮食过多，痞闷疼痛，食不消化，久而成癖。又治妇人血积，血块，干血气，经闭。

莪术黑角者　三棱各一两，二味湿纸包煨　大黄去皮，八两

上为末，先以大黄银石器内以好醋渍，令平，慢火熬微干，入二味，和丸如绿豆大。每服十丸至二十丸，食后温白汤送下，虚实加减。大人服，如梧桐子大，每服四十丸。

塌气丸　中满下虚，小腹胀满，虚损者。

陈皮　萝卜子炒，各半两　木香　胡椒各三钱　草豆蔻去皮　青皮各五钱　蝎稍去毒，一钱半

上为末，面糊丸如麻子大。每服十丸，桑白皮汤下，日三服。若大人服，如梧桐子大，每服四十丸。

肥儿丸　蒸热，腹胁胀满，面色痿黄，饮食迟化，大小便涩。

麦蘖炒　川黄连　大芜荑　神曲炒　胡黄连各半两

上为末，以雄猪胆汁丸如麻子大。每服三十丸，食前米饮送下。乳母忌食酒面生冷。

如圣丸　冷热疳泻。

胡黄连　川黄连　芜荑　使君子各一两，去皮　麝香五分，研　干虾蟆五个，锉碎，酒熬成膏

上为末，以虾蟆膏子丸如麻子大。每服一二十丸，人参汤送下。

豆蔻香连丸　冷热泄泻赤白，阴阳不调，腹痛胀鸣。

黄连炒，二钱　南木香　肉豆蔻各一钱

上为末，粟米饭丸如米粒大。每服一二十丸，米饮送下，日夜四五服或七八服，不可间断。

小香连丸　冷热腹痛，水谷痢，滑肠。

黄连半两　木香　诃子肉各一钱

上为末，以粟米饭丸如绿豆大。米饮下，每服十丸至三五十丸，食前频服。

赤石脂散　因痢后肛门不收。

赤石脂　伏龙肝各一钱

上为末，搽肠头上，每日三次搽之。

白术丁香丸　水泻脾虚，饮食不进，水谷不化。

白术不油者，二钱半，泔水浸半日，切，焙　半夏钱半，汤泡七次

丁香半钱，微炒

上为细末，用生姜自然汁煮糊为丸如梧桐子大。十岁上下可服二十五丸，七八岁二十丸，五六岁十四五丸，二三岁十丸，周岁五七丸，用姜汤或米汤无时送下，一服不止，日进二服。新泄一服见效，旧泄三服即止。

雄黄丸　诸般咳嗽，盐醋等喃，兼治大人。

雄黄五钱　半夏一两　人言明者　明矾　巴豆另研，各三钱

上①用明矾火化开，入信末同枯干，再研为末，再炒成砂，同前②药为末，和匀，面糊丸如粟米大。每服三十丸，大小加减，临睡桑白皮汤冷送下，或冷茶汤亦可。

一方　治走马火丹。

用景天，一名慎火草，一名仙指甲，不拘多少，捣烂取汁，涂之即效。

一方　治夜啼。

用蝉蜕二七枚，全者去大脚，入朱砂一字，同为末，蜜丸，令小儿咙之。

五倍子散　头疮、胎毒等疮。

五倍子　白芷各一两　花椒　黄丹各五钱　枯矾一钱

上为细末，疮湿，干糁；疮干，香油调搽。

羊蹄散　顽癣久不差者。

白矾半两　羊蹄根四两　黄丹少许

上擂烂，入米醋半盏，调匀，候癣极痒搽之，至疼即止，隔日洗去再搽。

---

① 上：疑作"先"。
② 前：原作"煎"，据《袖珍小儿方》卷四改。

豆　疹①

《小儿豆疹方论》乃太医局良医陈文中所著也，造理精详，主治有叙。备述初原之禀受，发明变证之幽微，祖授秘传家藏经验，使后之治者庶不至于迷津，所患婴孩遂得跻乎寿域，于是重录豆疹受证之由、豆疹治法、已效名方，次第开列于后。

论豆疹受病之由

夫小儿在胎之时，乃母五脏所养成形也。其母不畏禁忌，恣意所欲，加添滋味，好啖辛酸，或食毒物，其气传于胎胞之中，所以小儿在胎胞之时，受得此毒，名曰三秽液毒。今疮疹者，是三秽液毒所出也。一者五脏六腑秽液之毒，发为水疱疮；二者皮膜筋肉秽液之毒，发为脓水疱疮；三者气血骨髓秽液之毒，发为脓血水疱疮。三毒既出，发为疹豆疮也。子母当须慎口，即不可食葱韭薤蒜、酒醋盐酱、獐兔鸡犬、河海虫鱼等物。世俗未晓，将为发举，往往不顾其后，误伤者多矣。

论豆疹治法

凡小儿疮疹未出已出之间，有类伤寒之状，其疮疹病证自然憎寒壮热，身体疼痛，大便黄稠，此乃是正病也，若无他疾，不宜服药。

凡疗疮疹，先分表里虚实，若虚实不分，则无所治。如表里俱实者，其疮易出易靥也；如表实里虚者，其疮易出难靥也。

凡初觉豆疮，可用胡荽酒绕房喷之，以辟秽浊之气，则豆疮易收。又急取干胭脂，用蜜调涂儿两眼眶，则豆疮不入眼内。

若豆疹已出未出之时，或泻渴，或腹胀，或气促，谓之里虚，

---

① 豆疹：同"痘疹"。

速与十一①味木香散治之，以和五脏之气。

若豆疹已出未愈之间，其疮不光泽，不起发，根窠不红，谓之表虚也，速与十二味异功②散治之，以表六腑之气。

若疮疹已出未愈之间，其疮不光泽，不起发，根窠不红，或腹胀，或泻渴，或气促，是表里俱虚也，速与十二味异功散送下七味豆蔻丸治之，以助五脏六腑表里之气。

若才觉伤风身热，未明是与不是疮疹，便宜发散，可服四味升麻葛根汤。

若疮疹始出一日至五七日之间，虽身热，或腹胀足稍冷者，或身热泄渴者，或身热惊悸腹胀者，或身热汗出者，皆不宜服升麻葛根汤，已上四证，宜服十一味木香散治之。

若疮疹始出一日至十日，浑身壮热，大便黄稠，是表里俱实也，其疮必光泽，起发肥满，易靥而不致损伤也。

若豆疮已出，发热口干，烦渴不止者，切不可饮冷水，亦不可食蜜及红柿、西瓜等冷物，又不可妄投清凉饮、消毒散等药，恐冷气内攻，湿损脾胃，则腹胀喘闷，寒战咬牙，则难治。咬牙者，齿槁③也，乃血气不荣，不可妄作热治之。

若豆疮虽出不快，皆言毒气壅盛，妄谓其热，以药宣利解散，致令脏腑受冷，荣卫涩滞，则气血不能冲贯皮肤肌肉，其疮不得起发，不得充满，不得结实，不能成痂，故多痒塌，烦躁喘渴而死，皆因宣利解散之过也，纵得其生，而必罕矣。

若泻水谷，或泻白色，或泻淡黄色者，煎十一味木香散送下七味肉豆蔻丸治之，如泻止住服，不止者多服。

---

①　一：原作"二"，据《小儿痘疹方论》改。
②　功：原作"攻"，据《小儿痘疹方论》改。下同。
③　槁：原作"桥"，据《小儿痘疹方论》改。

若泻频多，津液内耗，血气不荣，其疮虽是起发，亦不能靥也。如身温腹胀、咬牙喘渴者，难治。缘水谷去多，津液枯竭而欲饮水不止者，荡散真气，故多死矣，速与十一味木香散救之。不愈者，十二味异功散治之。

若四五日不大便者，可用肥嫩猪膘一块，以淡白水浸，火煮软熟取出，切如豆大，或皂子大，与小儿食之，令脏腑滋润，使疮痂易落，百无滞碍。切不可妄投宣药，恐内虚，疮毒入于里，伤儿真气。

若六七日身壮热，不大便，其脉紧盛，与三味消毒散，微得利即住。

若小儿神气软弱，疮疹自初出两三日至十三日，当忌外人，恐有卒暴风寒、秽恶之气触儿疮疹。

若身反发热烦渴者，宜服六味人参麦门冬散治之。如不愈者，只服七味人参白术散。

若豆疮欲靥已靥之间，忽不能靥，腹胀烦渴者，不可与水蜜。若饮者，转渴而死，急煎十一味木香散救之。

若豆疮欲靥已靥之间，头温足指冷，或腹胀泻渴气促者，不可与水蜜。若饮者，即死，急煎十二味异功散救之。

若十日至十一日当靥不靥，其身不壮热，闷乱不宁，卧则哽气，烦渴咬牙，急煎十二味异功散，更加木香、当归以救阴阳表里。若与水蜜、西瓜等冷物，食之速死。

若十二日十三日疮痂已落，其疮瘢犹黯，或凹或凸，肌肉尚嫩，不可澡浴，亦不宜食炙煿物，又不宜食五辛、五味并有毒之物，恐热毒熏于肝膈，眼目多生翳障。若不依此禁忌，必为小儿终身之患，用两味谷精草散治之。

若豆疮已靥①，其痂欲落不落，烦渴不止，切不可与水蜜、西瓜、红柿等冷物食之。若食之，转生焦渴，或头温足冷，或腹胀，或时泻，或咬牙，以致难愈，速与十一味木香散救之，即瘥。

若身壮热，经日不除，则无他证，以六味柴胡麦门冬散治之，热退住服。如不愈，只服七味人参白术散治之。

若身壮热，大便坚实，或口舌生疮，咽喉肿痛，皆是疮气余毒未尽，以四味射干鼠粘子汤治之。如不愈者，以七味人参白术散主之。

若风热咳嗽，咽膈不利，三味桔梗甘草防风汤治之。如不愈者，以七味人参白术散主之。

若涕唾稠黏，身热鼻干，大便如常，小便黄赤，以十六味人参清膈②散治之。如不愈，只服七味人参白术散，立效。

若痰实壮热，胸中烦闷，大便坚实，卧则喘急，以五味前胡枳壳汤治之。

若豆疮首尾，不宜与水吃，少与冷熟汤则可，若误与之，疮靥之后，其痂迟落，或身生痈肿。若针之，成痏蚀疮，血水不绝，甚则面黄唇白以致难愈者，何也？盖脾胃属土，外主身之肌肉，只缘饮水过多，湿损脾胃，搏于肌肉，其脾胃肌肉虚则津液衰少，津液少则荣卫涩滞，荣卫涩滞则气血不能周流，凝结不散，故疮痂迟落而生痈肿也。

若微作渴者，以六味人参麦门冬散治之。如不愈者，只服七味人参白术散主之。

若身热大渴，以七味人参白术散治之。如不愈者，只服十一味木香散治之。

---

① 已靥：原作"靥已"，据《小儿痘疹方论》乙正。
② 膈：原作"凉"，据《小儿痘疹方论》改。

若腹胀渴者，或泻渴者，或足指冷渴者，或惊悸渴者，或身温渴者，或身热面㿠白色渴者，或寒战渴不止者，或气急咬牙渴者，或饮水转渴不止者，以上九证，即非热也，乃脾胃肌肉虚，津液衰少，故也宜服十一味木香散治之。如不愈者，更加丁香、官桂多煎服，丁香攻里，官桂发表，其表里俱实，而疮不致于痒塌、喘渴死矣。

若豆疹已靥未愈之间，五脏未实，肌肉尚虚，血气未得平复，忽被风邪搏于肤腠之间，则津液涩滞，故成疳蚀疮也，宜用雄黄散、绵茧散等药治之。久而不愈者，溃骨伤筋，以致杀人。

凡斑驳疹毒之病，俗言疹子，是肺胃有热也，其肺胃蕴积热毒，或以时气所作，熏发于皮肤，状如蚊蚤所咬，故赤斑遍体也。凡发赤斑者十生一死，发黑斑者十死一生，难治。

凡豆疮，或误抓成疮，脓血淋漓，缘血气衰，肌肉虚故也，切不可用新牛粪烧灰贴之，其臭秽反触其疮，宜用败草散治之，仍服十一味木香散加丁香、肉桂煎服。

黄帝问曰：饮有阴阳，何也？好饮冷者，冰雪不知寒；好饮热者，沸汤不知热。岐伯对曰：阳盛阴虚，饮冷不知寒；阴盛阳虚，饮汤不知热。治之何如？故阳盛则补阴虚，用木香散加丁香、官桂治之；阴盛则补阳虚，用异功散加木香、当归，每一两药共加一钱。异功散能除风寒湿痹，调和阴阳，滋养气血，使豆疮易出易靥，不致痒塌。木香散性温平，能和表里，通行津液，清上实下，扶阴助阳之药也，善治小儿腹胀泻渴，其效如神，不能尽述。大抵天地万物，遇春而生发，至夏而长成，乃阳气熏蒸，故得生成者也。今疮疹之病，脏腑调和，则血气充实，自然易出易靥，盖因外常和暖，内无冷气之所由也。

凡豆疮五不治：一痒塌寒战不止者，二紫黑色喘渴不宁者，三灰白色陷顶腹胀喘渴者，四头温足冷闷乱饮水者，五咬牙气促泄泻烦渴者，皆难治。

若豆疮已出七日之间，其疮不光泽，不起发，根窠不红，痒塌抓搔，谓之表虚也，可随证服药。盖脾主身之肌肉，肺主身之皮毛，今豆疮出，是肌肉皮毛受其证也，治法先当调和脏腑，滋养血气，使脾不虚而肺不寒，表里冲和，其疮自然易出易靥也。故经云：表病里和，不治而自愈也。今具形证于后：

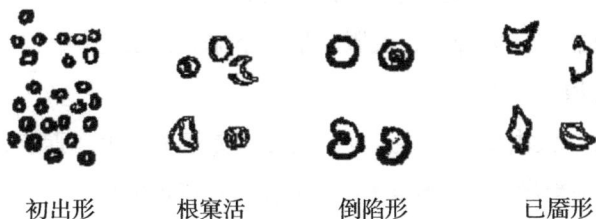

初出形　　根窠活　　倒陷形　　已靥形

轻者：作三次出，大小不一等，头面稀少，眼中无，根窠红，肥满光泽。

重者：一齐并出，如蚕种，稠密，泻渴，灰白色，头温足冷，身温腹胀。

轻变重：犯房事，不忌口，先曾泻，饮冷水，饵凉药。

重变轻：避风寒，常和暖，大便稠。

治豆疹已效名方

葛根麦门冬散　治小儿热毒斑疹，头痛壮热，心神烦闷。

葛根　麦门冬去心，各三钱　人参去芦，二钱　石膏半两　川升麻二钱　甘草　茯苓各二钱　赤芍药一钱

上每服水一大钟煎，温服，量大小增减服之。

生地黄散　治斑驳疹毒，身热口干，咳嗽心烦。

生地黄半两　麦门冬去心，七钱　杏仁汤浸，去皮　款冬花　陈皮各三钱　甘草二钱半，炙

上每服水一大钟煎服，量大小加减服之。

惺惺散　风热疮疹，时气，头痛壮热，目涩多睡，咳嗽喘促。

桔梗　细辛去叶　人参去芦　甘草炙　白茯苓去皮　川芎　白术各一两

上每服水一大钟，入薄荷叶五皮，生姜三片，同煎，温服，量大小加减服之。

升麻葛根汤

白芍药　川升麻各一两　甘草　葛根各一两半

上每服水一大钟煎，温服，量大小加减服之。

木香散十一味

木香　大腹皮　人参去芦　桂心　赤茯苓去皮　青皮去穰　前胡去芦　阿梨勒去核　半夏姜制　丁香　甘草各三钱

上每服水一大钟，生姜三片同煎，空心温服，量大小加减服。

异功散十二味

木香　当归各二钱半　官桂去粗皮　茯苓去皮　白术各二钱　人参去芦　厚朴姜炒　肉豆蔻　丁香各二钱半　半夏姜制　附子炮，去皮，各二钱半　陈皮二钱半

上每服水一大钟半，生姜五片，肥枣三枚，同煎，空心温服，三岁作三次服，五岁二次服，一周两岁作三五次服，量大小加减。

肉豆蔻丸七味

木香　缩砂仁各二钱①　白龙②骨　诃子肉　肉豆蔻各半两　赤石脂　枯③白矾各七钱半

上为末，稠面糊丸如黍米大。一岁服三五十丸，三岁服百丸，米饮下。泻甚者，煎④异功散吞下。泻不止，多服。

---

① 二钱：原文漫漶，据《小儿痘疹方论》补。
② 白龙：原文漫漶，据《小儿痘疹方论》补。
③ 枯：原文漫漶，据《小儿痘疹方论》补。
④ 煎：《小儿痘疹方论》此下有"木香散或"四字。

人参麦门冬散

麦门冬去心，一两　人参去芦　甘草炙　陈皮　白术　厚朴姜
炒，各半两

上每服水一大钟煎，温服，量大小加减服之。

消毒散

牛蒡子四两，炒熟　荆芥穗　甘草炙，各一两

上每服水一大钟半煎，温服，量大小加减服。

柴胡麦门冬散

柴胡　甘草炙　人参去芦　黑参各二钱半　龙胆草一钱半　麦门
冬去心，三钱

上每服水一大钟煎，温服，量大小加减服之。

射干鼠粘子汤四味

鼠粘子四两，炒香　甘草炙　升麻　射干各一①两

上每服水一大钟煎，温服，量大小加减服之。

桔梗甘草防风汤

桔梗　甘草炙　防风各等分

上每服水一大钟煎，温服，量大小加减服之。

人参清膈散

人参　柴胡　当归　芍药　知母　桑白皮　白术　黄芪　紫
菀　地骨皮　茯苓　甘草　桔梗各一两　黄芩半两　石膏　滑石各
一两半

上每服水一大钟，生姜三片同煎，温服，量大小加减。

前胡枳壳汤

前胡一两　枳壳　赤茯苓　大黄　甘草炙，各半两

上每服水一大钟煎，温服，量大小加减。如身温脉微并泻者，

---

① 一：原脱，据《小儿痘疹方论》补。

不可服。

人参白术散 豆疮已靥，身热不退，此药清神生津，除烦止渴。

人参 白术 藿香叶 木香 白茯苓 甘草各一两 干葛二两

上每服水一大钟煎，温服。如腹胀泻渴，足指冷者，只服十一味木香散。

韶粉散 豆疮才愈，而毒气尚未全散，疮痂虽落，其瘢犹黯，或凹凸肉起，当用此药涂之。

韶粉一两 轻粉一钱

上和研匀，入炼过猪脂油，调和如膏，薄涂疮上。如豆疮欲落不落，当灭瘢痕。

一方

用羊胫骨髓一两，入轻粉一钱，研成白膏，以瓷盒盛之，涂疮上。如豆疮痒甚，俱搔成疮，及疮痂欲落不落，用上等白蜜涂之，其痂落，亦无紫黑瘢痕。

雄黄散 因豆疮牙龈生痒蚀疮。

雄黄一钱 铜碌二钱

上同研极细，量疮大小，干糁其上。

绵茧散 因豆疮身体肢节上有痒蚀疮，脓水不绝者。

用出蛾绵茧不拘多少，以生白矾捶碎，入绵茧内，令满，以炭火烧，令白矾汁尽出，方取研细，干内痒疮口内。

谷精草散 豆疮已靥，眼目翳膜，遮障瞳人，或瘾涩泪出，久而不退。

谷精草一两 生蛤粉二两

上为末，用雄猪肝一叶，以竹刀批作片子，糁药在内，以草绳缚定，入瓷器内慢火水煮熟，食之。

参①汤散 治水豆。

地骨皮半分，炒 麻黄一分，去节 甘草炙，半分 人参一分 滑石半分 大黄一分，湿纸裹煨 知母 羌活各一分 甜葶苈一分，用纸隔炒

上为末。每服水一小钟，入小麦七粒同煎十数沸，服。

四圣散 豆疮出不快，倒靥，或小便赤色，余热不除。

紫草 木通 甘草炒 黄芪 枳壳去穰，炒，各等分

上每服水半钟煎，温②服，量大小加减。

败草散

用盖屋多年烂草，或盖墙烂草亦可，其草经霜露，感天地阴阳之气，善解疮毒，其功不能尽述。取草不以多少，晒干或焙干，为末，干贴疮上。若浑身疮破，脓水不绝，粘黏衣裳，难以坐卧，可用二三升摊于席上，令儿坐卧，其效如神，仍服木香散加丁香、官桂同煎服。

四灵散 豆疮不出，黑陷欲死者。

用人、猫、猪、犬粪各一般多，四物预先于腊八日早晨日未出时，贮于销银砂罐内，用炭火煅，令烟尽，白色为度。但是疮不快发、倒攧黑陷者及一切恶疮，每用一字，蜜汤调服，其效如神。

苍术散 治豆疮入眼。

苍术 干葛各一两 槐花 藁本 蛇蜕 防风 枸杞 白蒺藜各三钱 黄芩 川芎各半两 白菊花 木贼 甘草各二两 蝉蜕四钱 乳香 没药各半钱 硬石膏煅，半两

上为末。白水煎，食后服。加谷精草三钱半尤妙。

---

① 参：原作"麦"，据《小儿痘疹方论》改。
② 温：原作"湿"，形近致误，据文义改。

菊花散 豆疮入眼。

白菊花三两　绿豆壳　蜜蒙花　旋覆花　谷精草　甘草各一两

上为末。每服用干柿一枚，粟米泔一钟，煎干为度，取干柿食后服。

一方 治豆疮入眼。

蒺藜麸炒　甘草　羌活　防风各等分

上为细末。每服二钱，浆水调下，量大小加减服。

蝉菊散 豆疮入目，或病后生翳障。

蝉蜕去土净洗　白菊花各等分

上为末。每服①水一钟，入蜜少许同煎，乳食后温服，量大小加减服之。

痈疽诸疮

神仙活命饮 治痈疽发背、发脑、发髭、发胁，疔毒，骑毒肿，肚痈，腿痈，附骨痈疽，恶疮，恶漏疮，血块气②，面目手足浮肿，随病加减，并皆治之。

金银花一两五钱　皂角针一两　贝母去心　天花粉各四钱　当归尾　滴乳香　大黄各五钱　穿山甲用蛤粉炒黄，去粉，净　没药　木鳖子去壳　甘草　赤芍药各三钱　防风去芦　香白芷各二钱半　橘皮去白，一钱半

上每服白水一大钟半煎服。若人老及体虚者加生黄芪半两，若脏腑闭涩者服九宝饮，量病上下服之。

九宝饮

当归　白芷　甘草　瓜蒌　黄芩　生地黄　赤芍药　熟地黄

---

① 服：《朱氏集验方》卷九此下有"二钱"二字。

② 气：《丹溪心法附余》卷十六此下有"块"字。

川芎各等分

上每服水、酒各一钟半煎。随病上下，食前食后服之。

忍冬酒　痈疽发背初发，不问何处，或眉或颐，或头或项，或腰或胁，或手足及妇人乳痈，当服此药，神效。

忍冬藤五两，微捶碎，不可犯铁器　大甘草节一两，生用

上同入沙罐内，以水二碗文武火慢煎至一碗，入好酒一大碗，再煎数沸，去滓，分作三次温服，一日一夜吃尽。如病重，一日一夜要服两剂，候大小肠通利，则药力到。若无生藤，干者亦好。若取忍冬叶，研烂，入白酒少许，调和，敷疽疮四围，中留一口，泄其毒气。

千金内托散　治一切发背丁疮。

连翘二两二钱　黄芪一两半　厚朴　防风　桔梗各一两　川芎
白芷　芍药　官桂　甘草各一两　木香　没药各三钱　乳香三钱半
人参　当归各五钱

上为细末。每服三钱，好酒一大钟，煎三沸，和①相温服。忌油面、毒热之物。

五香连翘汤　治痈疽、瘰疬、恶肿。

沉香　乳香　甘草节生　木香各一钱　连翘　射干　升麻　独活　桑寄生　木通各三钱　丁香五钱　大黄一两　麝香一钱半

上每服水二钟，煎至一钟，空心热服。

渊然真人夺命丹②　专治疔疮、发背、脑疽、乳痈、附骨疽、一切无头肿毒、恶疮，服之便有头，不痛者，服之便痛，已成者，服之立愈。此乃恶证药中至宝，病危者，服之亦可矣，万无一失，不可轻易。

---

① 和：疑作"去"。
② 渊然真人夺命丹：《急救仙方》卷二"飞龙夺命丹"之异名。

蟾酥二钱，干者老酒化　血竭一钱　乳香　没药　铜绿　朱砂为衣，各二钱　轻粉半钱　胆矾　寒水石各一钱　雄黄三钱　麝香半钱　脑子半钱，无亦可　蜗牛二十一个，连壳用　蜈蚣一条，酒浸，炙黄，去头足

上为细末，将蜗牛研作泥，和前药为丸如绿豆大。若丸不就，以好酒煮面糊为丸。每服只二丸，先用葱白三寸，令病人嚼烂，吐于手心，男左女右，将丸子裹在葱白内，用无灰热酒三四盏送下，于避风处以衣被盖覆，约人行五里之久，再用热酒数杯以助药力，发热大汗出为度。如汗不出，重者，再服二丸，汗出即效，初觉者二丸即消；三五日病重者，再进二丸。如疔疮走黄过心者难治，汗出冷者亦死。如病人不能嚼葱，擂烂裹药，仍以热酒吞下。疮在上，食后服；疮在下，食前服。服后忌冷水、黄瓜、茄子、油面、猪羊杂肉、鱼、一切①发风疮毒等物，及妇人洗换狐臭，犯之难治。

诗曰

渊然真人急救方，独有此药治疮良。

一切恶疮并肿毒，服之不日自安康。

无为子题

赤芍药散　治一切恶疮、痈疽、丁肿，初觉不消，憎寒疼痛。

金银花　赤芍药各半两　大黄七钱半　当归　枳实　甘草各三钱　大瓜蒌一个

上每服水、酒各一钟，煎至一钟，不拘时温服。

玄参散　治痈疽肿痛，不进饮食。

玄参一两　升麻　射干　大黄各五钱　甘草二钱半

上每服水一钟半煎，不拘时温服。

---

① 切：原文残缺，据《急救仙方》卷二飞龙夺命丹补。

乳香护心散 治痈疽、发背、丁疮，预防毒气攻心。

绿豆粉四两 乳香一两 朱砂一钱

上为细末。每服二钱，浓煎甘草汤调下。

铁箍散 治诸般发背、疮疖、肿毒、杖疮。

用芙蓉花及叶晒干，为细末。以好醋调，敷贴患处。如杖疮赤肿，用鸡弹清调，贴，冷水亦可。

一方 治痈疽、发背、疔疮。

野红花即小蓟草 五叶草即五爪龙 豨莶草 大蒜一个

上擂烂，用好热酒一碗调汁，服之立效。

一方 治痈疽不破，不用针刀，一服即破。

用出蛾空茧一个，烧灰，以好酒调服，即破。切不可多用，若多用，疮口多，慎勿轻易。

一方 治发背、痈疽、恶疮、丁肿、疥癣及遍身生疮如蛇头。

用生白矾一两为末，黄蜡七钱镕开，和匀为丸如梧桐子大。每服十丸至二三十丸，不拘时米饮送下，温熟水亦可。如疮未破则内消，如已破则便合。若服金石药中毒，宜服此丸，最妙。欲治咳嗽化痰，用人参五味子汤临卧吞下。

一方 治痈疽、疔肿、恶疮及黄疸。

用茨菇连根同苍耳草等分捣烂，以好酒一钟，滤汁温服。若以干末，每服三四钱，温酒调服。

一方 治痈疽发背及无名肿毒。

饭姜石一斤，出淮安清河驿 野西瓜藤 茨菇箭各四两

上为细末，用鸡弹清调敷患处，如干，汲井华水勤扫，妙。

一方 治痈疽无头者。

用蜀葵花子一粒，新汲水吞下，须臾即破。如要多破，服二四粒，有验。

一方 治发背恶疮。

瓜蒌一个　金银花　皂角刺各一两　没药一钱　甘草　当归各半两

上每服以酒一碗煎，温服。如鼠粘子更佳。

一方

用五叶藤，即五爪龙，捣烂，敷患处，立差。

一方　治痈疽发背初起。

用蒜一片，厚二纸，置患处，以熟艾灸二七壮。

一方　治痈疽未溃。

用瓜蒌根、赤小豆等分，为末。以醋调，敷之。

一方　治发背、痈疽、丁疮、肿毒，吸出脓血恶水，此法甚佳。

用苦竹筒三五七个，长一寸，一头留节，薄削去青，随大小用之。以苍术、白蔹、乌柏皮、厚朴、艾叶、茶芽、白芨、白蒺藜等分，为粗末，将竹筒并前药水煮十数沸，药干为度，乘竹筒热，以手按上，紧吸于疮口上，候脓血水满，自然脱落，不然，用手拔脱。易换竹筒，如此三五次，其毒尽消。即敷生肌药，肉满后用膏药，即愈。

一方　治痈疽、肿毒、一切恶疮。

豨莶草一两　蚕茧七个，烧　乳香一钱

上为末。每服二钱，热酒调服。如毒重，连进三服，得汗妙。

一方

用蜂蜜同葱研为膏，先将疮口拨动，或见血，或不见血，将药涂在疮上，中留一孔，以帛缚定，如人行约五里，其疮觉疼，更待多时，其丁自出，然后敷生肌药。忌一切毒物。

一方　治痈疽肿毒。

用苍耳根茎叶烧灰存性，同干靛以醋和匀，涂上。干，易之，不过十余次，拔出其根。

一方

用多年锈铁丁焙干，刮去土泥，打下锈，炒红，细研。每服一钱半，酒调下，汗出为度。

一方

用景天草，一名慎火草，不拘多少，捣烂取汁，涂之。

生肌散　治痈疽疮毒，敛口生肉。

赤石脂　海螵蛸　龙骨各一两①　乳香　没药　血竭各二钱　轻粉一钱　朱砂　郁金　黄丹飞过　黄连　白芷各五钱

上为细末，掺疮口上，用灯心数茎，却用膏药贴之。

木香散　治疮口久不敛者。

木香　槟榔各一钱　黄连二钱

上为细末，掺疮上。如痛，加当归一钱。

一方　治一切肿毒、痈疽、疮，生肌肉。

用寒水石不拘多少以盐泥包裹火煅，黄丹少许水飞过，用皮纸抬于火上，烘干为度，研细末，掺疮上。

肺　痈

黄芪散　治肺痈。

用黄芪蜜炙，为细末。每服一大匙，食远，黄芪汤调服。

一方　治肺痈吐脓。

桔梗炒，一两半　甘草炙，半两

上每服水一钟半，煎，空心服，吐尽脓为效。

苦参丸　治肺毒头面生疮疥及大风疮，并皆治之。

苦参　荆芥穗各等分

上为细末，用皂角浓煎汁为丸如梧桐子大。每服五十丸，空

---

①　两：《丹溪心法附余》卷十六作"钱"。

心米饮吞下。

乳 痈

通和汤 治乳痈疼痛不可忍者。

穿山甲炮黄 川木通各一两 自然铜半两，醋淬七次

上为细末。每服二钱，热酒调，食远服之。

一方 治乳痈、无名肿毒初起。

用五叶藤不拘多少，生姜一块，好酒一碗，擂烂，去粗，热服，汗出为度，仍以粗敷患处。

一方

用新柏叶去枝梗①一握，洗净，以朴硝一勺，同入臼内杵之，旋加②清水，扭取自然汁半碗，先令病人饮三两口，仍用鸡翎蘸汁扫于患处，中间留一眼，四边频频扫之，其肿自消。

一方

用生地黄，擂汁涂之，一日三五次，立效。

热肿毒

拔毒散 治热毒丹肿，游走不定。

寒水石生 石膏生，各四两 黄柏五两

上为细末，用鸡弹清、香油、蜜和调敷之。

一方 治肿毒疼痛。

用白芷为末，水调敷之。

一方

用芙蓉叶晒干，同皂角少许，为末，水调敷之。

---

① 去枝梗：《济阴纲目》卷十四无此三字。

② 加：原作"如"，据《济阴纲目》卷十四改。

水澄膏　治热毒肿痛。

大黄　黄柏　郁金　白芨　大南星　朴硝　黄蜀葵花晒干，各一两

上为细末。每服二钱，以新汲水一钟半搅匀，候药澄底，去面上浮水，取药摊纸上，贴于肿处。如觉燥，津唾润之。若皮肤白色者，勿用。

针头散　治疮痒瞖①肿如木硬者。

蟾酥　麝香各一钱

上同研极细，以人②乳汁调和如泥，入瓷盒内盛，干不妨。每用少许，以唾津调，敷于肿处，更以膏③药贴之，主④毒气自出，不能为疮，虽成疮亦轻。

软青膏　治一切风热疮及小儿头疮。

巴豆七个　沥青　黄蜡　香油各五两　腻粉一钱

上先将沥青、香油、黄蜡熬，次入巴豆，不住手搅，候巴豆焦黑色，去巴豆，却入腻粉，令匀，放冷，敷疮上。

丁　疮

雷楔　一名紫金锭子，治丁疮、诸恶疮、肿毒。

续随子五两　川乌头　甘草各二两　蟾酥　雄黄　白矾各一两　麝香七钱半　辰砂一两五钱　片脑二钱　人言　轻粉各五钱　桔梗一两五钱　黄连一两三钱　白丁香三钱　巴豆四十九粒，去壳油心⑤

上各为细末，再入乳钵内，投蟾酥、巴豆同研匀，面糊丸成

---

① 瞖（xìng 兴）：肿起。《普济方》卷二百七十五作"焮"。
② 人：《普济方》卷二百七十五作"儿"。
③ 膏：《普济方》卷二百七十五无此字。
④ 主：《普济方》卷二百七十五无此字。
⑤ 心：《丹溪心法附余》卷十六此下有"膜"。

锭子，如指弹大，阴干。如遇诸疮，以井华水磨涂疮上，如干再①搽。

立马回丁②丹　治丁疮走簪不止。

金脚信　蟾酥　血竭　朱砂　没药各五分　轻粉　片脑　麝香各一字

上为细末，生草乌头汁为丸如麦子长大。用时将疮顶刺破，纳入一锭，第二日疮肿为效，以膏药贴之。

一方　治疔疮。

土蜂房一小窠，全　蛇蜕一条，全

上作一处，纳瓦器中，以黄泥封固，火煅存性，研为细末。空心酒调服一钱，少顷腹中大痛，痛止，其疮已化为黄水，仍服五圣散。

五圣散

大黄　生姜　金银花　甘草各一两　瓜蒌一个　皂角针二两

上用好酒一钟半，煎，温服。

一方　治诸般丁肿初发。

用苍耳草一大握，生姜四两，同研烂，入生头酒一碗，去粗热服，大汗即愈。

一方

用白芷一钱，生姜一两，同擂烂，热酒一碗调服，出汗立愈。

一方

用蝉蜕、白僵蚕为末，醋调涂四围，留口，候根出，拔去再涂，最妙。

蟾酥丹　治丁疮。

---

① 再：原作"在"，据《丹溪心法附余》卷十六改。
② 丁：《瑞竹堂经验方》卷五作"疔"。

蟾酥　黄丹　白面各等分

上研匀，丸如麦子大，针破其疮，以一粒内疮中。

一方　治疗肿欲死。

用菊叶一握捣烂取汁，灌入口即活。用根亦妙。

一方　治鱼脐丁疮。

用丝瓜儿、连须葱、韭菜同入石钵内捣烂，以热酒调服，以粗贴腋下。如病在左手贴左腋下，在右手贴右腋下，在左脚帖左胯，在右脚贴右胯，如在身中贴心脐，俱用绢帛缚定，候肉上红线处皆白则安。如有潮热，亦用此法，却令人抱住，恐颤倒难治。

一方

用蝉蜕为末，蜜水调半碗服之，及以津唾调搽疮上，即愈。

铁柱杖　治丁疮、发背、头风。

用草乌头不拘多少去皮净，为末，用葱白去须叶，捣烂为丸如豌豆大，以雄黄为衣。每服一丸，先将葱细嚼，热酒送下。或有恶心，吐三四口，用冷水一口止之，即卧，以被厚盖，汗出为度。

瘰疬

无比丸　治瘰疬。

白术　槟榔　防风　牵牛半生半熟　密陀僧　郁李仁泡，去皮　斑蝥糯米炒，各等分

上为末，面糊为丸如梧桐子大。每服二十丸，空心、临卧甘草槟榔汤送下。至一月后，觉腹中微痛，于小便中取下疬子毒如鱼眼大，已破者自合，未破者自消，有验。

一方

用斑蝥一两去翅足，以粟米一升，炒米黄色，去米，细研，入薄荷末四两，以鸡弹清丸如绿豆大。空心腊茶汤送下一丸，加

至五丸止，却每日减一丸，减至一①丸后，每日仍服五丸。

一方

用沥青、蓖麻子去壳同研成膏，先用葱椒汤洗疮净，以红绢摊膏贴患处。

一方

用石灰一块，自辰时晒至午时，将沥青捶细，杏仁四十粒，蓖麻子十四粒，同捣成膏，依前摊贴。

一方

用连翘、左缠藤各半斤，大甘草节四两，为末。每服一大匙，热酒调服，茶清亦可。忌一切热毒之物。

一方

用荆芥煎汤，待冷，洗疮净，拣黑紫处以针刺破，却用雄黄、樟脑为末，清油调搽三四次，候黄水出尽，仍取未见日蚯蚓粪如鸡弹大一块火内烧红，穿山甲九片或十一片微炙，为末，入乳香、没药少许，香油调搽，妙。

一方

梧桐子②一钱半　巴豆去皮油　皂角仁各一钱

上为末，于净室中，勿令人见，以不语唾调和，捻成锭子，如黄虫粪大，阴干。每用先刺开疮，入药一锭，已溃者就内入药，用纸封之，勿令透气，待脓③水出，或有硬块在内，挤出恶物，疮口自敛，即愈。忌生冷油腻、荤腥面物。

一方

斑蝥去头翅足　赤小豆　白僵蚕　苦丁香　白丁香　磨刀泥各

---

① 一：原作"四"，据《证类本草》卷二十二改。
② 子：原作"泪"，据《卫生易简方》卷八改。
③ 脓：原作"浓"，据《卫生易简方》卷八改。

等分

上为末。十岁已上每服一钱，二十岁已上服二钱，五更新汲水一盏调服，至辰①时见效。男子大便中，女人小便中，利赤白色二三次为效。当日服粥，不得食别物。忌油腻。患三四年者只一服，七八年者再一服。

一方

用白胶香一两，瓷②器内镕开，去滓再镕，以蓖麻子六十四粒研烂入胶内，更入油半匙，熬匀，滴水中试软硬得所。量疮大小，以绢帛③摊贴。一膏可治三五疮，并治恶疮软疖，皆效④。

一方

荆芥穗　黑牵牛　僵蚕各二钱　斑蝥二十⑤个，去头翅足，糯米炒

上为末。临卧先将滑石末一钱，米饮调下，半夜时再一服，五更初却用温酒调前药一钱。服讫，如小便中无恶物行，次日早再一服。如又不行，第三日五更初先吃糯米稀粥，却再一服，更以灯心煎汤调琥珀末五分服。

一方

用乌鸡弹一个，顶上开一窍，搅清黄令匀，以斑蝥一个，去头翅足，入鸡弹中，以纸糊封之，饭上蒸熟，剥去壳，去斑蝥，空心吃鸡弹，一日一个，以差为度。

一方

用不蛀皂角三十枚作一束，以棕榈裹之，缚定，于厕坑内浸一月取出，于长流水中再浸一月，切不可用死水浸，去棕，晒干，

---

① 辰：原文漫漶，据《卫生易简方》卷八补。
② 瓷：原文漫漶，据《卫生易简方》卷八补。
③ 以绢帛：原文漫漶，据《卫生易简方》卷八补。
④ 疖皆效：原文漫漶，据《卫生易简方》卷八补。
⑤ 十：原作"大"，据《卫生易简方》卷八改。

不可焙，捣为末。每末一两入麝香半钱，全蝎七个，研细令匀。每服二钱，温酒调下，或白汤、米饮亦可，不过二三两即差。

一方

雄黄　郁金各五钱　巴豆去油壳，半钱　斑蝥七个，去头翅足，糯米炒

上为末，面糊为丸如绿豆大。每服五七丸，临卧以冷茶清送下。

癣 疮

碧玉散　治癣。

铜绿　硼砂　白矾各等分

上为细末，香油调搽。

樫皮散①　治头面荷叶癣。

用川樫树皮为末，醋调汤，炖②如胶，敷上，候疮痒，搽破再搽，数日即愈。

白秃疮

一方　治白秃疮。

用金头蜈蚣一条，皂角不蛀者一片擘开去皮弦，以蜈蚣纳入夹定，以麻扎紧，沉于粪缸底，七日取出，焙干，研为细末。先以温汤将疮浸洗湿润，然后敷之，如干，以清油调搽，数次除根。

一方

用熟皮烟胶一两，轻粉一钱，研匀，调搽。又法，用枯白矾同烟胶调搽，亦佳。

---

① 樫（jìng 竞）皮散：《冯氏锦囊秘录》卷十九此方无名。樫，木名。《广韵·径韵》："樫，樫木，似杉而硬。"

② 炖：原作"顿"，据《冯氏锦囊秘录》卷十九改。

疥 疮

轻粉散

寒水石一斤　硫黄　朴硝各二两　松香五两　枯矾二两　轻粉
五钱

上为细末，香油调搽。

硫黄散

硫黄　川椒　石膏　白矾各等分

上为细末，香油调搽。

立效散

全蝎三十枚　巴豆三十粒　皂角七个，炒焦

上为粗末，以清油四两熬至焦黄色，去粗，次入大枫子、蛇床
子、白矾末各一两，黄蜡二两，同熬成膏，以瓷器收贮，任意搽疮。

一方

用香白芷、明矾各等分，为细末，入硫黄少许，以香油调搽。

血风疮

马齿苋膏　治两足血风疮并两脚背风湿疮，疼痒至骨。

马齿苋切①碎焙干，净，五钱　黄丹飞②　黄柏　枯白矾　孩儿
茶各三钱　轻粉一钱

上为细末，和匀，后入轻粉，用生桐油调，摊于厚桐油纸上，
用葱椒汤洗净患处，贴之。

一方　治血风疮。

川椒　贝母　白芷　蛇床子炒　黄丹飞　枯白矾　黄连各三

---

① 切：原作"砌"，据《丹溪心法附余》卷四改。
② 飞：原作"非"，据《丹溪心法附余》卷四改。

钱　轻粉五钱

上为细末。生桐油调，摊厚油纸上，帖疮，扎定，七日方开。忌胡椒、生姜一切热毒物。

杖　疮

乳香散　治杖疮肿痛。

乳香另研　没药另研，各一钱　大黄　黄连　黄柏　黄芩各三钱　脑子少许

上为细末。冷水调匀，摊涂于绯绢上，贴之。

当归散

乳香　没药各三钱　茴香四钱　自然铜火烧醋淬七次　当归各五钱

上为细末。每服五钱，温酒调服。

五黄散

黄丹　黄连　黄芩　黄柏　大黄　乳香各等分

上为细末。冷水调成膏，摊绯绢上，贴之。

臁　疮

夹纸膏　治臁疮久不愈者。

乳香三钱　血竭二钱半　没药四钱　郁金五钱　麝香一钱半　牡蛎半两　黄连　黄柏各二两　大黄　黄丹各一两　轻粉三十贴

上为细末。清油调匀，摊油纸上帖疮，每一个贴三日，每日以冷水洗三次，膏药亦翻转三次，两层夹纸，以线缝四边，针刺眼透药气。其药末同和一处收，要用旋调。

至圣隔纸膏

水龙骨另研　轻粉研　黄丹飞，各二钱　樟脑　黄连各四钱

上为细末。桐油调匀，以油纸随疮口大小糊袋，以药内袋内，贴在疮上，用软帛紧束之。

指甲湿烂

神应散 治脚指丫湿烂。

枯矾六钱　黄丹半钱

上为细末。干糁患处，经夕立瘥。

下疳疮

黄连散

黄连　黄柏各二钱　蜜陀僧　轻粉　黄丹　没药各五分

上为细末。如疮干，香油调搽；疮湿，干搽。

大风疮

夫大风者，异证多端，所犯不一。或因嗜欲无度，劳伤血气；或大怒，忧愁惊恐，抑郁不伸；或体虚肤空；或醉卧当风；或热脱衣服，汗出入水；或手足破伤，引入风毒；或寒水湿瘴，侵入肌肤。当时感受积久，遂成大风之患，流注经络，传于脏腑，发于四肢，内外熏蒸而成泡癣。其病之源，有三证五死。一者风水，二者传变，三者自失①调摄。五死者，一曰皮死，麻木不仁；二曰肉死，割切不痛；三曰血死，溃烂成脓；四曰筋死，手足脱落；五曰骨死，鼻梁崩塌，眼昏②唇翻，以至声喑③，不能救治。又有一风者，肺经受证，眉毛先落；二风者，肝④经受证，面起紫泡；三风者，肾经受证，脚底先穿；四风者，脾经受证，遍身如癣；五风者，心经受证，先损其目。或有坟墓居址，祖宗父母，夫妻

---

① 失：《仙传外科秘方》卷十一作"不"。

② 昏：《仙传外科秘方》卷十一作"断"。

③ 喑：《仙传外科秘方》卷十一作"哑"。

④ 肝：原作"肺"，据《仙传外科秘方》卷十一改。

家人等互相传者；或在外不谨，粪坑房室、床铺衣被传染；或命犯凶星，遭此恶疾缠污，其疮形状①所以不同。急当早疗，别居静室，断酒戒色，忌食发风动气、荤②腥、盐酱、生冷之物，然后可服众药，治无不痊。先泻恶血，次去脓水溃烂，煎药熏洗，旬日之内，皆是好肉。次序药方，开具于后。

消风散 初③服。

香白芷 全蝎 人参各一两

上为细末。每服二钱，先一日午间宜吃粥，忌生姜、胡椒一切热性之物，晚间不可食饭，次日空心温酒调下，觉身上微④燥为妙。

追风散 第二日服，泻血。

大黄六两 郁金小者，一两八钱 皂角刺一两半

上为末。初服六钱或七钱，入大枫油一钱半，净朴硝少许，好酒一碗调化，五更空心温服，直待辰⑤时，又如前调药一碗，入熟蜜少许，勿令患人知。先以水与患人盥漱净，然后服药，必以蜜解口。忌人与患者同坐卧。良久腹中疼为妙，候泻十数次，以薄粥补之。凡老弱者难治，五十岁以下者可治。精壮者，十日三服，谓初一日服消风散，初二日服追风散，初三日服磨风丸⑥；损弱者，十日内一服，稍痊如壮健人，十日内三⑦服，每⑧月后二十

---

① 状：原作"壮"，据《仙传外科秘方》卷十一改。
② 荤：原作"晕"，据《仙传外科秘方》卷十一改。
③ 初：《仙传外科秘方》卷十一作"第一日"。
④ 微：原作"渐溃"，据《仙传外科秘方》卷十一改。
⑤ 辰：《仙传外科秘方》卷十一作"戌"。
⑥ 丸：《仙传外科秘方》卷十一此下有"初四日又服消风散，初五日又服追风散，初六日又服磨风丸"二十四字。
⑦ 三：《仙传外科秘方》卷十一作"一"。
⑧ 每：《仙传外科秘方》卷十一作"服到两"。

日一服，须要记其日数。

磨风丸　第三日服，日进二次。

川当归　羌活　独活　川芎　天麻　细辛　防风　荆芥　威灵仙　麻黄　何首乌　石京子　牛蒡子　车前草　皱面草即地松　苍耳草各一两

上皆不见火，晒干，为细末，酒煮面糊为丸如梧桐子大。每服三十丸，食前温酒下，服后煎药熏洗。

洗药

地骨皮　荆芥　苦参　细辛各等分

上剉片。每用二两，以水煎，熏洗遍身，血出为效。如洗，务要汤宽，浸洗良久。

敷药　第四日，治疮大烂，遍身涂之。

黑狗脊二两，如无，以杜仲代之　蛇床子四两　寒水石　硫黄　白矾枯，各二两　朴硝少许

上为细末。用腊猪油或香油调敷，不烂不必敷。

一方

蜜陀僧　白附子　苍耳子　细辛　香白芷各等分

上为细末。用生姜汁调搽患处。

一方

蛇麻子根烧灰存性　雄黄　硫黄　白矾　草乌各等分

上为细末。用香油或蜜水调敷患处。

加减大造苦参丸　治大风疮及诸风赤白癜风。

苦参一斤　防风　荆芥　苍耳子　胡麻子半生半熟　皂角刺各十两　蔓荆子　牛蒡子　黄荆子　枸杞子　何首乌　禹余粮　蛇床子各三两　香白芷一两半

上为细末，用皂角捣烂熬膏，入前药匀为丸，丸如梧桐子大。每服五十丸，茶酒任下。

　　一方　治大风肌顽麻木，皮肤瘙痒，遍身疥癞瘾疹，面上游风或如虫行，紫白癜风或脏①风攻注②腿脚生疮者。

　　川乌　白芷　苦参　胡麻炒　荆芥　防风各二两　当归　川芎　独活　羌活　白蒺藜　赤芍药　白附子　山栀子各一两　蔓荆子一两半　何首乌　大枫子去壳　威灵仙各三两　地龙二两

　　上为细末，先取乌蛇一条，用好酒浸，煮熟，去骨取肉，晒干或焙，同为末，酒糊丸如梧桐子，每服四十丸，茶汤下。

　　一方

　　威灵仙　何首乌　地松即皱面草　防风　蔓荆子　荆芥　车前草　细辛　牛蒡子酒浸　猪牙皂角　当归　苍耳草　天麻　甘草　羌活　独活　麻黄　泽兰　川芎　苦参各等分

　　上为末，酒糊丸如梧桐子大。每服四十丸，茶酒任下。

　　一方

　　用苍耳草，于五月五日或六月六日五更时带露采，捣绞取汁，熬成膏，作锭子。取一斤半重鲤鱼一个，剖开，不去肚肠，入药一锭在内，以线缝之，用酒二碗，慢火煮干为度，令患人吃尽鱼，不过四五个即愈。忌盐百日。

　　一方

　　用白花蛇一条，先蒸糯米一斗，缸底先用酒曲，次将蛇以绢袋盛之，顿于曲上，然后以糯米饭和匀，顿于蛇上，用纸封缸口，候三七日开，取酒，将蛇去皮骨，晒干，为末。每服温酒一盏，调蛇末少许服之，仍以酒脚并糟做饼食之。

　　一方

　　用苍耳为末，以大枫子油丸如梧桐子大。每服三四十丸，荆

---

　　① 脏：《仙传外科秘方》卷十一此上有"肾"字。

　　② 注：原作"住"，据《仙传外科秘方》卷十一改。

芥汤送下，茶汤亦可。

一方　治大风眼昏不辨人物，眉发自落，鼻梁崩塌，肌肤生疮如癣。

用皂角刺一二斤蒸晒，为细末，食后煎□□□□□□钱服。一旬后眉发再生，肌肤光润，眼目▨。

一方　治大风疮，令眉发再生。

用柏叶九蒸九曝，为末，炼蜜丸如梧桐子大，日三服，夜一[1]服，白汤下，每服五六十丸，百日后生眉[2]。

一方　治大风后生眉毛。

皂角荚焙干　鹿角烧存性，各等分

上为细末，生姜汁调涂眉上，一日一次则生。

一方　治大风眉毛脱落，肌肤拆裂。

用防风通圣散加苦参、天麻、蝉蜕，早晚各一服，至百贴必愈。忌房事、盐酱荤腥、生冷油腻之物。

一法　治大风后断根。

于脚大拇指筋骨缝间约半寸，灸三壮，以出毒气。

积　热

凉膈散　治脏腑积热，口舌生疮，痰实不利，烦躁多渴，肠胃秘涩，便溺不利，一切风热，并皆治之。

连翘二两半　甘草炙　大黄　朴硝各二两　薄荷　黄芩　栀子各一两

上每服水一钟半，竹叶七皮，蜜少许煎，食后温服。

四顺清凉饮　治一切积热痒毒并咽喉热痛。

---

① 子大日三服夜一：此七字原文残缺，据《卫生易简方》卷六补。
② 眉：原文残缺，据《卫生易简方》卷六补。

当归去芦　甘草炙　赤芍药　大黄各等分

上每服水一钟半，煎，食后温服。

既济解毒汤　治上热头目赤肿而痛，胸膈烦闷，不得安卧，大便微秘。

大黄酒煨　黄连酒炒　黄芩酒炒　甘草炙　桔梗各二钱　柴胡升麻　连翘　当归身各一钱

上每服水二钟，煎，食后温服。

清心莲子饮　治上盛下虚，心火炎上，口苦咽干，烦渴微热，小便赤涩或欲成淋者。

黄芩　车前子　麦门冬去心　地骨皮　甘草炙，各半两　黄芪蜜炙　石莲子去心　白茯苓　人参各七钱半

上每服水一钟，煎服。如发热，加柴胡、薄荷。

导赤散　治心虚蕴热，小便赤涩，或成淋疾。

生地黄　木通　甘草各等分

上每服水一钟，竹叶五七皮，煎，温服。

八正散　治心经邪热，一切蕴毒，咽干口燥，大渴引饮，心忡面热，烦躁不宁，目赤睛疼，唇焦鼻衄，口舌生疮，咽喉肿痛，及小便赤涩不通，或热淋、血淋者。

瞿麦　萹蓄　车前子　滑石　甘草炙　大黄面包煨过，切，焙栀子　木通各一两

上每服水一钟半，入灯心煎，食后温服。

大金花丸　治内外诸热，寝汗咬牙，睡语惊悸，溺血淋闭，咳嗽衄血，瘦弱头痛，并骨蒸肺痿喘嗽者。

黄连　黄柏　黄芩　栀子仁　大黄各等分

上为末，滴水丸如小豆大。每服三十丸，新汲水送下。

神芎丸　治心经积热，风痰壅滞，头目赤肿，或有疮疖，咽膈不利，大便秘涩，一切风热之证。

大黄生用　黄芩各二两　牵牛生　滑石各四两　黄连　薄荷　川芎各半两

上为末，滴水丸如梧桐子。每服五十丸，食后白汤送下。

朱砂黄连丸　治心虚蕴热，或因酒食过多，发为消渴。

朱砂一两，另研　宣黄连三两　生地黄三两

上为末，炼蜜丸如梧桐子大。服五十丸，灯心枣子汤下。

龙脑鸡苏丸　治胸中郁热，消烦渴，凉上膈，解酒毒。治肺热咳嗽，吐血鼻衄，崩中下血，血淋劳烦，诸淋，胃热口臭。

人参　蒲黄　阿胶各二两　麦门冬四两　黄芪一两　甘草一两半　鸡苏净叶一斤，即龙脑薄荷　生干地黄六两

上为细末，先用柴胡、木通各二两，剉，以沸汤大半升，二药同浸一二宿，绞汁用。以蜜二斤炼一二沸，却下地黄末，不住手搅，逐时下柴胡木通汁，慢熬成膏，勿令焦，然后方下诸药末，同和为丸如豌豆大。每服二十丸，嚼碎，以热汤咽下。

上清丸　治口苦生疮，咽喉肿痛，咳嗽。清声润肺，宽膈化气，除烦热。

百药煎　薄荷净末，各四两　缩砂一两　片脑一钱　玄明粉　甘松　桔梗　诃子　硼砂各五钱　寒水石一两

上为细末，甘草熬膏为丸如梧桐子大。每服一丸，噙化，或嚼三五丸，茶汤下。

上清散　治上热鼻壅塞，头目不清。

川芎　荆芥穗　薄荷各半两　朴硝　石膏　桔梗各一两

上为细末。每服一字，口噙水，鼻内搐之。加龙脑三分妙。

一方　治风热结滞，或生疮疖，及金石发热，小肠等热。

用桑椹不拘多少微研，以布绞去粗，以瓦器熬成稀膏，量多少入蜜，再熬成稀膏，盛于瓷器中。每服一□匙，食后临卧，以沸汤点服。

一方　治膀胱有热，小便不通。

用朴硝不拘多少，研为细末。每服二钱，空心以茴香汤调下妙。

眼　疾

光明拨云锭子　治远年近日一切眼疾。

炉甘石一斤，煅过，用黄连半斤，水二碗，煎五七沸，淬七次止，取净末四两　硼砂一两　片脑一钱　海螵蛸二钱　麝香二分　珍珠一钱　血竭三钱　乳香一钱　没药一钱

上研极细，以后黄连膏子和剂，捏成锭子，净水磨化，点。

剂药黄连膏子

黄连半斤　龙胆草　当归　芍药　大黄　黄柏　黄芩　川芎　生地黄　白芷　防风　木贼　薄荷叶　羌活　红花　菊花各一两

上用水七八碗，浸药三日，煎成膏子，和剂煎①药成锭子。

开光锭子

炉甘石煅，黄连水淬②，净末，二两　硼砂五钱　珍珠五分　片脑五分　牛黄　雄黄各一钱

上为细末，熬黄连膏为锭，磨点。

春雪膏

于春天雪冷冻之时，取明净朴硝三四斤，为末，或不拘多少，用黄连、防风、赤芍药、当归尾各五钱，牙皂三个，各剉片，与硝拌和，入雪，与硝一般多，同拌匀为水，过一宿，滤去黄连等药，却将硝雪水用瓦盆或铜盆盛之，于露天净处受霜露之气，其盆弦上自然结成砂，却用乌盆一个，以纸筋垫盆底，内用厚皮纸

---

① 煎：疑作"前"。

② 淬：原脱，据《丹溪心法附余》卷十二补。

盛砂于盆内纸筋上，使砂中水气尽渗于纸内，候砂干爽，以瓷器收贮，封固。如用，每硝砂一钱，加硼砂半钱，片脑三分，研细，点眼。

一方

用硝砂汤泡，常洗眼目，自然退热障。

一方

用铜绿、白土、芒硝等分，为末，丸如皂角子大。每用一丸，白汤研化，洗之。

一方 治烂弦风湿眼。

用田螺五个，以水养数日，去尽砂泥，候靥开，以铜青如豆大一粒入在内，即化成水，倾出，以鹅毛蘸水刷眼弦上数次，立愈。

一方

用五倍子为末，汤泡洗之。

一方 治拳毛倒睫眼。

用石燕子一雌一雄，圆大者为雌，长小者为雄，磨水点搽眼内，先以镊子摘去拳毛，次用药点，常以黄连水洗。

一方 治卒患目努肉，坐卧痛者及眼内瞖膜。

用石胡荽，一名鹅不食草，熟挪，内鼻中，妙。

一方 治害眼生瞖。

以五倍子煎汤，盏盛，以厚纸中剪一大孔覆汤盏，以患眼对其孔，令汤气蒸眼，若热蒸数遍妙。

一方 治眼有瞖膜。

取芒硝置铜器中，急火上炼，放冷数日，研细，点眼角中。

一方

用腊月羖羊胆一个，更加好蜜灌满，挂令自干。有患者，取米粒大一①颗放眼内，疼痛即愈。

一方 治积年失明，不识人者。

用决明子为末，食后以粥饮调服方寸匕。亦治青盲白膜，赤痛泪出。肝热取决明叶作菜食之。

一方 治目中肤赤，或烂弦风痒痛。

用覆盆子叶绞汁，滴目中，有虫出如丝线即效。或日干为末，绵裹，用男孩乳汁浸少时，点眼中。

拨云散 治风毒上攻，眼目昏暗，臀膜遮睛，怕日羞明，一切风毒眼疾。

蒺藜 蝉蜕 羌活 防风 柴胡 甘草各等分

上每服水一钟，煎，食后温服。一方加薄荷、菊花。忌食一切毒物。

明目流气饮 治肝经不足，内受风热，上攻眼目，视物不明，常见黑花，当风多泪，隐涩难开②，或生瘴臀，妇人血风，时行暴赤及一切眼疾。

大黄 牛蒡子炒 川芎 菊花 白蒺藜炒，去刺 细辛 防风 玄参 山栀子 黄芩 甘草炙 蔓荆子 荆芥 木贼各一两 草决明一两半 苍术二两，米泔浸炒

上为细末。每服二钱，临卧用冷水调服。

汤泡散 治肝经不足，风热上壅，眼目赤涩，睛疼多泪。

赤芍药 当归 黄连各等分

上为末。用滚汤泡，乘热熏洗，冷再温热洗，日三次。

羊肝丸 治肝经有热，目赤睛疼，视物昏涩。

羊肝一具内☐ 黄连末

---

① 大一：原作"一大"，据《卫生易简方》卷七乙正。

② 隐涩难开：原文漫漶，据《太平惠民和剂局方》卷七补。

上先将羊肝去筋膜，于砂盆内捣烂，入黄连末杵和，丸如梧桐子大。每服五十丸，用白汤送下。

散热饮子 治眼赤暴发肿。

防风　羌活　黄芩　黄连各一两

上每服水二钟煎，食后温服。大便秘涩加大黄，痛甚加当归、地黄，烦躁不睡加栀子。

耳　疾

清神散 治风气壅上，头目不清，耳常重听。

僵蚕炒，去丝嘴　干菊花各一两　荆芥穗　羌活　木通　川芎防风各五钱　木香一钱　石菖蒲　甘草各三钱

上为细末。每服三钱，食后临卧茶清调下。

磁石羊肾丸 治风虚不爽，时有重听，或如风闭之状。

磁石三两，火煅醋淬七次，用葱子一合，木通三两，用水同煎一昼夜，去葱子、木通，取净，二两　川芎　白术　川椒去目　石枣去核　防风　茯苓　北细辛　山药　远志肉　大川乌炮　木香　当归　鹿茸酒浸一宿，炒　菟丝子酒浸，炒　黄芪各一两　肉桂六钱半　熟地黄二两　石菖蒲一两半

上为末，用羊肾两对去皮膜，以酒煮烂，研细，好酒糊为丸如梧桐子大。每服五十丸，空心温酒送下，盐汤亦可。

一方 治耳聋久不闻者。

紧磁石一块，如豆大　穿山甲烧存性，为末，一字

上用新绵子裹了，塞于患耳内，口中含些生铁，觉耳内如风声即愈。

一方

用甘遂末吹入左耳，甘草末吹入右耳，立效。

一方

用地龙和盐贮在葱尾内，取水滴入耳中。

一方

用驴生脂和生姜捣匀，以绵裹，塞耳中。

一方 治耳痛及聋。

用巴豆十四粒研烂，以鹅脂半两镕化，和巴豆末为丸如小豆大，以绵裹，塞耳中。

一方 治底耳。

用虎耳草挤汁，滴耳中。

一方

用枯矾研细，糁耳中。

红绵散 治聤耳有脓及黄水。

海螵蛸 枯矾各一钱 麝香一字 干胭脂五分

上为细末，用竹管吹入耳中。

一方

用五倍子焙干一两，全蝎三钱烧，存性，为细末，吹入耳中。

一方

用枯白矾一钱，胭脂一字，麝香少许，研细，以绵杖子先揾去耳中脓水，即用别缠杖子送药入耳中。又一方加龙骨亦佳。

一方 治耳作脓者。

用甘遂一块，如枣核大，以绵裹，塞耳中，以甘草口中徐徐嚼之。

一方 治冻耳。

用橄榄核烧灰，清油调敷。雀脑亦可。

一方 治因肾虚所致耳聋。

用全蝎至小者四十九枚，生姜如蝎大四十九片，铜器炒，待姜干，同为末，作一服。初夜温酒调下，至三更，尽量饮酒，至醉不妨，次日见效。

一方　治一切虫物入耳。

用竹管入耳门，以口气尽力吸出最妙。

一方

用麻油滴耳，其虫自出。

鼻　疾

郁金散　治鼻中生息肉。

用郁金、猪牙皂角各一两，二味水浸一宿，火煮透郁金为度，去皂角不用，以郁金焙干，再用北细辛半两，麝香、硇砂各一钱，同为末，炼蜜丸如茶子大。每服一丸，食后细嚼，茶汤咽下。

一方

用狗骨烧灰，加硇砂少许，每用搐鼻中，息肉自化。

一方

以胡荽揉烂，塞鼻中一夕，自然落出。

一方

用白矾烧为末，面脂和，绵裹，塞鼻中数日①，息肉随药落。

一方

用雄黄一块，如枣大，塞鼻中，过十余日，息肉自落。

咽喉口齿

开关散　治缠喉风，气息不通。

白僵蚕直者，炒，去丝　枯白矾各等分

上为细末。每服三钱，生姜蜜水一盏调，细细服之。

---

① 日：原作"目"，据《卫生易简方》卷七改。

一字散 治喉闭气塞不通欲死者。

雄黄一分，另研　蝎稍七枚　白矾生研　藜芦各一钱　猪牙皂角七枚

上为细末。每用一字，吹入鼻中，吐涎立效。

一方 治喉闭。

青黛五分　猪牙皂角去皮弦，五钱　胆矾熟者，一钱半

上为细末，醋薄糊为丸如樱桃大。每用一丸，以熟绢裹在箸头上，用好醋润透，将药点在口内喉疮上，咬着箸，其涎如水出，即解，后服防风通圣散。

七宝散①

僵蚕直者，十个　猪牙皂角一挺，去皮弦　全蝎十个，头尾全者，去毒②　硼砂　雄黄　明矾各一钱　胆矾半钱③

上为细末。每用一字，吹④入喉中，即愈。

碧雪散 治咽喉闭塞，一时不能言语，痰涎壅盛。

灯心灰二钱　硼砂一钱

上研为细末。用鹅翎管吹入喉中，立效。

硼砂散 治喉风。

硼砂五钱　片脑三分　朱砂一钱　朴硝一两　雄黄半钱　麝香少许

上研为细末。以竹管吹入喉中，即消。

芎乌散 治喉闭。

川芎四钱　尖草乌二钱　淮乌三钱　麝香二分

上为细末。每服一字，冷水调下。忌热汤一时。

---

① 七宝散：《证治准绳·类方》卷八此下有"治喉闭及缠喉风"七字。

② 毒：原作"每"，据《证治准绳·类方》卷八改。

③ 半钱：原脱，据《证治准绳·类方》卷八补。

④ 吹：原脱，据《证治准绳·类方》卷八补。

一方　治风热喉闭及缠喉风。

焰硝一两半　硼砂五钱　脑子一字　白僵蚕一钱

上研细末。每用半钱，以竹管吹入喉中，立效。

一方　治咽喉肿痛。

用山豆根洗净，新汲水浸少时，每用一块，入口中嚼之，咽下苦汁，其痛即止。

三黄丸　治咽喉痛，以三黄丸加后药，亦治积热。

山豆根一两　硼砂二钱　龙脑　麝香各少①许

上为末，青鱼胆丸如绿豆大。每服三五丸，嚼化，津液咽下。

一方　治走马喉闭。

白僵蚕炒，半两　甘草生，一钱

上为细末。以生姜汁调，灌下，涎出立愈。

三奇汤　治感寒②声音不出。

桔梗一两半，蜜拌甗③蒸　诃子大者，四个，去核④，二个炮，二个生　甘草一两，半生半炙⑤

上每服⑥入饧糖一小块，水二钟煎至一钟，时时细呷，一日服尽，其声自出。

备急如圣散　治时气缠喉风，闭塞，水谷不下，牙关紧急，不省人事者。

雄黄　藜芦厚者，去皮　猪牙皂角去皮弦　白矾各等分

上为细末。每用一豆大，鼻内搐之，立效。

---

① 少：原作"小"，形近致误，据文义改。
② 寒：原作"塞"，据《卫生宝鉴》卷十一改。
③ 甗：原文漫漶，据《卫生宝鉴》卷十一补。
④ 核：原文漫漶，据《卫生宝鉴》卷十一补。
⑤ 炙：《卫生宝鉴》卷十一作"炒"。
⑥ 上每服：《卫生宝鉴》卷十一作"上为末每服十钱匕"。

一方　治口舌生疮，咽喉肿塞。

用蒲黄一两，盆硝八两，青黛一两半，以生薄荷汁一升和匀，于银石器内慢火熬干，然后研细。每用一字或半钱，糁口内，良久吐出涎痰。如喉中疮痛，用竹管吹之。

一法　治喉闭。

针少商，出血立愈。其穴在两手大指内侧，去爪甲角韭叶许，三棱针针之。

一法

针合谷二穴，在虎口，针五分。尺泽二穴，在臂中横纹，出血妙。

一方　治牙痛。

鹤虱　细辛　白芷　甘松各等分

上为末。拭牙上，或煎汤噙漱，立效。

一方

用贯众、鹤虱、荆芥穗各等分，每用二钱，加川椒五十粒，水一碗煎，去粗，热漱之，吐去药。

一方

用细辛、川椒、良姜、草乌煨、白芷、猪牙皂角各等分，为末，搽牙上。

一方

用镜面草不拘多少，以水架下泥同捣成膏，加香油二三点，研匀，贴于疼牙腮上。

一方

用皂角一挺，去核，以川椒、盐填满，湿纸裹，烧灰为末，搽牙立效。

一方

用芫花研为末，擦痛处，以热温水漱之。

一方

用苍耳草、细辛、芫花、小麦、川椒各等分，剉碎，水煎，时时噙漱，吐去药，不可咽下。

定痛消风散 治牙疼。

全蝎　白芷　细辛　荆芥　川椒　防风各等分

上为末。擦患处，以盐水嗽，吐之。

一方 治牙疼。

盆硝二钱　雄黄一钱，另研　细辛　皂角各二钱

上为末，用大蒜二枚捣成膏，丸如梧桐子大。每用一丸，绵裹，左牙疼塞左耳，右牙疼塞右耳，良久痛止取出。

一方 治风牙疼。

防风　麻黄　生地黄各一两　芫花　蜂窝各五钱　花椒三钱　浮麦一把

上为粗末①，入葱白三根，同水煎，热漱，不可咽下。

赴筵散 治风牙。

草乌　荜拨　防风　枯白矾　没药　香白芷　良姜各一钱　细辛　川椒各②一钱半　乳香另研　荆芥各二钱

上为细末，擦牙根上，虫牙加雄黄。

一方 虫牙疼不可忍者。

用汉椒为末，以巴豆一粒研成膏，饭丸如蛀孔大，绵裹安于蛀孔内，立愈。

一方 治虫牙疼。

用蛇泡叶捣烂取汁，令人仰卧，滴汁于两目内，须臾间令明目人以针鼻于眼眶四边轻手刮出虫，用白盏盛水，放虫于内，即

---

① 末：原作"米"，形近致误，据文义改。
② 各：原作"名"，形近致误，据文义改。

聚成一块，取二次，虫尽痛愈。其药名各处不同，藤叶皆有刺①，如野蔷薇科样，结子七八月熟，其子红色，可食，有二种，一种大叶最好。

荜拨散 治风蚛牙疼。

荜拨二钱　蝎稍　良姜各一钱　草乌去皮尖，五分

上为细末。以指蘸药，擦于患处。

一方 取疼牙法。

草乌　荜拨各半两　川椒　细辛各一两

上为末。每用少许，擦于患牙处，其牙自落。

一方 擦牙，乌髭发，益肾。

母丁香　沉香各半两　石燕一双，醋浸，煨　龙骨一钱　海马一双，酥炙　茴香一两　生地黄二两　麝香二②钱　青盐半两

上为细末。每用一撮，空心擦牙缝，噙片时，温酒送下。

一方③ 治走马牙疳。

黄柏④　藜芦⑤　石膏　铜青　胆矾　麝香少许　龙骨病急多用，病轻少用

上以火焙存性，为末。每用五分，擦于患处。

一方⑥ 治牙疳。

青黛三钱　铜绿　晋矾　黄柏　藜芦　枯白矾　人言用⑦红枣十枚，去核，匀⑧分入内，以火煅作灰用　黄连　芒硝各二钱　麝香半钱

---

① 刺：原作"次"，音近致误，据文义改。
② 二：此上原衍"各"，据文义删。
③ 一方：《济阳纲目》卷一〇七作"龙骨散"。
④ 柏：原文漫漶，据《济阳纲目》卷一〇七补。
⑤ 芦：原作"萎"，据《济阳纲目》卷一〇七龙骨散改。下同。
⑥ 一方：《济阳纲目》卷一〇七作"青黛散"。
⑦ 用：原作"目"，据《济阳纲目》卷一〇七青黛散改。
⑧ 匀：《济阳纲目》卷一〇七青黛散作"各"。

轻粉四十九帖

上为细末，后入轻粉、麝香研匀。少许搽患处。

一方

五倍①子一两，炒焦　铜青　明矾各一两　麝香少许

上研细末。先以盐醋汤洗患处，拭干，糁药于上。

一方　治口疮。

用黄连、细辛各等分，为末。糁疮上，或以口噙亦佳。

一方　治茧唇。

用黄柏一两去粗皮，以五倍子二钱，蜜陀僧、甘草各少许，三味为末，水调敷在黄柏上，炙三五次，药末尽为度，后将黄柏切作片子，临卧时贴于患处，天明则愈。

一方　治烂疳疮。

用橄榄烧灰存性，为末。先用米泔水洗净，后糁药于上。

一方　治舌肿。

用百草霜为末，以好醋调敷，立效。

诸 血

必胜散　治吐血、咳血、衄血，血妄流溢。

小蓟并根用　人参去芦　蒲黄炒　当归去芦　熟地黄　川芎　乌梅去核，各一两

上每服水一钟半煎，温服。

四生丸　治吐血、衄血，阳乘于阴，血热妄行。

生荷叶　生艾叶　生柏叶　生地黄各等分

上研烂，丸如鸡弹子。每服一丸，水三钟煎，去粗温服。

凉血地黄汤　治荣卫不调下血。

---

① 倍：原作"焙"，形近致误，据文义改。

生地黄 青皮 槐花炒 当归各半钱 知母炒 黄柏炒① 赤芍药各一钱

上每服水一钟半煎，去粗温服。

柏叶散 治内损吐血、下血，因酒太过，劳伤于内，血气妄行，出如涌泉，口鼻皆流，须臾不救。

柏叶一两半，蒸干 荆芥穗烧灰 人参各一两 飞罗面二钱

上为细末。每服三钱，新汲水调和稀糊相似，服之妙。

一方 治吐血。

用生地黄五斤捣汁，生蜜二斤半，以瓦锡器盛贮于锅内，重汤桑柴火煮三日三夜取出，入人参末四两，茯苓末六两，令匀，不拘时点以热汤，点服。

一方 治酒色伤心肺，口鼻俱出血。

用荆芥烧灰，置地上出火毒，为末。每服三钱，陈米汤下。

一方

用百草霜为末。每服三钱，米饮调下，或井华水调下，三服即愈。

一方 治吐血。

用好墨为末。每服二钱，以白汤化阿胶清调服。

一方 治吐血、咯血、鼻衄。

用藕节捣汁饮之。

一方

用荷叶焙干，为末。每服二钱，米汤调下。

一方

用柏叶一握，干姜三片，阿胶二挺炙，水二钟，煎至一钟，去粗顿服。

---

① 炒：原作"沙"，形近致误，据义改。

一方

用大黄末，每服一钱，以生地黄汁一合，水半钟，煎四五沸，温服即愈。

一方　治九窍出血。

用小蓟一握捣汁，水半钟和匀，顿服。如无青者，以干蓟末冷水调三钱服之，亦可。

一方

用生藕汁、生地黄汁、大蓟汁各三合，以蜜一匙调匀。每服一小钟，不拘时服。

一方

用血余烧灰，为末。每服三钱，冷水调下。

一方　治咳血。

用新绵烧灰，半钱，食后好酒调服。

一方

用柏叶瓦上焙干，为末。每服三钱，食后米饮调下。

清肺饮子　治衄血、吐血久不愈。

五味子一钱　黄芪　当归身各五钱　麦门冬去心，一钱　生地黄一两　人参三钱

上每服水二钟煎至一钟，温服。就针气冲穴，出血妙。

寸金散　治鼻衄不止。

土马鬃即墙上旧草　甘草各一钱　黄药子半两

上为末。每服二钱，新汲水调下，不止再服。

麦门冬饮子　治脾胃虚弱，气促，精神短少，衄血吐血。

麦门冬　五味子　甘草各一钱　人参去芦　芍药各二钱　当归身三钱　紫菀二钱半　生地黄　黄芪各五钱

上每服水二钟煎至一钟，去粗，食后温服。

一方　治饮酒过多，蕴热胸膈，以致吐血衄血。若吐衄，脉

滑数，难治。

葛花二两，如无，以根代之　黄连四两

上为细末，以大黄末熬膏子，丸如梧桐子大。每服一百丸，温汤下，或煎服亦可。

一方　治鼻血不止。

用头发烧灰，以竹管吹入鼻中即止，或以酒调亦可。

一方

用新采柏叶，擂水服之即止。

生地黄汤　治鼻衄昏迷不省。

用生地黄三五斤，取汁服之，以粗塞鼻中，须臾即止。

地黄散　治衄血往来，日久不愈。

生地黄　熟地黄　枸杞子　地骨皮各等分

上焙干，为末。每服二钱，不拘时蜜汤调下。

一方　治鼻衄及治酒疸、黄沙淋。

用萱草根捣汁一钟，生姜汁半钟，相和，时时细呷。

一方

用生姜自然汁磨好墨，滴鼻中。

一方

用栀子烧灰存性，为末。以竹筒吹鼻中。如下血不止者，以水调服亦佳。

一方

用茆①花塞鼻中，浓煎汤服。

一方　治脏毒下血。

用黄连四两酒浸，春秋五日、夏三日、冬七日，晒干，为末，

---

①　茆：通"茅"，茅草。明·刘基《诚意伯刘文成文集》："覆之以茆。"

以乌梅肉六两同捣为膏，丸如梧桐子大。每服二三十丸，空心白汤下。

一方

用黄连末、煨蒜捣丸，空心白汤送下二三十丸。

一方

用乌梅连核烧存性，香白芷不见火，百药煎烧存性，各等分，为末，米糊丸如梧桐子大。每服七十丸，空心米饮汤下。

一方 治肠风下血。

用椿根白皮北引者去粗皮，酒浸，晒干，为末，研枣肉①丸如梧桐子大。每服三五十丸，酒送下。

一方

用椿根同好酒二三升，浓煎，温服即愈。

槐角丸 治五种肠风下血，痔漏，脱肛下血。

槐角去枝梗，炒，一两 地榆 黄芩 当归去芦，酒洗一宿，焙干 防风去芦 枳壳各七钱

上为末，酒糊丸如梧桐子。每服三四十丸，空心米饮下。

一方

用槐花、荆芥等分，为末。每服二钱，酒调服。

一方 治中毒下血。

用猬皮烧灰，研细。每服二钱，水调下，日进三②服。

一方 治失血过多。

用四物汤加柏叶煎服。

一方 治小便出血。

用当归四两，酒三升煮一升，顿服。

---

① 枣肉：原作"肉枣"，据文义乙正。
② 三：原文漫漶，据《急救良方》卷一补。

一方

用琥珀为末。每服二钱，灯心薄荷汤调下。

一方 治房室劳伤，小便尿血。

用鹿角胶半两，没药、油头发灰各三钱，为细末，以茆根汁打糊，丸如梧桐子大。每服五十丸，盐汤下。

五 疸

茵陈汤 治阳明里热，烦渴，留饮不散，湿热相搏，以致发为黄疸，但头出汗身无汗，小便不利，渴饮水浆，宜茵陈汤调五苓散，利大小便为度。

茵陈一两，去茎 大黄五钱 栀子大者，七个

上每服水二钟半煎至一钟，去粗取汁，调五苓散末，温服。若取下恶物如烂鱼肠或脓血、胶腺等，及小便出黄水为效，甚者再服。此一剂分作四服。

瓜蒂散 治黄遍身如金色。

瓜蒂十四个 母丁香一个 黍米四十九粒

上先将瓜蒂为末，次入二味，再碾。至夜令病人先含水一口①，将药半字搐入鼻内，待下或吐去水便睡，至半夜或次日取下黄水，直候利水止，即服茵陈五苓散。病轻者五日见效，病重者半月取效。

茯苓渗湿汤 治黄疸寒热呕吐，渴饮冷水，身体面目俱黄，小便不利。

白茯苓五分 茵陈六分 猪苓 泽泻各三分 黄连 黄芩 栀子 汉防己 白术 苍术 陈皮 青皮 枳实麸炒，各二分

上每服水二钟，煎，去粗，食前温服。

一方 治黄肿及积滞浮肿。

---

① 口：原作"日"，据《圣济总录》卷六十改。

皂矾半斤，醋煮干　胶枣二斤，煮，去皮核　平胃散四两

上用枣捣烂，入矾，丸如梧桐子大，以平胃散为衣。每服三五十丸，临卧温酒送下。

一方　治黄肿。

用明亮绿矾一斤，锅内镕化，次下多年黄陈米四升，慢火煮炒，约一时许，烟尽为度，摊于地上，出火毒，为末；另用苍术一斤二两，米泔水浸一昼夜，刮净剉，晒干，为末，一斤，和前药，以陈米醋为丸如梧桐子大。每服七八十丸，空心临卧温酒送下，陈米汤亦可。忌糯米、面、生冷。

针砂丸　治黄病，助脾去湿。

用针砂不拘多少，以水擂尽锈，淘洗白色为妙，就用米醋于铁铫内浸过一指深，炒干，再炒三五次，候铫内通红，方可取出。又用陈粳米半升，隔夜以水浸，次日漉起，于臼内捣为粉，就作成块，如鸭弹大，入釜中煮如粉剂，又以生熟相停，再杵稠黏为度，却入百草霜炒过一两半、针砂二两半于粉内，仍捣数百下，为丸如梧桐子大。每服五十丸，用五加皮、牛膝根、木瓜浸酒吞下。初服若泄泻，其病源去也。

一方　治遍身黄，不浮肿，手足怠倦。

针砂水擂净，醋煮　陈皮去白，炒　苍术米泔水净，焙干　青皮去白，炒，各四两　青矾炒令赤黑，六两　飞罗面炒黄　百草霜炒　三棱煨①　莪术煨，各二两

上为末，面糊丸如梧桐子。每服三十丸，米汤、温酒任下。

一方　治黄疸。

用苦葫芦瓢如枣子大，以童便二合浸半日，取两酸枣许内两鼻中，令深吸气，黄水自出。

---

①　煨：原文残缺，据《仁斋直指方论》卷十六补。

一方 治五疸。

用山茵陈二斤，水一斗，煎至五升，分作五服，每服一升，日三服，夜二服。

一方

用丝瓜全者烧灰，为末。如病因面伤，面汤下；因酒伤，酒调下。数服立愈。

一方 治谷疸。

用苦参三两，龙胆草一两，为末，牛胆一个，以蜜微炼为丸如梧桐子大。每服五十丸，空心热水下，或用生姜甘草汤吞下亦佳。

枣矾丸 治食劳目黄，遍身黄者。

用皂矾不拘多少，砂锅内炒赤，用米醋点之赤红色，研细，捣枣肉丸如梧桐子大。每服二三十丸，食后姜汤下。

一方 治酒疸。

枳实去白，麸炒　栀子　葛根各一两　豆豉一两　甘草炙，半两

上每服水一钟，煎，温服。

一方

用生螺蛳不拘多少，研烂，以好热酒调，滤过，乘热服之，不过数日即愈。

滑石①散　治女劳疸②。

滑石二两半　枯白矾一两

上为末。每服二钱，以大麦粥饮调下，小便出黄水为效。

一方 治时行热病，郁蒸发黄。

用茵陈汤服之。方见前

---

① 石：原作"骨"，据《太平圣惠方》卷五十五改。

② 疸：原文残缺，据《太平圣惠方》卷五十五补。

一方　治病后发黄如金色，心满坚硬，脚手心热。

用苦丁香末一钱，腻粉半钱和匀，作二服，以新汲水调下，吐出黄水为度。

水肿鼓胀

回鹘五神散　治十种水气鼓胀。

芫花独根以水洗净　木香　青木香　商陆白者，洗净　乌柏根取黄土内一寸深者，用皮

上各等分，晒干，为末。每服二钱，如人弱，服一钱半，临卧腊酒调下，至寅卯时利下水气，辰时以白米粥补之。若病浅三日一①服，病深隔日一服，服五六日后，服金丹。

金丹

苍术四钱半，米泔水浸　草乌二钱，去皮脐　羌活二两　山豆一钱半，去皮心膜油，另研　杏仁二十一个，去皮尖，面炒，另②研

上为末，面糊丸如梧桐子大。每服十一丸，临卧生姜汤送下。忌盐酱、房事、发病之物一百日。此药极验。

决洪散　治水肿鼓胀。

甘遂　巴戟　桑白皮　大戟　芫花醋浸　续随子各等分

上为末。每服一匙，空心绿豆汤下。忌生冷、油腻、酸咸物。

一方　治水鼓腹胀。

苦葶苈　甘遂面裹③煨熟④，水浸冷用　商陆根　大戟各二钱半　大黄　芫花各三钱　轻粉少许　黑牵牛头末，一两

上为细末，入轻粉再研。每服二钱，温蜜水调下。忌生冷、

---

① 三日一：原作"日三"，据《丹溪心法附余》卷八改。
② 另：原作"男"，据《冯氏锦囊秘录》卷十四改。
③ 裹：原作"畏"，据《冯氏锦囊秘录》卷十四改。
④ 熟：原作"孰"，据《冯氏锦囊秘录》卷十四改。

盐酱之物。取下黑黄臭水为验。

一方

青皮　陈皮去皮①　巴豆去皮壳　三棱　石榴皮　乌梅去核　苦葶苈　大戟　大麦芽　甘遂　黄连各等分

上用好酒浸过药一指，煮，如干，添酒，煮三次，候药黑色为度，就于锅内炒干，为细末，仍以酒丸如梧桐子大。每服十七丸，量人虚实加减，盛者二十三丸至二十七丸，临卧白汤下。

一方

用赤小豆、商陆根各等分，以雄猪肚一个，装药在内，以篾签封其口，于瓦罐内煮烂，取出去药，乘热食猪肚。宜食五七个见效。

一方

用黑雄猪肚一个，先以茶汤、清油洗净，用活虾蟆三个，每个口内放铜钱一枚，铜钱上安胡黄连末少许，将虾蟆活装入肚内，两头俱扎住，勿令走气，以文武火煮一宿，次日五更取出虾蟆，去皮、肠、肝不用，余肉连猪肚一同撕碎，食尽，以好酒压下。忌盐酱、鸡鹅、鱼面、羊肉滞气之物，宜食猪肉、鸭肉。

一方

于五月五日取蝼蛄不拘多少，不可见日，焙干。凡一病，以七个为度，先用七个头，研为末，治上；次用腹，研为末，治中；再②用足，研为末，治下。每服食前好酒调下。

商陆散　治十种水气。

商陆汁，一盏　甘遂一钱　土狗③一个，自死者

---

① 皮：据文义，疑作"白"。

② 再：原作"在"，据文义改。

③ 土狗：即蝼蛄。

上为末。以商陆汁调，空心服，日午利下水。忌盐一百日。

一方 治水鼓。

用商陆根赤者杵烂，贴脐心，以绢帛缚定，病自小便出。

一方

以商陆白根同生姜二两煮粥服之。忌赤者，杀人。

分水散 治面浮水①肿。

土狗一个 轻粉二分半

上为细末。每用少许搐鼻中，其黄水从鼻中出。

塌胀丸 治水气浑身肿胀，喘急，小便不利。

陈皮 商陆各一两 赤小豆五两 木香一两

上为末，水丸如梧桐子。每服八十丸，空心赤小豆汤下。

涂脐膏 治水肿，小便涩少。

猪苓 地龙生，研 针砂醋煮 甘遂各等分

上为末，用葱擂烂取汁，研成膏。敷脐中约一寸高，以帛缚之，水从小便出为度，日二次易之。

十枣丸 治水气浮肿，上气喘急，大小便不通。

甘遂 大戟 芫花各等分

上为末，用枣煮熟，去皮核，杵烂为丸如梧桐子大。每服四十丸，清晨热汤下，以利去黄水为度。不利，次日再服。

煨肾散 治肾经积水，流注经络，腿膝挛急，四肢肿痛。

甘遂生，半两 木香一两

上为末。每服一钱，以猪腰一枚，批开去筋膜，掺药在内，用荷叶②裹定，外用纸四五层再裹，以水湿，于火内煨熟，临卧细嚼，温酒咽下，利去黄水为度。

---

① 浮水：原作"水浮"，据《杨氏家藏方》卷十乙正。
② 荷叶：原作"薄荷"，据《御药院方》卷六改。

一方 治水肿。

黑牵牛头末 槟榔

上为末。每服三钱，好酒空心调下，利去水三五次，其肿自消。忌盐酱、生冷一百日。取虫积，用沙糖水下。

一方 治肿胀，不服药①，自去水。

用真水银粉二钱，巴豆去油四两②，生硫黄一钱，同研成膏，作饼子。先以新绵一片铺脐上，次以药饼当脐掩之，外用帛缚定，约人行五里，自然泻下恶水，待三五次，除去药，温粥补之。久患者隔日取水。

一方 治鼓胀气满。

用苦丁香为末，枣肉为丸如梧桐子大。每服三十丸，空心枣汤下，三服见效。

一方

用青木香为末，水调一钱，服后得吐则效。

一方 治水肿。

用白商陆细切一③升，羊肉六两，水十升煮至六升，去滓，将肉和葱、豉作臛食之。

一方 治血鼓腹如盆胀。

三棱煨 莪术 干漆炒烟尽 牛膝炮 虻虫糯米炒 琥珀 肉桂好者 硇砂 水蛭石灰炒赤 大黄各等分

上为末，用生地黄自然汁和米醋调匀为丸如梧桐子大。每服十丸，空心温酒送下，童便下亦可。

牵牛汤 治腹中湿热气，足胫微肿，中满气急，咳嗽痰喘，

① 胀不服药：原作"服"，据《古今医鉴》卷六改。
② 两：《古今医鉴》卷六作"钱"。
③ 一：原文残缺，据《卫生易简方》卷五补。

小便不利。

牵牛头末，一两　厚朴五钱，姜制

上为末。每服二钱，姜枣汤调下，或以水为丸亦可。

宣通积滞附追虫取积

秘方化滞丸　理一切气，化一切积，夺造化有通塞之功，调阴阳有补泻之妙，久坚沉痼，磨之自消，暴积乍留，导之立去。

南木香坚实者，不见火　丁香去苞，不见火　青皮四花者，去穰　红橘皮水湿，去白　黄连大者，各二钱五分　京三棱慢火煨　莪术慢火煨，各四钱八分　半夏曲拣白净半夏研末，捣生姜自然汁和为饼，晒干，二钱五分

前八味晒干，和研为细末。

巴豆去壳，滚汤泡，逐一研开，去心膜，以瓦器盛，用好醋浸过一指，慢火熬至醋干，秤六钱重，碾细，将前药末和，再碾令匀，入后乌梅膏，巴豆若干，止用四钱五分

乌梅用肉厚者，打碎去核，细剉，火焙干，为细末，秤五钱重，用米醋调，略清，慢火熬成膏，和入前药

上通和匀了，用白面八钱重，水调得所，慢火调糊为丸如粟米大。每服五七丸，人盛者十丸，五更空心用橘皮汤下。常服磨滞，不欲通泄，津液咽下；停食饱闷，枳壳汤下；但有所积物，取本汁冷下；因食吐不止，津液咽下即止；食泻不休及霍乱呕吐，俱用冷水下；赤痢，冷甘草汤下；白痢，冷干姜汤下；心痛，石菖蒲汤下；赤白痢，冷甘草干姜汤下；诸气痛，生姜橘皮汤下；小肠气痛，茴香酒下；妇人血气，当归汤下；若欲宣积，滚姜汤下，仍加丸数，未利再服，利多饮冷水一口补住。小儿量岁数加减丸服，疳积常服，米饮下，不拘时服。孕妇勿服。此药得热则行，得冷则止。

神妙列仙散 治一切酒食所伤，遍身疼痛，腰脚强跛，手足麻痹，九种心疼，十般水鼓，霍乱吐泻，远年近日气胀，酒食不消，或毒劳病，妇人月经不调，血山崩漏，或经络不行，心脏烦热，并皆治之。

木香 沉香各一钱 茴香微炒 槟榔各二钱 萹蓄三钱 大黄一两，微焙，炒 麦蘖一两半 瞿麦五钱

上为细末。每服三钱或五钱，五更热酒调下。若会饮者，再饮酒二三杯，仰面卧，手叉胸前，至天明取下大便，如鱼脑相似，小便如血，方为效验。如服此药，忌生冷硬物及荤腥，宜服米粥数日。

万病紫菀丸 治腹内久病痃癖如碗大，及黄病气聚时上冲心，绕脐腹结痛，有如虫咬，又治十种水病，翻胃呕逆，饮食不下，痰涎壅滞，妇人经脉不通，或多或少，腹如怀孕，及治①小儿风疾，三十六般病证。孕妇不可服。

川乌 砂仁 肉豆蔻 丁香 沉香 木香 当归去芦 干姜炮 人参 茯苓去皮 大黄 白术 桔梗 陈皮 藿香 苁蓉去皮，酒浸 车前子 蓬术火泡 石菖蒲 柴②胡去苗 槟榔 黄连 防风去苗 干地黄 吴茱萸 厚朴姜制 天门冬 黄柏 黄芪 防风 鳖甲酥炙 羌活 紫菀 川椒去汗 巴豆去油 川芎 香附子 甘草 茯神 麝香少许 小茴香 杏仁 白豆蔻 血竭 麦门冬 三棱各等分

上为末，炼蜜丸如梧桐子大。每服二三丸，看虚实用，取利为度，温酒、米汤任下。一切风证，升麻汤下；中毒，甘草汤下；寸白虫，槟榔汤下；霍乱，生姜汤下；痔漏肠风，温酒下；赤白

---

① 治：原作"至"，音近致误，据文义改。

② 柴：原作"紫"，形近致误，据文义改。

利，诃子汤下；宿食不化，姜汤下；咳嗽，杏仁汤下；泻痢，黄连汤下；头疼，白汤下；腰疼，葱汤下；食癖气，热酒下；诸气，木香汤下；饮食所伤，温酒下；呕逆，生姜汤下；小便不通，灯心汤下；脓痢，米汤下；五劳七伤，木香汤下；脾风，陈皮汤下；面伤，面汤下；肺风，杏仁汤下；小肠气，木香汤下；风狗咬，温汤下；冷气攻心，茱萸汤下；肉障眼，黄连汤下；牙疳，葱汤下；打跌伤血攻心，童子小便或酒下；心气疼，茱萸酒下；伤酒肉，肉汤下；眼有冷泪，黄连汤下；痞证，陈皮汤下；邪气，雄黄汤下；劳嗽，杏仁汤下；黄病，川芎汤下；火烧疮，薄荷汤下；口眼㖞斜，当归诃子汤下；痰气，姜汤下；脚气，金银汤下；肿毒，盐汤下；风烂眼，川芎汤下；痔疮未破，姜汤下；年老脐下虚疼，人参汤下；心风发狂，辰砂汤下；眼中翳，姜汤下；舌生疮，姜汤下；喉闭，矾汤下；噎病，木瓜汤下；大便不通，大黄汤下；骨疽疮，磨刀汤下；浮肿，桑白皮汤下；筋骨疼，乳香汤下；赤眼，栀子汤下；头疼，川芎汤下；积聚，槟榔汤下；握头风，川芎汤下；牙疼，荆芥汤下；止喘，马兜铃汤下；上焦热，薄荷汤下；血气烦热，黄芩汤下；干血气，血竭汤下；虚热，清米汤下；阳证伤寒，葱汤下；阴证伤寒，附子汤下；气疼，枣子汤下；肠腹疼，醋汤下；四肢无力，牛膝汤下；风狂，防风汤下；中风，胡桃肉汤下；发汗，木瓜汤下；耳内蝉鸣，茱萸汤下；赤痢，甘草汤下；白痢，干姜汤下；肠风下血，桃花汤下；吐血，盐汤下。

神仙鹤顶丹 治诸病积滞。

巴豆 半夏泡七次 杏仁去皮，大，各四十九粒

上为细末，醋糊为丸如梧桐子大，以干胭脂为衣。每服五丸，汤使于后。治痰，以清油掌内搓转，临卧用人参知母贝母甘草汤下；肠不快，陈皮汤下，酒亦可；胸膈不快，陈皮汤下，酒亦可；

心痛，菖蒲良姜香附子汤下；心腹胀，木香皂角苦梗枳壳汤下；脚气，木香陈皮香附子汤下；吐血，丁香木香百草霜香附子黄芪苦梗甘草汤下；疟，桃柳枝汤下；白痢，干姜茱萸汤下；乳痈，诸疮毒，瓜蒌去皮，入酒煎数沸，候温下；积滞，井华水下；痨，米汤下；冷积，艾醋汤下；肾脏冷气，木瓜汤下；禁口痢，莲子汤下；中暑，香茹汤下；劳伤，人参汤下；肠风痔漏，槐花米汤下；脐痛，盐豉汤下；小便闭，车前子甘草汤下；骨节痛，麻黄汤下；恶疮，知母贝母汤下；头疼，川芎地黄汤下；虫毒，雄黄朱砂汤下；中风，天麻汤下；翻胃，香附子汤下；风狂，朱砂麝香汤下；泻，白术豆蔻汤下；淫浊，盐汤下；小肠气，木香茴香炒盐酒下；风脚，牛膝槟榔紫苏五加皮汤下；妇人血气痛，木香、当归、香附子为末，酒调下；白带下，牡蛎伏龙肝米饮汤下；月事行①，荆芥汤下；小儿脾积，皂角汤下；小儿急惊，金银薄荷汤下；小儿五疳，米饮下；慢惊，葱汤下；治虫，苦楝根沙糖汤下；诸积块，葱白磨木香汤下；伤湿，丁香汤下；伤食，盐茶藿香汤下；肠鸣，茱萸汤下。

万灵丹 治脏腑久新积滞，伤酒伤食，久新痢疾，诸气鼓胀，肚腹满闷，胸膈痞塞，食饮不下，或痰气逆上，喘嗽不安，停食吐逆不定，或黄肿腹大，不思饮食，或受寒。

肉桂　干姜炮　青皮去穰　赤茯苓　茱萸泡　陈皮去白　柴胡桔梗　地黄　川椒炒　川厚朴姜炒　赤芍药　人参　石菖蒲　川芎枳壳　鳖甲醋炙　草乌炮　粉草炙　当归酒浸　甘遂各半两　黄连一两　杏仁三钱，去皮尖，另研　巴豆五钱，醋煮七次

上为细末，醋糊丸如梧桐子大。每服十五丸，加至二十丸或二十五三十丸，量虚实加减，微利一二行为度；小儿三丸或五丸。

---

① 行：此上疑脱"不"字。

伤酒，酒下；伤饭，米饮下；伤面，面汤下；伤肉，肉汤下；伤茶，茶汤下；赤痢，黄连甘草汤下；白痢，甘草干姜汤下；赤白痢，黄连干姜甘草汤送下；一切气，木香茴香汤下；常服，姜汤、茶、酒、白汤皆可下。

三清神异丹

川乌炮　干姜炮　巴豆去壳膜，净，各等分

上为细末，醋糊丸如梧桐子大，黄丹为衣。每服一丸，急心疼，醋艾汤下；红痢，甘草汤下；白痢，干①姜汤下；红白痢，甘草干姜汤下；白泻，姜汤下；头疼发热，葱白汤下；小肠气痛，木香汤下；疟疾，用东南上桃枝心七个煎汤，临发日五更时面东吞服，忌一切发物。

追虫取积

七转灵应丹　治男子妇人一切山岚障气②、虫毒，不问新旧诸积，诸般积气，十膈五噎，咳嗽痰喘，五劳七伤，脾胃不和，三十六种风，七十二般气，伏梁，小肠疝气，疟疾痢证，左瘫右痪，妇人赤白带下，血瘕血闭，经络不调，产后诸积，小儿惊疳诸风，肚大面黄，一切心痛，并皆治之。此丹四时宜服，不动真气，无病之人，春秋各服一服，终岁无疾。孕妇不可服。

芜荑五钱，取末四钱　牵牛五两，取净③末三两　槟榔五两，取净末三两　大黄五两，取净末三两　木香五钱，取净末四钱　雷丸四钱④，取净末三钱⑤　锡灰一两，煅，取净末三钱

---

① 干：原作"甘"，据文义改。
② 障气：瘴气。障，通"瘴"。
③ 净：《丹溪心法附余》卷十八作"头"。
④ 钱：《丹溪心法附余》卷十八作"两"。
⑤ 钱：《丹溪心法附余》卷十八作"两"。

上各取净药末一处，拌匀，葱白汤露一宿，为丸如黍米大。每服四分①，病深年远者加至五分，用葱白汤露一宿，早晨空心冷下，取出病根，日晚用温粥补之。忌生冷、硬物、荤腥等物三十日。若失音声，加沉香、琥珀各五钱。又方以茵陈、皂角各四两，煎膏为丸，或入使君子、鹤虱各五钱为末更好。

一方　治茶积。

用花椒为末，面糊为丸如梧桐子。每服十丸，茶汤送下。

一方　治酒积面黄黑色，腹胀不消。

用甘遂一钱为末，以猪槽头肉一两细切捣烂，和末作一丸，纸裹，火煨令香熟取出。临卧细嚼酒咽，取下病根。

寒湿气脚附脚转筋

茱萸丸　治脚气入腹内，喘急欲死。

吴茱萸汤洗　木瓜去穰，切作片，晒干，各等分

上为末，酒糊丸如梧桐子大。每服五十丸至百丸，温酒、米汤任下，或以木瓜蒸烂研膏调服尤妙。

一方　治寒湿气脚，腿膝疼痛，行步无力。

用葫芦巴酒浸一宿焙干，破故纸炒各四两，为末，以大木瓜一枚切顶去穰，置药在内，令满，仍将顶盖之，以篾签定于甑内，蒸熟烂研，同余末丸如梧桐子大。每服五十丸，空心温酒下。

一方　治脚气筋骨疼痛。

用金银花为末，每服二钱，热酒调下。或剉碎，同木瓜、白芍药、官桂、当归、甘草、酒水各半钟，煎，去粗，空心热服。

一方　治脚气。

用无名异末化牛皮胶调匀，贴痛处。

---

①　分：原作"钱"，据《丹溪心法附余》卷十八改。

一方

用蓖麻子七粒，去壳研烂，同苏合香丸和匀，贴脚心，其痛即止。

一方

用草乌末，以曲酒糟捣烂，贴患处，即止。无曲糟，用生姜汁亦可。

一方 治脚气冲心。

用白矾二两，水一斗五升，略煎三五沸，浸洗。

一方 治寒湿脚气疼痛不可忍者。

用团鱼一两个，水二斗煮至一斗，去团鱼，止用汁，加苍耳、寻风藤、苍术各半斤，煎至七升，去粗，以盆盛之，乘热熏蒸，待温浸洗，神效。

脚转筋

一方 治脚转筋疼痛挛急。

用松节二两锉细，乳香一钱，以银石器内慢火略炒焦，存性，研细。每服一钱至二钱，木瓜酒调下。

一方 治脚转筋。

取赤蓼茎细切，用水四合，酒二合，煎至四合，分二服。

一方

急将大蒜磨脚心，令遍热，即差。

淋 沥

一方 治五淋。

用苧根二茎锉碎，水一碗煎，用半碗顿服，即通。

一方

用蝼蛄七枚，盐二两，同于新瓦上焙干，研细，温酒调服一钱，即愈。

一方

用车前子一两，以绢囊盛，水二钟煎服，立差。

一方 治淋热痛并小便不利。

用竹园荽晒干，为末。每服二钱，空心蜜水调服。

一方 治砂石淋涩者。

用琥珀二钱，研为末。空心葱白汤调服。

一方

用滑石、琥珀各一两，木通、当归、木香、郁金、扁竹各半两，为末。每服五钱，以芦苇叶煎汤，空心调服。

一方

用地肤子或茎叶一两，水一钟煎，温服。

琥珀散 治老人小便不通。

用琥珀不拘多少，为细末。每服一钱，以赤茯苓汤调，空心服。或炼蜜丸如梧桐子，每服十丸，赤茯苓汤下。

一方

用酸浆草捣汁，入蜜同服。

一方

用竹鸡草一两洗净，车前草一两，同于砂盆擂烂，加蜜少许，无蜜加盐少许，取汁。空心服，小便自通。竹鸡草，其叶如竹叶，花翠蓝色。

痔漏附脱肛

一方 治痔漏。

用河边水漂出柳根赤须煎汤洗，极妙。

一方

用田螺一个，挑开，厴入片脑一分，过一宿，取螺内水搽疮。

先用冬瓜瓤煎汤，洗净搽。

一方 治久痔。

用熊胆涂，神效。

一方 治痔疮有头。

用芫花入土根洗净，木臼捣，以少水绞汁，于银铜器内慢火煎成膏，将丝线于膏内度过，系痔疮头，系时微痛，候心躁痔落时，以纸捻蘸膏于窍内，永除其根。

一方

用朴硝，井华水调洗，或用蜜和硝调搽。

一方 治痔漏下血、痒痛。

用槐花炒、枳壳去穰各一两，为末，醋糊丸如梧桐子大。每服二十丸，空心食前米饮汤下，十服见效。

一方

用枳壳水浸去穰，每二片用巴豆一粒在内，线缚，于银石器内以醋浸一指高，煮干，去豆，为末，醋糊为丸如梧桐子大。每服十五丸，空心茶清送下。

一方 治用药枯痔后，大便坚硬难下。

以大黄湿纸裹煨，枳壳去穰，当归酒洗，各等分，为末，炼蜜丸如梧桐子大。每服三十丸，白汤下。

脱 肛

一方 治脱肛。

用五倍子为末。每用三钱，入白矾一块，水二碗，煎洗。

一方

用木贼烧灰存性，为末。搽肛门上，按入即愈。

一方

用浮萍为末，干贴患处。

一方

用蔓陀罗花子连壳一对，橡斗十六个，捣碎，水煎三五沸，入朴硝，热洗，其肛自收。

体　气

田螺散　治体气。患此疾者，耳内有油湿是。

用大田螺一枚，水中养之，俟靥开，以巴豆一粒去壳，将针挑巴豆放在内，取出拭干，仰顿盏内，夏月一宿，冬月五七宿，自然成水，取搽腋下，绝根。

一方

用热蒸饼一个，擘开作两边，掺蜜陀僧细末一钱，急夹在腋下，略睡少时，候冷弃之，除根。

汗　斑

一方　治汗斑紫白色者。

用白附子、硫黄各等分，为细末。以茄蒂蘸醋，粘末擦之。

一方

用夏枯草浓煎水，日洗数次。

诸　鲠

金钩钓食丸　治诸鲠。

用威灵仙根不拘多少，以好米醋浸一二日，晒干为末，醋糊为丸如梧桐子大。每服一丸或二丸，半茶半汤下。如要吐转，用沙铜青为末，半匙滴油一二点，同茶汤调服，即吐出原物。如药性来迟，令患人以两手伏地，用清水一盆，以鹅翎口中搅探，即吐出于盆内。

一方　治鱼刺并骨鲠在喉内。

用山里红果树独根向下者，与玉簪花根同捣取自然汁，用匙或竹筒盛汁，放入口内。不可着牙，着牙皆化。

一方 治骨鲠。

用野苎根洗净，捣烂，丸如龙眼大。若鸡骨鲠，以鸡羹化之；鱼骨鲠，以鱼汁化之。

一方

用金凤花子嚼烂，噙化，咽下。如无子，用根，以醋浓煎，倾入竹筒内，灌入喉中。或用子，以醋研，灌入鼻中。不可犯齿。

一方

用缩砂、甘草各等分，为末。以绵裹少许噙之，旋旋咽津，良久随痰出之，即效。

解诸毒

太乙神丹 一名追毒丹。

雄黄一两　文蛤①一名五倍子，捶破，洗净，焙，三两　山茨菰去皮，洗净，焙，二两　红牙大戟去芦，洗净，焙干，两半　千金子一名续随子，去壳，研去油，取霜，一两　朱砂五钱　麝香三钱

上除雄黄、朱砂、千金子、麝香另研外，其三味为细末，却入前四味再研匀，以糯米糊和剂，杵千余下，作饼子四十个，如钱大，阴干。治一切医所不疗之疾。毒药、蛊毒、瘴气、狐狸、鼠莽、恶菌、河豚等毒，吃死牛马肉，毒蛇、犬②、恶虫所伤中毒、瘟疫、伤寒结胸发狂、缠喉、诸风、瘾疹、赤肿丹瘤，用生姜薄荷汁入井华水磨服；大人中风、诸痫，用酒磨服；小儿急慢惊风、五疳八痢，一饼作五服，入薄荷一叶，同井华水磨服，牙

① 文蛤：应作"川文蛤"。《本草易读》卷七五倍子条"一名川文蛤"。
② 犬：原作"大"，据《丹溪心法附余》卷二十四改。

关紧者，涂之即开；痈疽、发背、疔肿、一切恶疮，用井华水磨服及涂患处，未溃者觉痒立消；头疼，用酒入薄荷同研烂，以纸花贴太阳穴上，立效。体实者一饼作二服，体虚者作三服。凡服此丹，但得通利一二行，其效尤速；如不要行，以米粥补之。若用涂疮，立消。孕妇不可服。

地浆 解一切菌毒。

掘新地窟，以冷水于内搅之，令澄清，取饮之，即解。

一方 解诸毒。

用玉簪花根擂水，服之神效。

一方 解鼠莽草毒。

用大黑豆煮汁服之，其毒自消。

一方 解食野菌中毒。

用甘草不拘多少，以麻油一盏，煎数沸，冷服，其毒即解。

蛇犬毒虫伤

一方 治毒蛇、恶犬、蜈蚣、蝎子咬伤。

细辛　白芷各二钱　雄黄一钱　麝香少许

上为细末。以好酒调服一钱。

一方 治蛇伤。

雄黄　五灵脂　贝母　香白芷各等分

上为末。每服二钱，热酒调服。又方，用白矾以滚水泡洗其伤处。

一方

用贝母为末。酒调，尽量多服，少顷，酒从伤处为水流出，流尽为度，然后仍用贝母末敷疮口上，即愈。

一方 治颠犬咬伤及经久后发者。

雄黄黄明者，五钱　麝香五分

上研匀。以酒调服二钱，服后得睡为佳，俟其自醒①，利下恶物，再进一服，即见效。

定风散 治风狗咬伤。

南星生　防风各等分

上为末。先以口嚼浆水洗净伤处，用绵拭干，以药糁上，更不发。无脓易差。

一方

用斑蝥七个去翅，以糯米一撮炒黄，去米不用，研为细末，面糊丸如绿豆大。每服七丸，温酒下。

一方 治犬咬伤。

用蓖麻子五十粒去壳，以井华水研成膏。先以盐水洗伤处，后以此膏敷贴。

一方

用虎骨屑敷。

一方 治犬咬。

白矾　杏仁去皮尖　蚯蚓粪　虎骨各一钱

上为细末。以井华水调服二钱，立安。

一方 治蛇虺、蜈蚣咬伤。

用艾炷于伤处灸三五壮，拔去毒，即愈。

一方 治蜈蚣咬。

用胡椒细嚼，和津液调擦伤处，即差。

一方

用油纸捻以火点着，吹息，以烟熏伤处，妙。

一方 治误吞马蝗腹痛。

用田中泥为丸，水吞下，其虫必随吐泻出。

---

① 醒：原作"腥"，据《急救良方》卷一改。

汤泼火烧

四黄散 治汤泼火烧，热疮肿痛。

大黄 黄连 黄柏 黄芩 白芨各等分

上为末。水调，以鸡翎蘸搽疮上。

一方 治汤泼火烧。

石膏 寒水石 黄连 黄柏 五倍子 山栀子各等分

上为末。以冷水调，搽患处，白汤调服三钱。

一方

用山栀子细研，鸡弹清浓调，加蜜少许，搽患处。

一方

用柏叶烧灰存性，为末。以鸡弹清调搽疮上。

一方

用鸡弹黄一两，于银石器内熬自然油，调韶粉搽。

一方

捋猪毛烧灰，香油调搽患处。

一方

用寒水石生二两，蒸饼烧灰一两，为末。油调搽。

一方

用鸡弹壳、朴硝、黄柏皮各等分，为末。清油调搽。

一方

取稻草烧灰为末，敷之。如干，用油调搽。

正骨损伤

神圣接骨丹 治打扑伤损，跌折肢体。

水蛭用糯米于砂器炒黄，去米，三钱 菟丝子 发灰 好绵灰 没药 乳香 血竭各一钱 半两钱一文，烧七次，醋淬七次，另研 麝香

二钱，另研

上研令匀，每服三钱，热酒调下。损在上，食后服；损在下，空心服。约车行六七里，闻骨作声。忌听钟鼓砧杵之声①，震动恐生芦节，忌食驴肉。一服见效。

续股散 治折伤筋骨。

用半两钱七个，以桑柴火烧红，好醋内淬之，取钱上碎末，再入珍珠末一分，乳香、没药少许，同研细，好酒调服。

接骨散 治跌扑闪胁②，骨折疼痛。

黄麻烧灰，二两　头发烧灰，一两　乳香五钱

上为末。每服三钱，温酒调服，立效。

鸡鸣散 治从高坠下及木石压伤，瘀血凝积，痛不可忍。

大黄酒蒸，一两　桃仁三七粒，去皮尖　当归尾五钱

上为末。酒一③碗煎，去柤，五更鸡鸣时服，取下瘀血，即愈。若气绝不能言，急以热小便灌之，即苏。

一方 治打扑伤损。

用胡孙姜研烂，取汁，调热酒服，柤敷患处。

一方 治打扑伤折手足。

用绿豆粉，新铁铫内炒令紫色，以井华水调稀，厚敷损处，以纸贴，将杉木片缚定，立效。

当归导滞④散 治堕马坠车，打扑伤损，瘀血凝积，大便不通，浮肿疼痛。

大黄一两　当归二钱半　麝香少许

上为细末。每服三钱，热酒调下。

---

① 声：原文残缺，据《济阳纲目》卷八十六补。
② 胁：原作"抐"，据文义改。胁，折伤。
③ 一：原文残缺，据《古今医统大全》卷九十三补。
④ 滞：原作"赤"，据《济阳纲目》卷八十六改。

一方 治折伤筋骨。

用半两钱炭火煅七次，研细，滚水淘洗三次，加没药、乳香与末等分一处，再研，入麝香少许。每服一字，不拘时，淡姜汤调服。

一方 治金刀所伤，一切臁疮，及良马断梁等疮。

用冬月黑牛胆一个，装新石灰四两，白矾一两，阴二十七日，待干取出，再用黄丹一两，另炒紫色，研细，同一处，再研匀，敷疮即差。

丹 药

神铅黑锡丹 治痰气壅塞、上盛下虚、心火炎炽、肾水枯竭一应下虚之证，及妇人血海久冷、无子、赤白带下，并宜服之。

肉桂去皮，半两　沉香　附子炮，去皮脐　葫芦巴酒浸，炒　破故纸　茴香　肉豆蔻面裹，煨　阳起石研细，水飞　金铃子蒸，去皮核　木香各一两　硫黄　黑铅去滓，秤，各二两

上用黑盏或新铁铫内如常法结黑铅硫黄砂子，地上出火毒，研令极细，余药并杵，罗为末，一处和匀，自朝至暮，以研至黑光色为度，酒糊丸如梧桐子大，阴干入布袋内，擦令光莹。每服四十丸，空心盐汤或枣汤下，女人艾枣汤下。

灵砂丹 治上盛下虚，痰涎壅塞。此药最能镇坠，升降阴阳，安和五脏，扶助元气。

水银一斤　硫黄四两

上用新铁铫炒成砂，有烟即以醋洒，候研细，入水火鼎，醋调赤石脂封口，铁丝扎缚，晒干，盐泥固济，用炭二十斤煅，如鼎裂，笔蘸赤石脂频抹，火尽为度，经宿取出，研为末，糯米糊为丸如麻子大。每服二十丸，空心枣汤、米饮、人参

汤任下。

二气丹 治伏暑伤冷，二气交错，中脘痞结，或泄或呕。

硝石　硫黄各等分

上为末，于银石器内火炒令黄色，再研，用糯米糊为丸如梧桐子大。每服四十丸，新井华水下。

来复丹 治上盛下虚，里寒外热，伏暑泄泻如水。

硝石一两，同硫黄为末，入铫内以微火炒，用柳条搅，不可火大过，恐伤药力，再研极细，名二气末　太阴玄精石研飞，一两　五灵脂水澄过砂石，晒干，二两　舶上硫黄透明者，一两　青皮去白，二两　陈皮去白，二两

上先用五灵脂、青皮、陈皮为末，次入玄精石末及二气末①，拌匀，好醋打糊为丸如豌豆大。每服三十丸，空心米饮送下。

膏 药

乳香善应膏 治痈疽发背，诸般恶疮②，打扑伤损，筋骨疼痛，并皆治之。

乳香　没药　血竭各五钱　阿魏二钱　麝香一钱，另研　大黄黄连　黄柏　防风　荆芥　芍药　白芷　玄参　当归　连翘　巴豆　苏木　大枫子各一两　木鳖子八个　穿山甲八片　黄丹一斤，水飞过　槐桃柳嫩枝各二十寸　清油二斤

上除乳香等五味另为末，将其余药剉碎，入清油内煎令黑色，滤去粗，入黄丹，不住手搅成膏，却入前五味药末，再搅，令匀，摊贴患处。

青金九龙膏 治痈疽疮毒。

---

① 末：原作"未"，形近致误，据文义改。
② 疮：原文残缺，据《丹溪心法附余》卷十六补。

香白芷如枣大者　巴豆去壳　蓖麻子去壳　木鳖子去壳,各一百二十个　槐条　柳条各一百二十寸　没药　乳香各三钱　白矾五钱　黄丹二十两　香油三斤

上将前药同香油煎,以槐柳条不住手搅,滴水中成珠,方滤去粗,再煎,却下黄丹搅匀,将白矾逐时入内,后下乳香、没药搅匀,务要煎熬得法,然后收贮,摊贴。忌妇人、鸡犬见之。

神仙太乙膏

玄参一两三钱　香白芷　赤芍药　当归　生地黄各一两二钱　肉桂一两　大黄一两六钱　黄丹一斤半　香油三斤

上依前煎熬如法。

千槌膏

沥青一斤六两　杏仁四十九个　乳香　没药各一两　轻粉二钱香油五两　黄蜡四两

上将沥青、香油、黄蜡同镕化,搅匀,却入前四味,取出于石上槌千余下,用红绢摊贴之。

绿膏药　治诸般恶疮,肿毒,软疖。

铜青　蓖麻子去壳,各一两　松香四两　木鳖子五个,去壳　杏仁五钱　巴豆五个　乳香二钱　轻粉五十贴

上各研为末,捣和令匀,于净石上用斧捶千余下成膏,收贮,水浸旋用。

红膏药　治臁疮及诸般疮毒,汤火、金疮等伤。

黄蜡一两　香油三钱　黄丹半两

上先以黄蜡镕化,次下香油、黄丹搅匀,再熬,顿冷,以瓷罐收贮,临用摊贴。

妙应膏　治瘰疬,一切恶疮,肿毒及杖疮。

桃柳槐枝各半斤　当归一两　木鳖子去壳,半两　黄丹一斤　乳

香 没药各半两，另研

上先将香油三斤慢熬，次下桃柳槐枝、木鳖子、当归，候焦，滤去粗，待冷方下黄丹、乳香、没药，以槐条搅匀，再以慢火熬，不住手搅，滴水中成珠不散为度，以瓷瓶收贮，旋摊用。

针 灸

天星十一穴

夫天星十一穴者，青城山薛真人所传也。其穴简而效，多使人易记而易晓也。盖砭焫之道，玄妙隐奥，素难，诸书悉载，奈何穴法众多，莫能详究。于是真人独取扁鹊桑君①阐天星十一穴，类为十一篇歌括，又云十一穴者，上应十一列曜也，其法妙在担截，贵于呼吸补泻之间，一病一针，百发百中，所谓寅针而辰效也。今来治病，验法续附于歌括之后，及次第详著各穴经络、分寸、定法，庶不负先贤之立心，则未敢为小补云。

十一穴总歌

三里内庭穴，曲池合骨截，委中配承山，下至昆仑穴，环跳及阳陵，通里并列缺，合担用法担，合截用法截，担截常记取，非人勿浪说，三百六十五②，不出十一穴，此法少人知，金锁都开彻，治病显奇功，有如汤沃雪，学者细推寻，神功无尽竭。

---

① 桑君：长桑君，战国时期的神医。
② 五：《扁鹊神应针灸玉龙经》作"穴"。

十一穴名图形

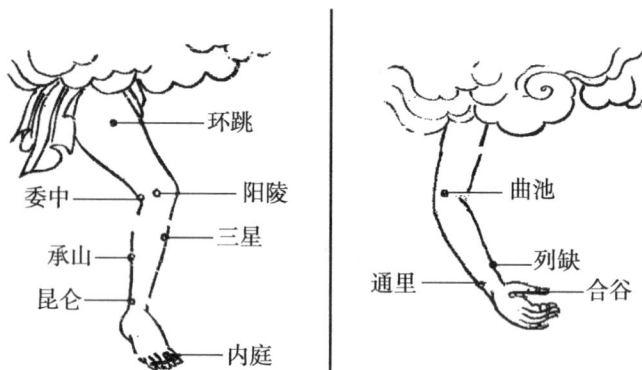

环跳
委中 阳陵
三星
承山
昆仑
内庭

曲池
列缺
通里 合谷

十一穴分类歌诀

其一

二里膝眼下，二寸两筋间，能通心腹胀，善治胃中寒，肠鸣并泄①泻，腿肿膝胫②酸，伤寒羸瘦损，气蛊及诸般，年过三旬后，针灸眼便光③，取穴当审的，八分三壮安。

续增治法

治五劳七伤，腰疼不举，喉闭，胁间暴痛不得息，咳嗽多痰，足痿失履，足下热，虚疾，腹中瘀血，水肿，阴气不足，热病汗不出，喜呕口干，身反折，口噤鼓颔，胃气不足，闻食即吐，泄痢，水谷不化，消渴，遗尿，失气，阳厥恶寒，头眩，小便不利，悉宜针灸。秋月不宜出血，盖土虚故也。

三里二穴，足阳明胃经也，在膝眼下三寸，胫骨外臁两筋中

---

① 泄：《针灸大全》卷一作"腹"。
② 胫：《针灸大全》卷一作"脐"。
③ 光：《针灸大全》卷一作"宽"。

间，动脉应手是穴。本经脉之所入也，为合。针入八分，留七呼；灸者，可灸三壮。

其二

内庭次指外，本属足阳明，能治四肢厥，喜静恶闻声，瘾疹咽喉痛，数欠及牙疼，虚①疾不能食，针着便惺惺。

续增治法

治肚腹满不得息，振寒，口眼㖞斜。

内庭二穴，足阳明之胃经也，在足大指、次指外间本节后陷者宛宛中是穴。本经脉之所流也，为荥。针入三分，留二十呼；灸者，可灸三壮。

其三

曲池拱手取，屈肘②骨边求，善治肘中痛，偏风手不收，挽弓开不得，筋缓莫梳头，喉闭促欲死，发热更无休，遍身风癣癞，针着即时瘳。

续增治法

治伤寒余热不尽，皮③肤干燥，耳痛，骨节痹重，身湿，时时振寒，瘈疭，癫痫多寒热渴，目眩等疾。

曲池二穴，手阳明大肠经也，在曲肘曲骨间，动脉应手是穴，拱手取之。本经脉之所入也，为合。针入五分，留七呼；灸者，可灸三壮。

其四

合谷在虎口，两指岐骨间，头疼并面肿，疟病④热还寒，齿龋

---

① 虚：《针灸大全》卷一作"疟"。
② 肘：原作"指"，据《针灸大全》卷一改。
③ 皮：原作"脾"，音近致误，据文义改。
④ 病：《针灸大全》卷一作"疾"。

鼻衄血，口噤不开言，针入五分深，令人即便安。

续增治法

治伤寒汗不出，目眩不明，喉闭，臂痿，面肿，唇吻不收，头风风热，下死胎。

孕妇不宜针，针之即损胎。

合谷二穴，手阳明大肠经也，在手大指次指岐骨罅间，动脉应手是穴。本经脉之所过也，为原①，一名虎口，一名合骨。针入三分，留六呼；灸者，可灸三壮。孕妇不宜针。

其五

委中曲䐐里，横文脉中央，腰痛不能举，沉沉引脊梁，酸疼筋莫展，风痹复无常，膝头难伸屈，针入即安康。

续增治法

治热病汗不出，足热厥逆，小便难，衄血不止，半身不遂，小腹坚，脊强反折，瘛疭，癫疾。

腰疼最宜大出血。

春月勿令出血，盖太阳合肾，肾旺于冬，水衰于春，故春无令出血。禁灸。

委中二穴，足太阳膀胱经也，在膝后腘内约纹中，动脉宛宛中是穴。本经脉之所入也，为合。针入五分，留七呼；灸者，可灸三壮，一云禁灸。

其六

承山名鱼腹，腨肠分肉间，善治腰疼痛，痔疾大便难②，脚

---

① 原：原脱，据上下文例及文义补。
② 难：原文漫漶，据《针灸大全》卷一补。

气①并膝肿，辗转战疼痠②，霍乱及转筋，穴中刺便安。

续增治法

治头热鼻衄，寒热，癫疾，小腹疝气，游行五脏，腹中切痛。

承山二穴，足太阳经也，在足肚分肉间，去地一尺，陷者中是穴。本经脉之所发，一名鱼腹，一名腨肠，一名伤山，一名肉柱③。针入七分，得气即泻；灸者，可灸五壮。

其七

昆仑足外踝，跟骨上边寻，转筋腰尻痛，暴喘满冲心④，举步⑤行不得，一动即呻吟，若欲求安乐，须于此穴针。

续增治法

治目瞙瞙如脱，头热鼻衄，肚胀痛不得息，霍乱，大便泄，风痫，口闭不开，小儿阴肿，头眩转筋，吐逆，尸厥，中恶，膝盖暴痛。

昆仑二穴，足太阳膀胱经也，在足外踝后跟骨上陷中，动脉应手是穴。本经脉之所行也，为经。针入五分，留十呼；灸者，可灸三壮。

其八

环跳在髀枢，侧卧屈足取，折腰莫能顾，冷风并湿⑥痹，腿胯连腨痛，转侧重欷吁，若人针灸后，顷刻病消除。

续增治法

治偏风半身不遂，胸胁相引急痛不能屈伸。

环跳二穴，足少阳胆经也，在髀枢骨中，伸下足屈上足取之，

---

① 脚气：原文漫漶，据《针灸大全》卷一补。
② 痠：原作"疫"，据《针灸大全》卷一改。
③ 柱：原作"桂"，形近致误，据文义改。
④ 冲心：原文漫漶，据《针灸大全》卷一补。
⑤ 举步：原文漫漶，据《针灸大全》卷一补。
⑥ 湿：原作"温"，据《针灸大全》卷一改。

正在骨接处是穴。本经与太阳二脉之会。针入二寸，留二十呼；灸者，可灸五壮。

其九

阳陵居膝下，外廉一寸中，膝肿并麻木，冷痹及偏风，举足不能起，坐卧似衰翁，针入六分止，神功①妙不同。

续增治法

治筋软筋缩筋疼，寒热头疼，口舌咽喉肿②及头面肿，胸胁胀③满，心中怵惕。

阳陵乃筋会，故治筋。

阳陵二穴，足少阳胆经也，在膝下一寸骺骨外廉，陷中是穴。本经脉之所入也，为合。针入六分，留十呼；灸者，可灸三壮。

其十

通里腕侧后，去腕一寸中，欲言声不出，懊恼及怔忡，实则四肢重，头腮面颊红，虚则不能食，暴瘖面无容，毫针微微刺，方信有神功。

续增治法

治头眩目痛，肘腕痠疼，热病少气，数欠频伸，遗尿。

通里二穴，手少阴真心经也，在腕后一寸，动脉应手是穴。本经之络也。针入三分，留三呼；灸者，可灸五壮。

其十一

列缺腕侧上，次指手交叉④，善疗偏头患，遍身风痹麻，痰涎频壅上，口噤不开牙，若能明补泻，应手疾如拏。

---

① 功：原作"攻"，据《针灸大成》卷一改。
② 肿：原作"中"，音近致误，据文义改。
③ 胀：原作"柱"，据《针灸大全》卷一改。
④ 叉：原作"义"，据《针灸大全》卷一改。

续增治法

治半身不遂，口眼㖞斜，痎虚汗出，四肢肿，小便热痛，寒厥，两手惊搐，实则肩背汗出暴肿，虚则肩痛寒栗，口气不足以息，四肢厥，喜笑，身湿摇头，时时寒热惊痫如有所见，热病烦躁①心闷，手臂痿疭，唇口聚目下，汗出如珠，掌中热，寒热喉闭，咳嗽不止。

若患腕劳，此穴甚妙。

列缺二穴，手太阴肺经也，去腕一寸五分，食指交头尽处两筋骨间，动脉应手是穴。本经之络也，与大肠经脉相交。针入三分，留三呼；灸者，可灸五壮。

初中风急救针法

凡初中风跌倒，卒暴昏沉，痰涎壅滞，不省人事，牙关紧闭，药水不下，急以三棱针刺手指十井穴，当去恶血。又治一切卒暴死恶候不知人事者，及搅肠沙人事昏沉者，并依此穴针之。

两手一十二穴图形

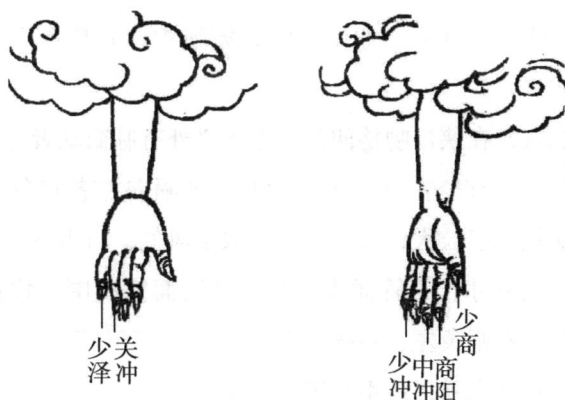

少关
泽冲

少商
少中商
冲冲阳

---

① 躁：原作"燥"，形近致误，据文义改。

点十二穴法

少商二穴，在手大指内侧，去爪甲角韭叶许。

商阳二穴，在手大指次指内侧，去爪甲角韭叶许。

中冲二穴，在手中指端，去爪甲角韭叶许。

关冲二穴，在手小指次指外侧，去爪甲角韭叶许。

少冲二穴，在手小指内侧，去爪甲角韭叶许。

少泽二穴，在手小指外侧，去爪甲角韭叶许。

已上穴法，乃急救起死回生之妙诀也。

中风瘫痪针灸秘诀

凡风中脏则口眼喝斜，中腑则肢体残废。若初中风不省人事，先须刺十井穴，疏通气血，此乃急救之妙诀也，然后投以续命汤等药以扶持之，风势已定要收全功，须凭火艾之力，可以回生之效。今具取穴之法，详列于后。

灸中风口眼喝斜

听会二穴，在耳前微前陷中，张口得之，动脉应手。

颊车二穴，在耳下二韭叶，陷者宛宛中，开口得之。一云耳下八分是穴。

地仓二穴，在侠口吻傍四分，近下之外有脉微动者是。

凡喝向右者宜灸左喝陷中二七壮，凡喝向左者宜灸右喝陷中二七壮，艾炷如麦粒大，频频灸之，取尽风气，口眼正为度。

一法，以五寸长笔管插入耳内，外以面塞四围，竹管上头以艾灸二七壮，右喝灸左，左喝灸右。

灸中风风邪入腑以致手足不遂等疾

百会一穴，在头顶口央旋毛陷中，可容豆许。

发际二穴，在两耳前。

肩髃二穴，在肩端两骨间陷者宛宛中，举臂取之。

曲池二穴，在肘外辅，屈肘曲骨中，以手拱胸取之，横纹头陷中是。

风市二穴，在膝外两筋间，平立舒下手着腿，当中指头尽陷者，宛宛中是穴。

足三里二穴，在膝下三寸，胻骨外廉两筋间。

绝骨二穴，一名悬钟，在足外踝上三寸动脉中。

凡觉手足麻痹或疼痛，良久乃止，此风邪入腑之候，宜灸此七穴。病在左则灸右，病在右则灸左，候风气轻减为度。

灸中风风邪入脏以致气塞涎壅不语昏危者

百会一穴，见前。

大椎一穴，在项后第一椎上陷中。

风池二穴，在颞颥后发际陷中。

肩井二穴，在肩上陷解中，缺盆上大骨前一寸半，以三指按取之，当其中指下陷中。

曲池二穴，见前。

足三里二穴，见前。

间使二穴，在掌后三寸两筋间陷中。

凡觉心中愦乱，神思不怡，或手足顽麻，此风邪入脏之候也，可速灸此七穴，各灸五七壮。如风势略可，凡遇春秋二时，可时常灸此七穴，以泄风气；如素①有风人，尤当留意，此灸法可保无虞。此法能灸卒死。

中风瘫痪通用捷要穴法

治一切诸风鼻塞不闻香臭，时流清涕，一切偏正头风及生白

---

① 素：原作"索"，据《针灸大成》卷八改。

乾坤生意　乾坤生意秘韫

二二八

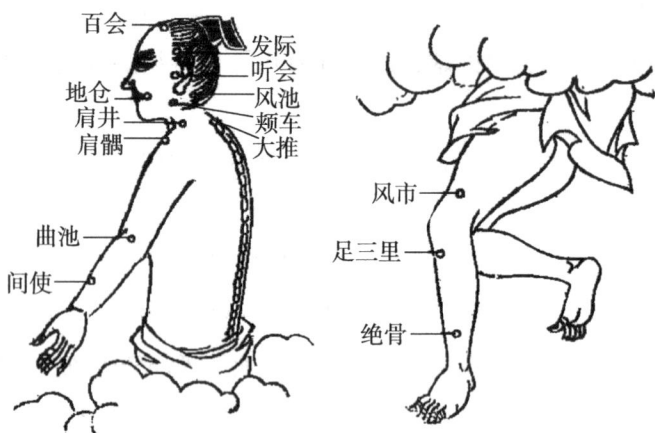

百会　发际　听会　地仓　风池　肩井　颊车　肩髃　大椎　曲池　间使　风市　足三里　绝骨

屑，惊痫，目上视，不识人，口眼㖞斜。

囟会一穴，在百会下三寸，有陷可容豆许是穴。宜灸二七壮。

治一切诸风头皮肿及鼻塞流清涕，偏正头风，目眩虚振，寒热目疼，不能远视。

上星一穴，在囟会下一寸，有陷可容豆许。针入二分，灸三壮。

治一切中风不省人事，风痫瘛疭等证。

印堂一穴，在两眉中心。针一分，灸七壮。

治偏风口眼㖞斜，消渴，口不开，目眩，小便不禁。

承浆一穴，在口下唇棱下宛宛中，动脉应手是穴。针入三分，灸三壮。

治中风目反上视，瘛不能言，又治头项急不能回顾，及一切诸风，并皆治之。

风府一穴，在项后，上入发际一寸，发际高者七分，宛宛中是穴，言疾其肉即起。

治中风瘛不能言，不省人事，口噤不开，唇吻不收，及头疼喉闭。

合谷二穴，宜针入五分，灸三壮。孕妇不宜针。穴法见前治中风偏枯，手不能举。

阳池二穴，在手背掌后宛宛中，两筋两骨之间，横纹中是穴。针入二分，灸三壮。

治中风不省人事，偏估不能举，腕疼重不能屈伸，十指疼不能掘物，臂痿不仁。

外关二穴，在手背掌后，在阳池腕后二寸，两筋两骨之间是穴。针入三分，灸五壮。

治中风手弱，偏枯不仁，拘挛不伸。

手三里二穴，在手曲池下二寸五分。针二分，灸三壮。

治中风半身不遂，痰咳肘挛，寒热惊痫。

列缺二穴，针三分，灸七壮。穴法同前

治中风惊布，声音不出，肘腕疼疼。

通里二穴，针三分，灸七壮。穴法同前

治中风半身不遂，肘挛不能伸。

内关二穴，在手掌横纹后二寸两筋两骨之间是穴。针五分，灸五壮。

治中风半身不遂，腰胯疼痛，不得转侧，腰胁相引，不能屈伸，麻木不仁。

环跳二穴，针二寸，灸二七壮。

治中风转筋拘急，行步无力，疼痛。

昆仑二穴，针五分，灸三壮。

治中风半身不遂，脚腿麻木，冷痹疼痛。

阳陵二穴，针六分，灸三壮。

治中风半身不遂，腰背拘急。

委中二穴，针五分，禁灸。

治中风脚膝疼痛，转筋拘急。

承山二穴，针五分，灸五壮。已上穴法见前天星十一穴内

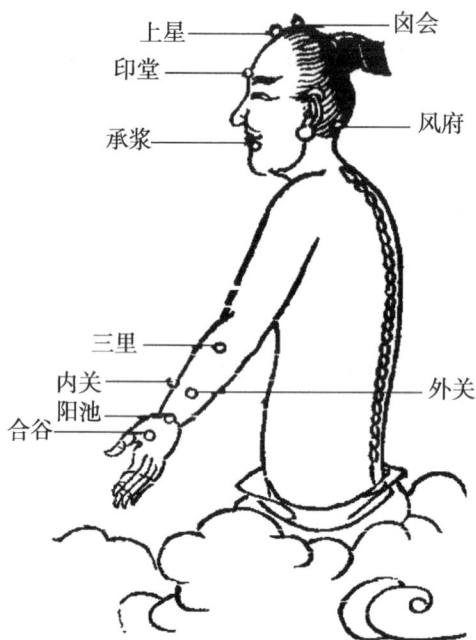

四花穴灸法

治男子妇人五劳七伤，气虚血弱，骨蒸潮热，形容憔悴，咳嗽痰喘，五心烦闷，四肢困倦，及诸风体弱，诸气尪羸，久病痼疾，形体虚弱者，并宜灸之。

取穴法

先两穴，令患人平身正立，取一细绳，蜡之，勿令展缩，顺脚底贴肉坚踏之，男左女右，其绳前头与大拇指端齐，后头令当脚跟中心向后引绳，循脚肚贴肉直上，至曲㙡中大横纹截断。又令患人解发，分两边，令见头缝，自囟门平分至脑后，乃平身正坐，取前①所截绳，一头与鼻端齐，引绳向上，正循头缝至脑后，

---

① 前：原作"向"，据《针灸大全》卷六改。

贴肉垂下，循脊骨以墨点记之，墨点不是灸处。又取一绳子，令患人合口，将绳子按于口上，两头至吻，却钩起绳子中心，至鼻柱根下，如"人"样，便齐两吻截断，将此绳分中折定，墨记之，展开，于先次脊骨上墨点处为正，横量两头，取平，勿令高下，于绳子两头画圈记定，是灸处。

若妇女缠脚者，短小，非自然也，若以量脚绳子加之于首，必不及也。今移付于右肩髃①穴，点定，引绳向下至中指尽处，截断，以代量足之用。

已上是第一次点二穴。

次二穴，令其人平身正坐，稍缩臂膊，取一绳绕项向前双垂，与鸠尾齐，鸠尾是心岐骨，人若无心岐骨者，至双胸前两岐骨下，量取一寸即是鸠尾也，以绳双截断，却背翻绳头向项后，以绳子中停取心，正令当喉咙结骨上，其绳两头夹项双垂，循脊骨以墨点记，不是灸处。又取一绳子，令其人合口横量，齐两吻截断，还于脊骨上，以墨点横量如法，绳子两头画圈记之，是灸处。

已上是第二次点二穴。

通前四穴，同时灸，各七壮至二七壮，累灸至七七壮为妙，候疮欲差，又依后法灸二次。

又次二穴，以第二次量口吻绳子，于第二次双绳头处墨点上，当脊骨直上下竖点，令绳中停中心在墨点上，于上下绳头尽处，画圈记定，两穴是灸处。

已上是第三次点两穴。

此二穴，灸七七壮三次，共六穴，各取离日②度量讫，下火，疾差。百日内慎饮食、房室，安心静处，将息。若一月后觉未差，

---

① 髃：原作"腢"，形近致误，据文义改。
② 离日：冬至、夏至、春分、秋分的前一日称为四离日。

复于初穴上再灸。

四花穴图形

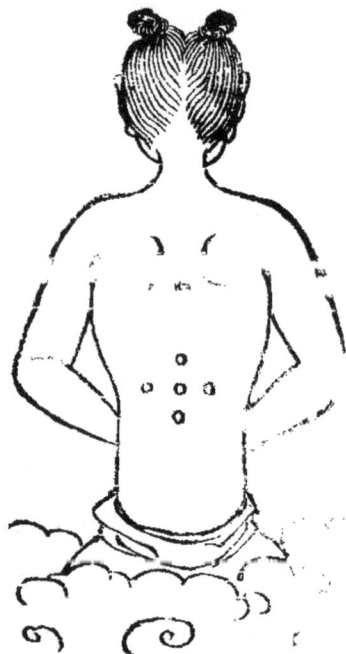

治虚损五劳七伤紧①要穴法

陶道一穴，在第一椎骨节下，俯而取之。灸二七壮。

身②柱一穴，在第三③椎骨下节间，俯而取之，灸二七壮。

肺腧二穴，在第三椎骨节④下三分微多，四椎上二分微少，以脊骨分中，横开两⑤傍各二寸。灸七七壮至百壮，常灸二七壮。

膏肓二穴，在第四椎下一⑥分微多，五椎上二分微少，以脊骨

---

① 紧：原文漫漶，据《针灸大成》卷八补。
② 身：原作"中"，据附图和《针灸大成》卷八改。
③ 三：原作"二"，据文义改。
④ 节：原文残缺，据文义补。
⑤ 两：原文漫漶，据文义补。
⑥ 一：原文漫漶，据《针灸大成》卷六补。

分中，横开两傍各三寸①，离胛②骨一指许，上角摸索至下角，四肋三间，重按痠，应中指是穴。主百病皆治，灸三七至七七壮③。

凡取前六穴，令患人平身正坐，双④手搭膝，端正度量取之。

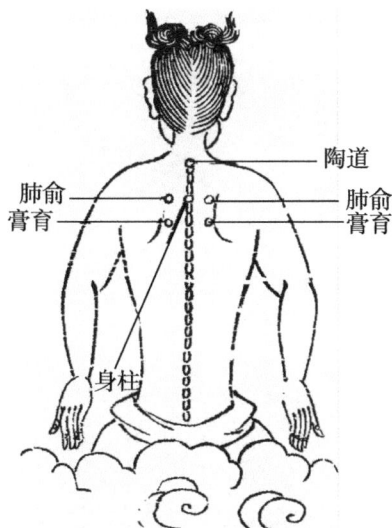

治小肠疝气穴法

若卒患小肠疝气，一切冷气，连脐腹结痛，小便遗溺。

大敦二穴，在足大指外侧去爪甲韭叶许及三毛丛中是穴。灸三壮。

若小肠卒疝，脐腹疼痛，四肢不举，小便涩滞，身重足痿。

三阴交二穴，在足内踝骨上三寸是穴。宜针三分，灸三壮，极妙。

---

① 三寸：原作"三寸半"，据《针灸大成》卷六改。
② 胛：原作"髀"，与"胛（胛之异体字）"形近致误，据文义改。
③ 壮：原文漫漶，据文义补。
④ 双：原文漫漶，据文义补。

乾坤生意秘韞

目　录

诸 风

换骨丹 治瘫痪中风，口眼喝斜，半身不遂，并一切风痫暗风，并宜治之。

槐角子　桑白皮　仙术　川芎　白芷　威灵仙　人参　防风
何首乌　蔓荆子　苦参　木香　五味子　朱砂研　龙脑　麝香
俱研

上为末，桑皮单捣细，秤，以麻黄煎膏和就，杵一万五千下，每两分作十丸。服一丸，以硬物击碎，温酒半盏浸，以物盖，不可透气，食后临卧一呷咽之，衣盖覆，自出汗。入膏时如稠，再入水少许。煎熏入药，唯少为妙，其麻黄膏不可多也。即差，以和胃①调补，及避风寒，茶下半丸。

治赤白癜风方

木香　川附子　硫黄　生姜汁

用糟茄蒂蘸药，先擦破初发起癜风，后用药擦之，其根即去，遍身自瘥。

治风证方

大附子一个，生用，去皮，为末　大川乌一个，生用，去皮，为末
葱姜各一斤　淮乌②一斤，去皮，生用

姜葱切碎，入春臼杵烂如泥，方将附、乌、淮末入内调合，再杵臼春烂，将作饼子，用箱盘将草铺了，加郭叶在上，安饼于上，又郭叶草盖之，出汗黄，停之二③日夜，过再日晒了，茶黄色，出汗了，饼春为末，却用生姜四两作自然汁，煮面糊为丸如

---

① 和胃：《黄帝素问宣明论方》卷三作"和胃汤"。
② 淮乌：《本草纲目》卷十七乌头条作"淮乌头"。时珍云："（乌头）出江北者曰淮乌头。"
③ 停之二：《本草纲目》卷十七乌头条作"一"。

梧桐子大。用除、破、开①三日服之，初服三十粒，每日三服，服后身麻痹，汗出。初服后无闭②，汗尽，逐日服之，其证即愈。不问男女虚风、痛风、黄鸦吊脚风，多有手痹、痛风、脚痛，并皆治之。

治大皮风

用大乌蛇一条，打死，盛于盆内，溃烂，过四五日后，用清水四碗浸七日，烂，去骨及臭过。用糙米一升，浸一日，将米晒干。用白鸡一只，罩一日一夜，不水食，将米与鸡吃二三日，鸡身上毛羽脱，将鸡杀，煮熟与患者吃。用好酒一口，肉一口，咽过吃了，用熟热汤一盆，浸洗大半日，其病愈。

韩氏祛风丸　治口眼㖞斜，半身不遂，诸般风证。

川乌　天麻各一两　黄芩二两　白芷　防风　羌活　威灵仙　川芎　何首乌　细辛　天台乌药各七钱半

上为末，糊丸如樱桃大。空腹，葱汤或茶汤或酒亦可，细嚼下，日进四五丸。

韩氏治诸湿风气

天麻半两　川乌三钱，炮　草乌三钱，炮，去皮尖　麻黄二钱　南木香　威灵仙　香白芷　青皮　陈皮　苍术　当归　防风已上俱净，各三两　金毛狗脊三钱，去毛芦　荆芥二钱

上十四味，各为咀，用无灰好黄酒一大瓶，用水和硬面封瓶口，煮一时，令熟，取出三日方可服。每服一钟，日进三服，空心服。

大铁弹丸　治诸风。

---

①　除破开：古时记日有所谓建、除、满、平、定、执、破、危、成、收、开、闭，亦称"十二神"，周而复始地轮值在每日上，各有吉凶。

②　闭：疑作"痹"。

川乌八两　草乌五两　两头尖　香白芷　零陵香　木香　藁本细辛　苍术　石膏　防风　桔梗　木鳖子　小茴香　五味子　川椒　麻黄　荆芥　薄荷　黄芩　天麻　芍药　白附子　槐角　皂角　狗脊　青皮　陈皮　甘菊花　京墨　破故纸　大黄　管仲穿山甲　川楝子各三两　何首乌五两　石斛　川芎　藿香　人参柏胶　甘松　南星　半夏　羌活　独活　牛膝　乳香　雄黄　茯苓　僵蚕　泽泻　没药　丁香　胡椒　五灵脂　地骨皮　沉香各五钱　当归　白花蛇酒浸，取肉焙干　乌梢蛇酒浸，取肉焙干　地龙　官桂　香附子各二两　甘草四两　龙脑　朱砂各二钱　麝香一钱　蜈蚣一对　海马二对　全蝎二十只　三奈三两

上为细末，炼蜜为丸如弹子大。每服一丸，分作三服，看人气体加减用之。忌热物一时。腰疼耳聋，荆芥汤下；妇人血风，当归汤下；破伤风，温酒下；牙疼咬牙关，巴豆磨水下；热风，茶清下；偏正头疼，鸡嘴煎汤下；小儿惊风，薄荷汤下；手心退皮，天麻汤下；口眼㖞斜，茶汤下；肠风下血，煨蒜煎汤下；口吐涎沫，荆芥汤下；五淋，盐汤下；耳鸣，花椒汤下；女人赤白带下，干姜汤下；摇头手颤，生姜汤下；肠头出，薄荷汤下；头顶疼，蜜汤下；头面肿，葱白汤下；掷砖扬瓦，白汤下；米谷不化，干姜汤下；其余诸风，姜汤或薄荷汤下或木香汤下。

神应丹　治诸风疾。

生草乌清水洗净，用刀削去皮，切　生天麻水洗净，此二味各等分，切成片

上擂烂，用细净布裹，挤汁，去粗，眼干，将汁用好净盆一个，倾入盆内，于露地砌一小坑，坑下烧火，将盆放于坑上，每日用竹片搅一次，晒，夜间不用盖，露之，如下雨，用盖盖盆，

直晒至成膏，搓搜光润，拔①作小挺子。一挺作三服，姜葱自然汁和好酒热调，临卧服。前眼干药粗，捣罗为细末。每服一铜钱，热酒调之，临卧服。

宣风散 专治破伤风。

郁金 朱砂 雄黄 山豆根

上四味各等分，为细末。每服半钱，空心蜜水调下，量虚实加减。加头白面，滴水为丸，即牛黄丸②。每服五七丸，温蜜水送下。

犀角散③ 治诸风瘫痪等证。

防风 桔梗 川乌 草乌 黑附子 天台乌药 两头尖 薄荷 川芎 白附子 全蝎 乌梢蛇 白花蛇 荆芥 甘草 细辛 天麻 香附子 大黄 麻黄 猪牙皂角 槐子 甘菊花 藿香

上二十四味各等分，为细末。每服半钱，温酒调下，病在上食后，病在下空心食前服。

清肌当归饮子 治风热壅盛，荣卫积热。

当归 黄芩 人参 芍药 柴胡 滑石 防风 川芎 甘草 天麻 生地黄 黄连 乌药 僵蚕 蝉蜕

每服用水一钟半，生姜三片，煎至七分，不拘时温服。

虎胫骨酒 治中风偏枯，四肢不遂，一切诸风挛拳者。

虎胫骨酥炙 石楠叶 菟丝子 骨碎补 川续断 川牛膝 川巴戟 金银花 豨莶草 五加皮 天麻 防风去芦 石斛去根 杜仲剉，炒 芎䓖 当归 金毛狗脊燎去毛，已上各一两

上以绢囊盛药，斗酒煮之。每服一盏，不拘时。

---

① 拔：疑作"授"，揉搓。

② 牛黄丸：方中无牛黄，疑误。

③ 犀角散：方中无犀角，疑脱犀角，或方名有误。

寒

臞仙镇邪辟寒丹 凡学道之士、入山寻真及山居者，不可无此药。山中多魍魉妖魅毒虫，能袭人元气，损人真精。山岚之瘴，阴雨之湿，岚气之毒，感之成瘴疹之疾。今制是丹，大能辟精邪，固元气，除万病。每于清晨，当用一丸，嚼化于口，使药气熏蒸于五脏，元气固实，百病不生。合此药，当择黄道生气旺之开日①，有紫微、玉皇、天皇三星，及太阳直日者，于静室合之。其合之法，择日先以药置于天地三光之前，焚香祝曰：今臣所合是丹，专为生民消除瘴疹，辟却精邪，保固真气，以助道缘。祝毕，以诸药合之，咒曰：赫赫真阳，辟除不祥，神光所照，万邪伏藏，一丸入口，永保安康，人能常服，寿命永昌。

阿魏　干姜炮　三奈　槟榔　桂皮　茴香炒　白豆蔻　砂仁苏合香油　沉香　草果仁　木香各二钱

上为细末，炼蜜为丸如龙眼大。

湿

铁弹丹 治一切风湿等证。

地龙去土　防风　白胶香　没药　草乌头水浸泡　木鳖子去壳白芷　五灵脂　当归各一两　京墨二钱　麝香另研　乳香另研，各二钱

上为末，糯米糊为丸如弹子大。每服一丸，酒磨下。

痹

治痹证

独蒜一碗去皮　黄蜂窝大者一个，小者三四个，烧灰　百草霜二钱半

---

① 开日：指开通顺利，百事可行的日子。

上三味同捣烂，敷在痹上，用一个时辰取出，将药埋在背阴处。忌生冷荤腥之物。

积　热

赵氏治酒或大便下血不止

用黄连半斤，茱萸半斤，用无灰好酒同浸一宿，炒过，拣茱萸出来，各研为末。若热，止用黄连末，好酒调下；如冷，用茱萸、黄连末均调下，其效如神。

诸　气

四神丸　治肚腹疼痛，气逆不顺。

吴茱萸一两半，一半老酒浸一宿，一半米醋浸一宿，火焙干　大香附一两，净　荜澄茄　青木香各半两

加血竭、乳香各二钱、玄胡索二钱。

上为末，米糊丸如梧桐子大。每服二三十丸，用葱汤、盐汤、盐酒送下，空心服。

丁香楝实丸　治男子七疝痛不可忍，妇人瘕聚带下，皆任脉所主，乃肾肝受病，故治法同归于一。

当归　附子炮　茴香炒　川楝各一两

上剉细，好酒二升同煮，酒尽为度，焙干作细末。每药末一两，入丁香、木香、玄胡索各半两，全蝎三十个，上为末，入在前药内，拌匀，酒糊为丸如梧桐子大。每服三十丸至一百丸，空心温酒下。凡肾气、带下皆属于风，全蝎治风之圣药，茴香、川楝子皆入小肠经，当归、玄胡索和血止痛，疝气、带下皆积寒邪入小肠之间，故以附子佐之，丁香、木香引导之。河间法：先以十枣汤下之，后服苦楝丸，大玄胡索散调下，热去湿除，病已愈也。

导气丸 治诸气胀满等证。

丁香 木香 沉香各二钱半 枳实 槟榔 陈皮去白 青皮 赤茯苓各五钱 萝卜子六钱 全蝎尾 白术 胡椒 白豆蔻各二钱半 海金沙二钱 车前子 木通各五钱 人参

上为细末，以面糊丸如梧桐子大。每服三五十丸，食前用姜汤吞下。

黄甫真人一块气

麦芽四两 巴豆五钱，连壳研破，同麦芽炒黑为度，去豆不用 青木香 京三棱 大黄 杏仁去皮尖 槟榔 广茂醋浸一宿 陈皮 香附子 黑牵牛半生半熟 姜黄 丁香 丁皮已上各一钱半 广木香七分半 萝卜子七钱半，生用

上为细末，滴水丸如梧桐子大。常服五十丸，不拘时候茶汤送下。一切气疾，陈皮汤下；月水不调，当归汤下；小儿脾泄，生姜汤下；妇人血气痛，艾醋汤下；酒积食积，生姜汤下；伤乳，乳汁下；赤痢，甘草汤下；白痢，干姜汤下。

道宁化气丸 治诸气为痛，胸膈痞闷，饮食不下，咽气吞酸，冷积疼痛，凡诸气病皆主之。

沉香 木香 丁香 檀香 乳香 没药 茴香 八角茴香 三棱 莪术 缩砂 荜澄茄 益智 甘松 白豆蔻 玄胡索 人参 白术 茯苓 良姜 干姜 桂心 槟榔 胡椒 诃子 抚芎 乌药 橘红 甘草 香附粒

上为细末，以甘草膏和熟蜜为丸，入些小麝香为丸，每两作二十丸。或温酒磨开食前服，如不饮，以熟饮磨开服亦可。此为顺气之仙方，不问冷热阴阳通用之。凡服药，忌食牛肉、豚鱼、鳅鳝诸厌物。

蟠葱散 治男子妇人脾胃虚冷，气滞不行，攻刺心腹，痛连胸胁，膀胱小肠肾气及妇人血气刺痛。

　　玄胡索　丁皮　缩砂　苍术米泔水浸一宿，炒　茯苓去皮　三棱
炮　青皮去穰，炒　蓬术炮　官桂去皮　干姜炮　甘草炙　槟榔

　　上㕮咀，每服用水一钟半，连须葱白十根，煎至八分，去租，
空心热服。

　　磨积通气丸　治诸般积聚肠胃之间，上则心胸胀满、呕逆恶
心、烦躁、霍乱吐泻，中则腹疼，下则小腹胀痛、大小便不利、
下痢赤白，皆平日饮食酒面过倍，停留或变成诸虫，在肠胃间上
下作痛。此药追虫取积，推陈莝之妙药。子和云：陈莝去而肠胃
洁，癥瘕尽而荣卫昌，不补之中有真补，正谓此也。《内经》云：
逸者行之，劳者温之。膏粱①贵人安逸，气血凝滞，不可缺也。

　　沉香　木香各一钱半　麦芽炒　神曲炒　三棱　莪术　槟榔
陈皮去白，各五钱　青皮三钱，去穰　枳实五钱，麸炒　枳壳五钱，麸
炒，去穰　砂仁一两，去壳　厚朴三钱，姜汁制　白术五钱　大黄酒蒸，
一两　藿香一两　白茯苓五钱　巴豆五钱，净，去心膜，同麦芽炒黄色，
去豆

　　上为细末，醋糊为丸如赤豆大。每服五七丸，常服，陈皮汤
送下；酒伤肉积，肉汁下；茶积，茶汤下；赤白痢，米饮汤下；
虫痛，沙糖汤下。

　　枳实丸　治诸气肚腹胀满、痞积等证。

　　牵牛二两　大黄一两半　陈皮　香附子　枳实　枳壳　青皮
半夏　砂仁　蓬术　京三棱各一两

　　上为细末，加皂角末调糊为丸如梧桐子大。每服四五十丸，
食后温白汤送下，姜汤亦可。

　　自制通气丸　治一切诸药不治之气，大有神效。

———————————————————

　　①　粱：通"粱"。清·朱骏声《说文通训定声·壮部》："粱，假借为
粱。"

三棱　莪术　陈皮　神曲炒　麦芽炒　青皮各一两　枳实炒

枳壳炒　萝卜子　荜澄茄　大黄各五钱　沉香　甘草　槟榔　藿

叶①各三钱　木香　草豆蔻　乌药　缩砂各二钱　黑牵牛用头末，一

钱　巴豆一两，去油

上为极细末，醋糊丸如梧桐子大。每服九丸，加至十一丸，用赤小豆通草汤送下，临睡服，陈皮汤、枳实汤皆可。如食多胸胁胀闷，服五七丸，立消。

疟

刘守真下疟疾方

自寅至巳时发者，用大柴胡汤下之，此谓病在气也。

柴胡二钱　黄芩一钱　半夏一钱　枳实七分　大黄三钱，人实者加至五六钱方可，另下

上㕮咀，水一钟半，生姜三片，枣一枚，先煎前四味至七分，次下大黄，再煎五六沸，迎病未发前一时服，粗再煎服。

自午未时至酉时发者，以大承气汤下之，此谓半在气半在血也。

枳实一钱　厚朴二钱，制　大黄三钱，强人加作五钱，与硝作一包朴硝二钱半，与大黄共作一包

上㕮咀，作一服，水一钟半，生姜三片，枣一枚，先煎前二味至七分，次下硝、黄，再煎五六沸，迎病未发前一时服，粗再煎。

自酉戌时发至丑时发者，以桃仁承气汤下之，此谓病在阴分，乃在血也。

桂一钱一　甘草一钱半　桃仁去皮，研烂，十五个　大黄三钱，加至五钱　朴硝二钱

---

① 叶：原作"菜"，与"葉（叶的繁体）"形近致误，据文义改。

上哎咀，作一服，水一钟半，生姜三片，枣一枚，先煎前二味至大滚，次下桃仁泥入内，再煎至七分，次下硝、黄，再煎至五六滚，迎病未发前一时服，粗再煎。

前数药下后，以加减小柴胡汤合五苓散，合解毒汤或合白虎汤调治。

泻 痢

火龙丹 治大人小儿一切泻痢。

白胶香四两，研细 砒霜一两六钱，研，入瓷罐，以赤石脂固缝，盐泥固济，烧通赤，冷，取出 木鳖子六钱半，研 黄丹二两半，炒 黄蜡一两三钱 朱砂半两，研细 巴豆去皮心膜，出油 杏仁去皮尖，各七十个，研

上研匀，熔蜡和丸如黄米大，每钱作一百二十九丸。每服一丸，小儿服半丸。水泻，新汲水下；赤痢，甘草汤下；白痢，干姜汤下；赤白，甘草干姜汤下，并放冷，临卧时服，忌热物一个时辰。

感应丹 治大人小儿脾虚泻痢，水谷不分，肚腹急痛。此药不损原气，只消磨积滞。

丁香一钱 木香二钱半 肉豆蔻一个 巴豆七个，去皮，不去油 杏仁七个，去皮尖 干姜一钱 百草霜二钱

上七味，除巴豆、百草霜、杏仁，余为末，前三味另研。银器内酒煮黄蜡一两，放冷，蜡浮，用香油二钱，先煎香油熟，用蜡和药汤剂作锭子，旋丸如绿豆大。每服五丸，白痢，干姜汤下；赤痢，甘草汤下；赤白痢，甘草干姜汤下；水泻，冷水下。

古月化滞丹

白豆蔻 肉豆蔻面裹，煨 荜澄茄 郁金各二钱 丁香一钱六分 南木香四钱 青木香二钱 干姜二钱，煨 杏仁一十八个，去皮尖 百

草霜四钱，筛净　巴豆二十八个，去皮膜，用筋纸包，擀去油，未尽再去

上除巴豆、百草霜、杏仁另研外，八味同研为极细末，相和前三味，再和匀，用好黄蜡二两，于银石器内以好酒半碗溶化，待凝结取出，候干，却用香油八钱熬熟，下蜡化开，待略冷入前末药，令软硬相宜，每一钱作一条，遇用，旋丸如粟米大。

此药大能快利滞气，磨化积聚，不动脏腑。若有脾胃虚弱，饮食过多，停蓄胃脘，不能克化，或因中酒呕吐，噫噫吞酸，心腹刺痛，痞满膨胀，霍乱吐泻，里急后重，下痢赤白，脓血相杂，米谷不化，并久病虚羸，肢体怯弱，大便或秘涩或不利，一切冷积气疼，并宜服之。妇人胎前产后饮食有伤，小儿疳积黄瘦粪白酸臭，悉皆对治。遇用，旋丸如粟米大，大人每服七八十丸，小儿大小加减。合用汤使条载于后：伤食中酒吐泻，淡姜汤送下；滑泻不止，煨肉豆蔻汤送下；里急后重，枳壳汤送下；赤痢，黑豆汤送下；白痢，甘草汤送下；赤白下痢，枳壳黄连汤送下；小儿疳积，使君子汤送；一切气痛，陈橘皮汤送下；痞气，莪术汤送下。

痢疾方

乳香二两七钱半　黄丹二两，水澄□过，炒荒　白明矾二两，荒飞过，枯　黄蜡二两半，荒□□□□　麝香少许

上将各味精治，就黄蜡为膏，盛于瓷器收贮，临遇患者方为丸。每服七丸，白者，姜汤；红者，甘草汤；红白相兼，姜草汤。忌鱼、生冷、硬、油腻之物七日。

赵氏治赤白痢疾

用黄丹一两，火炒紫色，以好净黄蜡一钱，用油灯火上烧，滴入丹内，就热将手搦为丸如黄豆大。每服一丸，空心服。赤痢，用无根倒吊水空心送下；白痢，用好酒空心送下，或陈米汤下。

治赤白痢疾

百草霜二钱半　白矾八分,炒过

上二味为末,以黄蜡为丸如梧桐子大。每服一十一丸,赤,白酒下;肚疼,炒盐汤下;水泻,米汤下。忌生冷腥荤等物七日。

黑丸子　治五积六聚,肚腹疼痛,饮食过伤,红白痢疾,水谷注下。

江子二七粒,不去油　丁香去梗　胡椒各三七粒　香附子去毛,炒,七颗　百草霜一钱,研

上并用饭,丸如梧桐子大。每服二三丸,米汤送下,食远服。如赤痢,甘草汤下;白痢,干姜汤下。

立效散　治一切远年近日不禁,洞泄不止。

平胃散四两　诃子煨,取肉　木香　良姜　肉豆蔻煨熟　白茯苓　青皮　人参各半两

上为细末。每服三钱重,空心、食前姜枣汤热调服,日进三服。

咳　嗽

人参乌梅散　治咳嗽。

粟壳去顶蒂,蜜炒,一两　乌梅一两半,去核用肉,净　生白矾五钱　人参二钱

上为细末。每服二钱半,水一钟,微煎一沸,戌时服,至一更时分平①服。忌酒、蒜三日。

赵氏治日久吐痰咳嗽不止

用水边蛇吞青蛙未曾咽者,连蛇带青蛙一齐打死,用黄泥包了,用火烧成灰,研为细末。空心用好酒调服,至效。忌一切生

———————

① 平:疑作"再"。

冷之物五七日，永久不发。

人参化痰丸　治男子妇人久嗽不止，喘促上壅，神效。

木香五钱　半夏一两半　茯苓　人参各七钱　蛤粉九钱　钟乳粉一两　白矾一两　寒水石二两　白术八钱

上为细末，姜汁糊为丸如梧桐子大。每服五十丸，食后姜汤送下。

治咳嗽

白果七个，火内煨熟，艾七丸，每一个白果内放艾一丸，入火再煨，服吃。

太素丹　治停寒肺虚日久，喘急咳嗽经久，痰中有血，及疗气虚感冷，脏腑滑泄，脾胃羸弱，不进饮食。此药治一切危困之疾，神效。

炼成钟乳粉一两　真阳起石二钱，新瓦用熟火煅过，通红为度，去火毒，候冷，研极细

上合研令匀，用糯米粽子尖拌和，丸如鸡头大，临和时入白石脂一钱，须用大盘子不住手转，候八九分硬，阴干，用新粗布以滑石末出光。每服二粒至三粒，空心煎人参汤下或陈米汤下。

宁神白术散　治一切痰嗽不已者，诸药无效，世传极验。

粟壳去顶蒂，半斤，醋炒，焙干　乌梅一两　桂拣　干生姜各五钱　茯苓　半夏各三两　白术去芦　陈皮去白　泽泻各一两

上为细末。每服二三钱，沸汤调下，食后，日进三服。如为丸，用款冬花熬膏子，和丸如梧桐子大，每服三五十丸，生姜汤下。

芦吸散　治远年咳嗽不止。

鹅管石　款冬花　木香　佛耳草　雄黄　雌黄各二钱　天仙子三钱　人参五钱

上用纸卷，烧烟吸之。

神秘汤

人参　杏仁　半夏　桑白皮　五味子　麻黄　陈皮　款冬花

上㕮咀，生姜煎。

痰　饮

祛风丸　有人喜咸酸，饮酒无戒，渐成痰饮，聚于胸膈，满则呕逆恶心涎流，一臂麻木，升则头目眩晕旋转，降则腰脚疼痛，深则左瘫右痪，浅则或然倒地。此药宽中理气祛风，和血驻颜，延年益寿。

半夏生姜汁和，杵为饼，阴干　荆芥穗各四两　槐角子麸炒黄　白矾生用　陈橘皮去白　朱砂各一两半，为衣

上为细末，生姜汁糊为丸如梧桐子大。每服三十丸，生姜、皂角子仁煎汤送下，早辰①、临卧日进二服。

翻　胃

仙方回生丹　治转食吐食、翻胃噎食等疾。

胡黄连五钱　芦荟　蓬术各二钱　枳壳五钱　木香去芦，三钱　硇砂三钱　沉香三钱　黑牵牛一两，一半生一半熟，去头末

上为细末，皂角熬膏子为丸如梧桐子大。每服三十丸，先服二十丸，服三日后加至二十五丸，未服药时，先吃胡桃仁一枚，咽下方可服药，不拘时候，温白汤送下。

通仙辰砂散　治反胃吐食噎病。

白豆蔻仁四十九个　丁香四十九个　砂仁二十一个　厚朴三钱，姜制　半夏三钱，姜制　茯苓五钱　紫苏　骨碎补　辰砂各二钱　杵头

---

①　辰：通"晨"。清·朱骏声《说文通训定声·屯部》："辰，假借为晨。"

糠五钱　甘草四寸半

上为末。姜汁调在掌中，每服二钱，空心舔服后，即食白粥半碗，十年不发，若食一碗，永远不发。

九仙饼　治翻胃噎食，其效如神。

人参　南木香　南星姜制，各二两　甘草一钱　半夏姜制，五钱　枳壳一两，去穰，麸炒　白矾火枯，一两　豆豉煅过，一两　厚朴五钱，姜制，炒干

上九味为细末，候夜问①晴时露过，以人参、厚朴煎汤调糊，作饼如小钱大，慢火焙干。每服一饼，嚼碎，姜汤调平胃散送下。忌食诸般生冷及酒之类，无不效者。

眩　晕

涂氏头晕方　治远年近日一切头风、眩晕等证，无药治不效者。

苍术二两，去皮　细辛一两　全蝎五钱　白芷一两二钱半　川乌一两　川芎二钱半　麻黄五钱　升麻五钱　防风一两，去芦　草乌一两

上为细末。酒调服，病在上食前②服，病在下食后③服，病在中夜后服。要汗，无汗再服半钱。

眼　目

紫金膏　专治一切外障，云翳遮睛，并皆治之。

黄连四两　诃子五个

上二味一处，用腊水五升同浸三日，封记。用文武火煎，取

① 问：疑作"间"。
② 前：疑作"后"。
③ 后：疑作"前"。

汁，粗再用水五升煎，滤汁，再用粗，再用水五升煎，其汁相合一处熬，后用炉甘石一两，再下黄丹二两，次下铜青三钱，第三下蕤仁二钱，第四次下梨汁二个，第五次下当归末一两，蜂蜜四两，第六次下猪胰子半个，第七次下硇砂三钱，第八次下硼砂三钱，第九次下没药二钱半，第十次下乳香二钱，第十一次下血竭一钱，麝香半钱，第十二次下轻粉一钱半，第十三次下龙脑一钱。

炉甘石用童子小便蘸七次，水飞　黄丹用水飞　铜青用水飞　蕤仁去黄皮，水飞　梨去皮，新布压取汁　当归极细末，水飞　蜂蜜四两　猪胰子半斤①，草叶一处，洗汁，滤去草　硇砂研，水飞　硼砂研，水飞　没药研，水飞　乳香研，水飞　血竭水飞　麝香研，水飞　轻粉不飞　龙脑不飞

上铜锅一个，共一处，下药末毕，铁铲搅汁，文武火熬成膏，捻作锭子，如用点眼时，用一二锭，冷水少许泡开，点□

点药滚点点。用铜箸不住手搅成紫色，滴在指甲上，如珠不散便中，却入脑、麝就搅匀，装在瓶内，地下埋一宿，取出，点眼。病大者，一日可五七十无妨，点三日，歇三日。

救苦丸　治眼暴赤，发喷痛甚者。

黄连一两　川当归二钱　甘草一钱

上同切细，新②水半碗浸一宿，以文武火熬，约至一半，绵绞去粗令净，再熬作稠膏，摊碗上，以物盖之，以熟艾一弹子大，底下燃之，熏膏子，令艾尽为度，再入药。

朱砂一钱，水飞　脑子半钱　乳香　没药各等分，研

上入黄连膏内，和丸米粒大。每服二丸，点两眼角内，仰面

---

① 斤：据上文上文例，此处疑作"个"。
② 新：原作"辛"，据《素问病机气宜保命集》下卷改。

卧，药化方起。

紫金膏 治诸般瘀肉攀睛，眶红赤烂，多年目暗，赤眼暴发，痛肿冷泪等证。

炉甘石好者，火煅，入童子小便淬七次，四两，另研如粉　雄黄三钱，另研　乳香明净，三钱　没药明净　轻粉　片脑　硼砂　硇砂　明矾　黄丹飞，各三钱　青盐　海螵蛸　铜青各二钱　白丁香立者，一钱　麝香少许

上十五味，俱各另研如泥粉，和匀，另将黄连一两煎汁，当归须五钱煎汁，赤芍药五钱煎汁，滤三次，好纸滤过，共取一钟，和匀，熬成稀膏，入生蜜□少半，和成块子，如铜钱大，油纸裹。每点眼，用乳汁或唾津润湿，却将环脚刮下少许点眼。

碧霞膏 常用洗眼妙药。

炉甘石四两，火煅七次，童子小便淬七次，水淘洗，干，研为细末，水飞　黄丹三两，研，水飞　海螵蛸半两　硼砂一两，研　白丁香三十粒　轻粉一钱　麝香半钱　乳香二钱，另研　雄黄一钱，另研　青盐一钱，另研　脑子一钱，另研

上用黄连四两，黄蜡四两，当归半两，煎熬，去粗，再熬成膏，剂成诸药。每用少许，用净水重汤蒸化，洗眼。

镇肝丸 治肝风眼疾。

黄连三两　黄柏　黄芩　栀子　薄荷　防风　川芎　羌活各一两半　大黄　龙胆草各二钱　朱砂五两，一半入药，一半为衣

上为末，炼蜜为丸如梧桐子大，朱砂为衣。每服五七十丸，茶汤、薄荷汤任意，食后服。

碧霞丹 治风赤烂眼及倒睫拳毛，眵泪壅盛，风弦紧急，视物昏花。

白土　铜青各一两　焰硝五钱

上为细末，汤泡杏仁，去皮尖，双仁的不用，口嚼杏仁如泥，

稀稠得所，和药末，丸如皂子大，晒干。如用时，凉水浸之，用水洗眼。

琼液膏 治诸般眼疾。

熊胆 牛黄各一钱 龙脑半钱，为衣 蕤仁一半①，去皮 硼砂一钱，为衣 黄连一两 蜂蜜二两

上熊胆、牛黄、蕤仁、黄连四味，用长流水二大碗于瓷器内熬至半碗，用重绵滤过，去粗，入蜜，再用文武火熬至紫色，蘸起牵丝为度，不可太过、不及，取出，入硼砂、龙脑末和匀，瓷瓶内封固，入土埋七日，出火气。每服铜箸少许于患目内，瞑目片时，候药性过，日点三次。仍忌动风、热物。

岭南眼药方 治诸般火，赤痛烂弦，有翳膜者，一切患眼并皆治之。

炉甘石一两五钱，用大红火煅过，入好醋浸，再煅三次，又好醋浸过，以白为度 没药一钱 乳香八分，不拘多少，皆好，已上三味共研 明矾一钱，以净铁杓熬成片，仍用灰火煅过 片脑三钱，已上二味共研 硼砂七分 白丁香一分，即麻雀粪 朱砂五钱，已上三味共研 胆矾二分，如十分②者，止用一分 麝香一分 铜青半分 轻粉二十贴，已上四味共研 朴硝一钱半，另研

上十三味，俱各为细末，然后和匀一处。须用十分细用之。

口　齿

乳香丸 治走马疳。

乳香 轻粉 砒霜各半钱 麝香少许

上为末，用纸一韭叶，调药少许为丸如米大。临卧贴于

---

① 半：《臞仙活人心方》卷二作"钱"。
② 十分：疑作"好"。

疮内。

利骨散 治牙疼欲落者。

用乌骨白鸡一只，又用白马脑上肉一二斤，于夏月间肉内生下虫，与白鸡食后，取白鸡粪，阴干，用一钱重对硇砂一钱，相合一处，牙疼处少许擦上，片时，头上打讫一下，咳嗽一声，其牙自落。

追毒散 治一切疳，不问年深日久、冷疳，并皆治之。

雄黄　人言　硇砂　轻粉　寒水石　龙骨各等分

上为细末，疮口上贴之，大效。

牢牙散 治齿疏不坚者。

石燕子五对，中大者，火煅，入米醋淬七次，醋烟尽为度，研为末
青盐少许，另研　麝香少许，另研

上三味同研匀，每日早晨擦牙后，用温酒漱咽之，不用亦可。

一方 治牙疳。

用山栀子不拘多少，以水润之，用火箸钻眼三五个，每个入白矾如小豆大，填在眼内，烧，烟微尽，研为细末。先用水漱净，干擦患处。

赵氏治牙疳疮走的

用染青的大靛根，擂烂敷之，至效。后用：

黑豆一粒　陈艾一团　花椒一撮　葱须三十根

上将黑豆炒至枯，用水一碗半，下艾、椒、葱同煎，滤过，待冷噙漱。

一方

防风　荆芥　蜂窝　芫花　花椒一撮　浮麦　葱白二根

用水一钟煎至六分，通口漱了，吐出，漱三五次即止。不问虫、风，皆妙。

一方 治虫牙风牙，立效。

甘草稍　茯苓　皂角　当归　麝香　人参　沉香　桂皮　大黄　蜂窝烧灰

上各等分，为末。先将水漱牙根净，次将前药附于患处，后用铁钩取出虫。如风牙，可加消风散，即愈。

一方

用蜂窝三五个，米醋一小瓶浸，不拘几日。牙疼时，瓦罐温热，漱之即止。

咽　喉

青龙胆 治咽喉。

用好鸭嘴胆矾盛于青鱼胆内，阴干，为末，吹入喉中。

赵氏治咽喉疼痛

用海螵蛸、银朱二味为末，用芦管入喉内，涎出立应。

心　疼

妙应丹 治心气痛。

汉防己五钱　五灵脂　蒲黄微炒，各一两　良姜五钱　斑蝥二十个，同良姜炒黄色，去毛①不用

上为细末，醋糊为丸如皂角子大。每服一丸，艾醋汤送下。

急心痛大不可忍者②

紫芫花一两，好米醋拌匀，炒黄　好雄黄一钱

上为细末。每服一字，用温醋汤调下，无时候。

---

① 毛：疑作"蝥"。
② 急心痛大不可忍者：《本草纲目》卷十七芫花条引《乾坤生意》方作"心痛有虫"。

赵氏治心疼及急心痛气疼名为盏发汤

核桃一个，去皮壳　枣子一枚，去心

上取核桃肉放入枣子内，以纸裹之，用文武火煨熟，用生姜汤一钟，细嚼二味咽下，至效，永久不发。

胁

治腋气方

用蝙蝠一个打死，却用赤石脂五钱为末，遍涂蝠身，外以黄泥包之，火煅黄，取出，存性去泥，以蝠为末。另取大田螺二枚，每枚入去壳巴豆一粒，候化成水，次日用此水调蝠末，涂腋下，须臾毒气冲上，恶心，急服感应丸一贴，神保丸三粒，温酒下，利后去根。

四圣散　治体气。

人言　轻粉各一钱　巴豆十个，去壳　白矾枯，一两　黄丹少许

上共为细末。每用少许，擦患处。如擦时，先用冷水洗之。

足

鸡眼药

水银　乳香　没药各等①分　麝香少许

先用刀修去鸡眼，将血见愁捣烂成膏□，入前药末少许，同敷于患处，绢帛缚定。

一方

用血见愁敷之，亦妙。

---

① 等：原文残缺，据文义补。

癫　痫

牛黄泻①心汤　治心经②邪热，狂语，精神不爽。

脑子研　牛黄研　朱砂各二钱半，研　大黄生，一两

上为末。每服三钱，生姜蜜水调下。

治痫疾方

羌活　天麻各五钱　僵蚕一两　川乌一枚，大者　全蝎二十一个，去翅足　南星二两，大者　防风五钱　白附子一两

上用妇人初生胞衣一个，长流水漂净，春三、夏一、秋五、冬七，然后焙干为末，入前药交和为丸如梧桐子大，以朱砂为衣。每服五十丸，用好酒送下。

参朱丸　治风痫证。

朱砂　人参　真蛤粉各三两

上为细末，用豮猪心血为丸如梧桐子大。每服三十③丸，用人参、金银煎汤送下，食远服。

定风万灵丹　治风痫等证。

紫菀洗，去皮，去土　茱萸汤洗三次　柴胡　羌活　独活　防风各三钱半　茯苓　桔梗各五钱　干姜炮　黄连去须　皂角炙，去皮弦子　桂各二钱七分　人参七钱　花椒去子及闭口者，炒，去汗　川乌炮，去皮脐，各一钱七分　远志三钱，去心　石菖蒲八钱半　厚朴姜制，一两　巴豆霜去油，净，一钱三分

上为末，炼蜜为丸如梧桐子大。每服九丸，加至十五、二十丸，临卧用防风、升麻煎汤送下，一夜一服。

---

① 泻：原作"洗"，据《御药院方》卷七改。
② 经：原作"惊"，据《御药院方》卷七改。
③ 十：此下原衍"至十"二字，据《卫生宝鉴》卷九删。

消 渴

羊乳三汁各半丸　治消渴疾，饮水不止者。

黄连四两为细末，用冬瓜自然汁搜成膏，作饼，阴干，再为末，再用冬瓜汁作饼，阴干，如此七遍，再用生瓜蒌汁、生地黄汁、羊乳三汁为丸如梧桐子大。每服四十丸，用冬瓜、大麦煎汤送下，日进三次，夜进二次，曾经有效。如无羊乳，用牛乳及人乳皆可。常宜饮奶酪调理，及用罂粟子煮稀粥，入蜜饮之，调养为妙。

水 肿

治遍身浮肿经年不退服诸药无效者此药神效

干苦葫芦　干萝卜　干香员各半斤　干莲蓬壳　干菩提子　干萝卜英　干嫩竹子　陈皮

上件随分多少，煎汤，先留一碗，其余汤盛于盆内，不透风，令病人以小杌子坐于内，四围遮掩，惟露出头于外，待汤冷温，方出，如此一二次即安。

蛊 胀

木香葶苈丸　治十种水蛊。

木通　苦葶苈微炒　白术去芦　连翘　大戟微炒　甜葶苈　猪苓去皮　陈皮去白　枳壳去穰　牵牛　木香去芦　滑石　桑白皮去红皮　赤小豆　赤茯苓去皮　泽泻　芫花醋拌，炒黄　甘遂炒，各二钱　巴豆去皮，出油，二十枚

上十五味为细末，炼蜜为丸如梧桐子大。每服十五丸，加至十七丸，煎桑白皮汤送下，调赤茯苓汤亦得，虚实加服。忌食咸物。

洗毒散 治蛊。服前药后，用此洗。

青皮　川芎　地骨皮　香白芷　防风　川楝子　丁皮　大枫子各半两

上八味为末。每用二两，水五碗，煎至四碗，临卧热洗，每二两洗二次，洗时再□□。

杏仁汤 □□□□□□□□□□□□。

木通☒　杏仁各四两　香附子　半夏姜制　枳壳　连翘各二钱

上九味㕮咀，水一碗，与杏仁同煎尽水，用小麦麸半升，炒前杏仁黄熟，去皮，每服七个，温米饮化下，不拘时服。

香枣丸 去水消肿后，常服除根。

人参去芦　苦葶苈炒香，各一两

上为末，枣肉为丸如梧桐子大。每服三十丸，煎桑白皮汤送下，不拘时候，日进二服。

异香散 治十肿水蛊。

广木香去芦　八角茴香干炒　甜葶苈　苦葶苈　黑牵牛各五钱白牵牛七钱　甘遂四钱，面包火煨　吴茱萸三钱　小茴香二①钱　胡椒少许

上为细末。每服七钱，空心木香汤调下，或赤小豆汤亦②可。服药后忌酒醋、湿面、盐酱。

治肿胀 不服药，自去水。

水银二钱　巴豆碾去油③，四两　生硫黄一钱

上研，成饼。先以新绵一片铺脐上，次以药饼当脐掩之，外用帛缚，如人行三五里，自然泻下恶水，待至三五度，除去

---

① 二：此上原衍"各"字，据文义删。
② 亦：原作"赤"，形近致误，据文义改。
③ 油：原作"泔"，形近致误，据文义改。

药，以温粥补之。久患者，隔日取水。一饼可救二三十人，神效。

灵宝丹 推积滞，除腹痛，及一切无名肿毒。

木香　沉香

上为末，将巴豆净肉二钱，枣二枚去皮，捣成膏，和药收之。每服一丸，如绿豆大，凉水送下，欲过三行，先饮凉水三口，然后用凉水送下。如欲五行六行，依数饮水。

沉香塌气丸 治鼓胀腹满水肿，单腹胀，短气喘促不得卧，小便赤涩，大便不调，一切脾湿中满，并皆治之。

沉香　丁香　人参　槟榔　车前子　苦葶苈各二钱　青皮去白　陈皮　枳壳麸炒　白牵牛　木通各四钱　胡椒　木香　海金沙　蝎尾去尖　赤茯苓去黑皮　白豆蔻各二钱半　萝卜子炒，六钱　白丁香一钱半　滑石三钱　郁李仁汤浸，去皮，一两二钱半　甘遂用面包裹，煮熟面，冷水浸冷，取出，二钱　桑白皮去赤皮，锉，二钱半

上为细末，生姜自然汁面糊为丸如梧桐子大。每服五六十丸，姜汤送下，不拘时候，日进三服。忌咸鱼等物。

七圣散 治肿。面黑色者肝死，两肩凸者肺死，脐出者脾死，两手鱼纹者心死，下注脚肿破者肾死，此五证内犯一者，不能治也，其余一切水气蛊病，并皆治之。

白樟柳根细锉　葛根细锉　续随子去壳　桑白皮　连珠甘遂已上各五钱

上为细末。每服三钱或五钱，病重者七钱，空心，煮绿豆汤调下。忌生冷、油腻、荤腥①、盐酱、湿面，宜服白粥补养。如服药取下虫，或如鱼脑、肚肠、长虫相似，是药之验。如未下，再

---

① 腥：原作"醒"，形近致误，据文义改。

依前服，后服消导七香丸。或寻新猫眼睛根一握①，捣为末，入枣肉就和，杵千下，丸如弹子大。每服二丸，细嚼，白汤送下，日进三服，觉腹中暖、小便利为度。

治水蛊腹胀 取下黄黑水及臭水为验。

苦葶苈二钱半　大戟细剉，二钱半　樟柳根细剉，二钱半　紫芫花大黄各三钱　轻粉少许，另研　甘遂用面包裹，煮熟，冷水浸冷，取出，二钱半　黑牵牛取头末，一两

上为细末，后入轻粉，一同再研匀。用温蜜水调下，平明取下恶物为效。忌盐酱。

治鼓胀方

青皮　陈皮去筋穰　巴豆去皮壳　三棱　石榴皮　乌梅去核　苦葶苈去沙泥　大麦芽　大戟　甘遂　黄连

上各等分，用无灰好酒浸过药一指，煮。如煮干，依前添酒，煮三次，待约黑色为度，就于锅内炒干为末，用无灰好酒丸如梧桐子大。每服十七丸，看人虚实加减，禀气厚者，服二十三丸至二十七丸，临卧白汤送下。

痞　积

取积药

槟榔半斤　大黄四两　黑牵牛四两，炒熟　锡灰二两一钱

上为末，用皂角、葱须煎汤，滴水为丸。每服四钱，作二服，人弱二钱，量力加减。气疾，加木香一钱，水磨入药。孕妇不可服。用后药引送下。

药引：香附子　缩砂　木瓜　□皮　干葛　蚌粉炒枯

上用水二钟煎至钟半，晚煎，五更服，如心头疼加米醋搀入

① 握：原作"掘"，据文义改。

就煎，第二服天明服，候行数次，要饿过午时，方可吃米粥补之。忌生冷之物。

痞块

用不曾销雄猪肝一个，去筋膜①，入去皮巴豆一百二十个，以心钻入肝内，白水煮一日，去豆，以肝焙干为末，神曲为丸。每服先用去白陈皮煎汤，初服三十丸，次日服三十五丸，逐日加，令丸至七十丸；却用甘草汤下，逐日减五丸，至三十丸止；以陈皮甘草汤送下，逐日增进至七十丸，即见效。

虚　损

戊戌丸　治男子妇人一应诸虚不足，骨蒸潮热，虚危等证，四肢倦怠。

用童子狗一只，去皮毛、肠脏同内外肾，于沙锅内，先研，用酒、醋八分，水二分，入地骨皮一斤，前胡四两，黄芪四两，肉苁蓉二两，各剉，同狗朝煮至晚，将药滤去，再煮肉一宿至明，去头骨，再煮如泥，倾瓷器内研烂，入当归末四两，莲肉一斤，苍术末十八两，厚朴末十一两，橘皮末十一两，甘草末八两，与狗肉和剂，杵千余下，丸如梧桐子大。每服五七十丸，空心，用盐酒送下。

补损丸　治男子诸虚不足，房劳过度，精血耗竭，耳鸣眼昏，真阳不固，旋有遗沥，小便白浊如膏，精滑不禁，神情倦怠，步履无力，皆系心肾水火不济；或因酒色，遂至以甚，谓之土淫，盖心有虚热而肾不足，故土邪干水，史载之尝言：夏则土燥而水浊，冬则土坚而水清，此其理也。此方中和，服之水火既济而土自坚，其流清矣。此药调五脏，通关窍，益精补肾，轻腰脚，悦

---

①　膜：原作"瘼"，音近致误，据文义改。

容颜，乌髭，常服令人耳聪目明，延年益寿，大有神效。

沉香不见火　木香不见火　石枣肉　川楝子去核　菟丝子炒　石菖蒲　破故纸酒浸一宿　巴戟肉　肉苁蓉酒洗，焙　葫芦巴酒浸一宿　小茴香盐炒　蛇床子　白茯苓去皮　山药　川椒去目，炒　枸杞子　地龙去土　杜仲去皮，炒，去丝　枳实仁　鸡头实　莲子心已上各一两

母丁香不见火　甘菊蕊　川木通　穿山甲酥油炙　覆盆子　韭子炒，各半两　桑螵蛸炒　苍术米泔水浸一宿，各二两　胡桃肉三两

上为末，酒糊丸如梧桐子大。每服六七十丸，空心，盐酒或盐汤送下。

神仙不老丹　一名无子助阳丹。治妇人无子，有孕不过半月，服之此药得效。亦补男子下元虚冷，服之经验。

吴茱萸汤泡　白芨　白蔹　白茯苓　乳香各三钱　石菖蒲　细辛　川牛膝　附子炮，去皮尖　秦艽　厚朴各二钱　当归三钱　桂心没药各一钱

上为末，炼蜜为丸如梧桐子大。每服二十五丸，空心，好酒送下，日进三服，克日有效。有孕勿服，若再服，多成双胎。无夫者，不可服。用壬午日修合。

苁蓉丸　治诸虚百损等证。

菟丝子酒浸　肉苁蓉酒浸，二钱　巴戟酒浸　牛膝酒浸　没药另研，各二钱　麻黄去节，一钱半　穿山甲酥炙　通草各①三钱　鹿茸酥炙，去毛，二②钱　乳香另研　麝香另研，各一钱　甘草取头末，五钱　海马一对，酥炙

上为末，炼蜜丸如梧桐子大。每服三十丸，空心酒下。

十精丸　治虚损、遗精等证。

---

① 各：原脱，据文义补。

② 二：此上原衍有"各"字，据文义删。

枸杞_{天之精}　熟地黄_{地之精}　柏子仁_{阴阳之精}　菊花_{日月之精}　白茯苓_{树千年精}　菟丝子_{金之精}　桂心_{木之精}　肉苁蓉_{水之精}　汉椒_{火之精}　山茱萸_{土之精}

上十味各五两，为末，酒糊为丸如梧桐子大。空心每服一百丸，温酒送下，用咸物压之。

既济丹　夫丹者，一阴一阳之谓道，皆贵乎阴阳调和则百病不生。若乃本原失故不节，则脾劳肾伤，上盛下虚矣。上盛则耳鸣目眩，口苦舌干；下虚则腰背拘急，脚膝缓弱，房室不举，小便频数，遗精白浊。此药益血爽神，有益无损，功效不可尽述。

知母_{酒浸}　黄柏_{酒浸，各半两}　天门冬_{去心}　生地黄_{酒浸}　当归_{酒浸}　枸杞子_{各一两}

上为细末，酒糊丸如梧桐子大。每服五六十丸，加至百丸，治病各依汤使下。上实，临卧清茶下；下虚，空心温酒下；小便频数，遗精白浊，盐汤下；三焦积热，茶汤下；消渴，枣子麦门冬汤下；粪后红，黄连汤下；咳嗽，马兜苓汤下①；涩精，加山枣一两，去核。

滋肾丸　治下焦阴虚，脚膝软无力，阴痿，足热不能履地，不渴而小便闭者。

肉桂_{去皮，三钱}　知母_{四两，酒浸，焙}　黄柏_{六两，酒洗，焙}

上为末，用熟水丸如鸡头实大。每服一百丸，加至二百丸，百沸汤送下，空心服之。

苁蓉膏　治一切虚损腰痛等证。

破故纸_{微炒}　葫芦巴_炒　巴戟_{去心}　小茴香_{炒，一两}　川楝子_{去皮核，已上各四两，净}　胡桃肉_{去壳，面炒，四两，另研}　黑附子_{炮，去}

---

① 下：原脱，据上下文例补。

皮脐　肉苁蓉四两，酒浸，熬膏

　　前五味为末，同胡桃肉再研匀，后入肉苁蓉膏搜和为丸，如不就者，加稀酒糊少许为丸，如梧桐子大。每服五十丸，空心，温酒或盐汤下①，虚者加至七十丸。此药明目补肾，乌髭发，大效。

　　沉香交泰丹　清上实下，补虚益损。

　　知母一斤，去皮须，剉片，好酒淹一宿，次日上蒸，晓再用酒浸，次日再蒸，共凡九淹九蒸，晒干　青盐四两　生地黄二斤，净洗沙土，剉片，好酒淹一宿，次日蒸，如前法　黄柏去粗皮，剉片，如知母法淹蒸　天门冬去心，半斤，酒淹如前法　萆薢四两　沉香六两　人参四两　麦门冬去心，酒淹如前法　杜仲一斤，去粗，姜汁炒　枸杞子四两，酒淹蒸　五味子四两　山茱萸半斤，去核，水泡　菟丝子四两，酒淹蒸　肉苁蓉酒浸蒸，研，四两　葫芦巴四两，酒淹蒸　花椒四两，净，炒出汗　破故纸四两，酒淹蒸　山药四两，酒淹蒸　巴戟半斤，酒淹蒸，去骨　黄芪四两，水炒　川牛膝半斤，去芦，酒浸蒸　川楝子去皮核，一两，炒

　　上二十三味，前麦门冬、地黄、苁蓉、山药研为膏，余药总为末，搜和，杵千百下，酒煮面糊丸如梧桐子大。每服五十丸，空心，温酒送下。

　　加减沉香丸　此方乃世之仙药也，补下元虚，助脾胃怯弱，生精益髓，定心养神，祛寒避暑，进饮食，和气，黑发须，注容颜，壮筋骨，轻身体，愈老而愈壮，精神倍常，动履轻健；若服之至老，精神愈壮，除百病，延年益寿。

　　沉香　白檀香　南木香　母丁香　乳香　人参　枸杞子　胡桃仁　紫稍花　蛇床子　莲花蕊　石莲肉　青皮　川芎　大茴香盐

---

　　①　下：原脱，据上下文例补。

炒　牛膝酒浸　穿山甲酥炙　仙灵皮　杜仲炒，去丝　全蝎　小茴香盐炒　远志去心　肉苁蓉酒洗　川楝子去皮核　五味子　续断　山药　防风　韭子　紫花①茸　白茯苓去皮　天门冬去心　麦门冬去心　巴戟去心，酒浸　黄精　木通　荜澄茄　京墨　菟丝子酒浸　破故纸　熟地黄　生地黄　山茱萸去核　车前子　陈皮各三钱鹿茸一两　当归酒洗　知母酒洗，各五钱　六十岁已上加天雄一个。

　　上为细末，和匀，酒糊为丸如梧桐子大。每服四五十丸，空心，用好酒或盐汤送下，用干物压之为妙。

痨　瘵

治痨

　　漆碗一个，用古时的　栗子壳用内毛皮，一把　甘草一根，三寸长，一寸圆　荞麦梗烧灰，四两，淋水　白矾一钱　人参一两

　　上共烧灰为末，装在瓶内，门□埋□□。每服一钱，烧酒调服。

　　治传尸劳瘵②　此药以天灵盖、虎粪内骨为主，切须仔细寻觅

---

　　①　花：疑作"菀"。

　　②　治传尸劳瘵：《是斋百一选方》卷四此下有"袁州寄居武节郎李应，本相州法司，尝以吏役事。韩似夫枢密兵火后，忽于宜春见之，兵候军得官，今闲居于此，从客问其家事，潸然泪下曰：应先有儿女三人，长子因买空宅，无人所居之室，忽觉心动背寒凛凛，遂感劳瘵之疾，垂殆，传于其次室女也，长子既死，女病寻亟，继又传于第三子，症候一同。应大恐，即祷于城隍神，每日设面饭以斋云水，冀遇异人，且许谢钱三十万。数日因往市中，开元寺前有一人，衣俗士服，自称贫道，踵足而呼曰：团练闻宅上苦传尸劳，贫道有一药方奉传。同入寺内，问其姓名，不答，口授云云，应即假笔书之。道人言欲过湖南。应留之饭，云已吃饭了，欲赠之钱，云自有盘缠。临行又言"二百三十六字。

青蛇脑，如无亦可服药。前一日须盛享城隍，求为阴助。应①曰：即求于神，何必用药？道人曰：不然。即揖别西去。应以事颇异，敬如其言治药，既成，设五神位，各具饮馔十品，如待贵客，以享城隍；又别列酒食，以犒阴兵；仍于其家设使者一位，于病榻之前。服药食顷，脏腑大下，得虫七枚，色如红袄肉而腹白，长约一寸，阔七分，前锐后方，腹下近前有口②，身之四周有足，若鱼骨，细如针尖而③曲，已死，试取火焚之，以铁火箸扎刺不能入，病顿减。后又服一剂，得小虫四枚，自此遂安。今已十年，肌体悦泽，不复有疾，道人后竟不来。

天灵盖三钱，酥炙黄色，为末，称 安息香半两 桃仁一钱，去皮尖，研为末，绢筛过 麝香一钱，另研 豆豉三百粒 葱白二十茎，打破 槟榔一分，另研为细末 童子小便半斤 枫叶二十一片，如无亦得，初不曾用 东引桃柳李桑枝各七④茎，粗如箸头，各七寸，细剉 鳖甲极大者，酥炙，黄色木，秤一两，九肋者尤妙 虎粪内骨一钱，人骨为上，兽骨次之，杀虎大腹内者亦可，用同青蛇脑小豆许⑤或绿豆许，同酥涂炙，色转为度，无蛇脑只酥炙亦得 青蒿取近梢三四寸，细剉，六两⑥

上先将青蒿、桃李柳桑枝、枫叶、葱、豉，以官省升量水三升，煎至半升许，去柤，入安息香、天灵盖、虎粪内骨、鳖甲、桃仁，与童子小便同煎取汁，去柤滓，有四五合，将槟榔、麝香同研匀，调作一服，早辰温服，以被盖覆，出汗，恐汗内有细虫，以帛子拭之，即焚此帛。相次须泻，必有虫下，如未死，以火焚

① 应：袁州寄居武节郎李应。
② 口：原文漫漶，据《是斋百一选方》卷四补。
③ 而：原作"如"，据《是斋百一选方》卷四改。
④ 七：原作"柴"，据《是斋百一选方》卷四改。
⑤ 许：原作"计"，据《是斋百一选方》卷四改。
⑥ 青蒿取近梢三四寸细剉六两：此十二字原脱，据《是斋百一选方》补。

之，并弃长流水内。所用药，切不得令病人知，后亦然。十来日后，气体复元①，再进一服，依前焚弃，至无虫止。此药如病者未亟，可以取安；如已亟，俟其垂死，则令下次已传染者服之，先病者虽不可救，后来断不传染。此方传之枢密②之孙，韶州史君希道。

又方 治劳瘵。

☑

劳瘵有虫

硼砂、硇砂、兔屎等分为末，蜜丸梧子大。每服七丸，生甘草一分，新水一钟，揉汁送下。自朔至望，五更时令病人勿言服之③。

☑

紫苏　紫菀茸各三钱

上咬咀。每服四钱，水二钟，生姜五片，胡桃仁一个打碎，煎至一钟，去滓，入酥油一块，食后温服，粗再煎。血盛者，加阿胶炮，生地黄各半两。

五味散 治五痨七损伤，吐血咯血，伤力劳证。

杏仁煮，去皮尖，一斤　胡桃仁一斤　白蜜一斤　香油四两　水牛脑子一枚

上俱各④一处，熬干为末。每服二钱，空心，烧酒调下。

治男子妇人劳病

黄瓜蒌一枚　蜂蜜四两　白矾八分，为末

---

① 元：原作"全"，据《是斋百一选方》卷四改。

② 密：原脱，据《是斋百一选方》卷四补。

③ 劳瘵有虫……令病人勿言服之：此五十字原脱，据《本草纲目》卷十一硼砂条辑复。

④ 各：疑作"合"。

上将矾、蜜装入瓜蒌内，用面包裹，煨熟，去顶，露冷一夜，将内瓤服。

劳伤散　专治男子妇人五劳七伤，胸膈疼痛，呕吐脓血，并皆治之。

血竭　乳香　没药各一钱　当归　人参　天麻　郁金　玄胡索　红药子　黄药子　瓜蒌　甘草　知母各一两　白药子　黄连各半两　贝母二钱

上为细末。每服一钱，热酒调服。一二年者只一二服，五七年者三五服，大验。

七伤散　治证同前。

当归三钱　血竭　没药各一钱　贝母　桔梗　玄胡索　郁金　紫菀　甘草各二钱

上为细末。每服二钱，酒一钟，生姜三片，煎至七八分，食远服。忌一切生冷等物。

淋

治大小便不通

胡椒　绿豆　杏仁去皮尖，已上各十粒

上共研碎，井水送下，时刻见效。

治男子妇人淋证及女人腹痛并皆治之

野葡萄根二分①　葛根一分②

---

①　二分：《本草纲目》卷三十三蘡薁条引《乾坤秘韫》治男妇热淋方和女人腹痛方作"七钱"。

②　一分：《本草纲目》卷三十三蘡薁条引《乾坤秘韫》治男妇热淋方和女人腹痛方作"三钱"。

上二味哎咀。用水一钟煎至二①分，童子小便三分，温服。

遗 精

锁阳丹 惊悸、健忘、遗脱皆用。

白茯苓 木馒头和皮切细，炒，各等分，为末

每服二钱，用米饮调下②。

至宝锁精大还丹

莲花须七夕收，阴干，净，四两 真龙骨半两，细口 生芡实五百枚，取肉，打作饼子，如膏，晒干 沙苑蒺藜半两，研碎，煎浓汁半钟，去滓入前药 福蜜二两，入于蒺藜内煎 覆盆子一两

上件为一处，入臼内杵千下，丸如鸡头大。每服二十丸，空心盐汤下，能令一月不泄。如欲泄时，即以妇人经住日，煎车前子汤一钟，服之，其精始泄，流溢，其妇人即便怀孕。如妇人宫冷，久绝无子，但用此法，立验。如再若闭者，连服三日，仍复故如。若善能修养之士，面如童颜，行步轻健，霜雪不侵，大有奇功。

锁子胜金丹 治男子脱精，小便白浊，因以思欲成劳。

芡实八月采，老实者 石莲肉一升 蛎粉一两 莉糖梨十月采，老霜者，六升

上芡实带皮杵，取粉尽为度。糖梨去莉核，蜜一两，水二升，杵取浓汁，熬成膏，不犯铁器；莲肉去心为粉，须是磨。已上戊己日合和，丸如梧桐子大，外用蛎粉为衣，夜阴干。如绝欲者，兼以子午气行之，侵晨食前五十丸，盐汤下，一月永不泄；不断欲者，永除前根。

---

① 二：《本草纲目》卷三十三蘡薁条引《乾坤秘韫》治男妇热淋方和女人腹痛方作"七"。

② 每服二钱用米饮调下：此九字原脱，据《普济方》卷三十三补。

桑螵蛸散　治小便白浊十数次，如稠米泔色。此药安神定志，缩小便，补心气，令人不忘。

桑螵蛸　远志　龙骨　人参　茯神　当归　龟甲醋炙，已上各一两

上为末。夜卧人参汤调下二钱。无桑上者，即用余者，仍炙桑白皮以代之，盖桑白皮行水道，男女小便白浊，梦寐失精，阴痿肾寒之药，不可缺也。

治遗精不禁诸药不效者

五积散　平胃散用生料，各一服　猪前蹄筒骨一对，取髓

上将五积散交和，用水二碗，煎取一碗，去滓，入猪筒骨髓在内，再煎至八分，空心顿服，即愈。

一方　治白浊。

远志半两，去心　石灰姜汁炙黄　附子二两，洗去土，入盐炒　吴茱萸一两，净，盐炒，去盐　牡蛎半两，为末，将米饮调作一窝，入硫黄一两在内，牡蛎调固缝，入合封，煅红，取出，研为末　益智仁一两，盐炒

上末，酒糊丸。空心，姜盐汤下五十丸，五服除根。若用草薢分清饮下，三四服永除，妙。

草薢分清饮　治真元不足，下焦虚寒，小便白浊，频数无度，旋面如油，光彩不定，溺脚澄下，凝如膏者。

益智仁　川草薢　石菖蒲　乌药各等分

上㕮咀。每服四钱，水一钟，入盐一捻，煎至七分，食前温服。一方加茯苓、甘草。

炼盐散①　治漏精白浊。

白茯苓　雪白盐入瓷器瓶内，按实，以瓦盖定，黄泥封，火上煅一

---

① 散：《仁斋直指方》卷十作"方"。

日，取出，顿阴地上一夜，用密①器收贮 山药炒，各一两

上为末，入盐一两，研匀，用枣肉和蜜丸如梧桐子大。每服三十丸，空心，枣汤送下。

神仙固真丹 专治梦寐遗泄不禁之疾。

禹余粮石 石中黄 赤石脂 紫石英 石燕子各一两

上五件，用炭火煅通红，米醋三升淬，醋尽为度。

龙骨瓦上火煅 牡蛎盐泥固济，火煅令②白，各一两

上为末，以白茯苓四两，人参二两，青盐一两为末，入无灰酒约度多少，煮糊，搜和众药为丸，以朱砂为衣，如芡实大。每服二丸至三丸止，温酒或盐汤空心送下，其效大验，止三二服。

厚朴丸 治梦泄心肾未安者，此药平和。

厚朴去粗皮，姜汁③，为细末，二两 白茯苓去皮，取净末，一两半 羊胫火煅红，取出，窨④晒，另研如粉

上用水煮糊为丸如梧桐子大。每服一百丸至二三百丸，空心，米汤送下。

助阳秘精玉露丸

白龙骨粘舌者，九蒸九晒，为末 菟丝子酒浸，焙干，另秤 韭子新瓦上微炒，各三两

上三味同为细末，炼蜜为丸如梧桐子大。每服十丸，空心，温酒、盐汤送下。初服忌房事。食前服玉露丸，食后服金锁丹。

秘精金锁丹

巴戟二两，去心 破故纸四两，微炒 胡桃三十枚，研如泥 黑附子二两，炮，去皮脐 肉苁蓉五两，去皮，切作片子，酒浸，研为膏

---

① 密：原作"蜜"，据《仁斋直指方》卷十改。

② 令：原作"另"，据《是斋百一选方》卷十五改。

③ 汁：此下疑脱"制"。

④ 窨（xūn 熏）：熏，气味或烟气接触物品。

上同苁蓉膏捣匀，同前药为细末，却入苁蓉膏和匀，再入臼内，杵五七百下，丸如梧桐子大。每服十丸，温酒送下，盐汤亦可。食前玉露丸，食后金锁丹。服经月余，虽少女连日不衰，永秘精也。如要却泄，用车前子一合，煎汤服之妙。

加减太乙金锁丹

五色龙骨五两，细研　覆盆子五两　鼓子花三两，五月五日采　莲花蕊四两，未开者，阴干，秤　芡实一百颗，取肉作饼子，晒干

上为细末，取金樱子二百枚，去毛，木臼内捣烂，水七升，煎取浓汁一升，去滓，和药，再入臼内杵，丸如梧桐子大。每服三十丸，空心，盐酒送下。服百日，永不泄；如要通，即以冷水调车前子末半合服之；如欲秘，再服之。忌葵菜。

济　阴

温经丸　治妇人月候不调，或先期而至，或后期而来，或多或少，及崩漏带下，并皆治之。

香附子净，四两　川芎　当归酒洗，全用　吴茱萸去口，炒　大艾叶二两，去梗，与香附子同用好醋浸三日，干时再添醋浸，煮半日，醋干再煮，焙干　白芍药各一两

上为末，醋煮面糊丸，如梧桐子大。每服七八十丸，空心，温酒或淡醋汤送下。

破血紫金丹　治妇人经脉不通。

巴豆不去油，三钱　没药研　血竭研，各一钱　川芎　斑蝥糯米炒，去翅足　水蛭糯米炒　当归稍酒浸，焙干　虻虫去翅足，生用，各一钱半　硇砂研，一钱　代赭石□□□　头红花二钱　红娘子十四枚，去头翅，糯米炒

上为细末，酒糊为丸如梧桐子大，辰砂为衣。当归稍煎酒，空心送下，头红花煎酒亦可，每服一丸至三五丸。

血竭丸　治妇人产后败血不散，脐腹疼痛，及血气不通。

巴豆二钱，去皮壳，不去油　血竭一钱半　水蛭一钱，炒黄色　斑蝥去翅足，糯米炒　地胆　红娘子　虻虫各去翅足　硇砂研　没药研　延胡索各一钱

上为细末，酒糊为丸如梧桐子大，朱砂为衣。每服一丸，发热，童子小便下；腹痛，温酒下；败血痛，红花酒下。

乌金丸　治产后血痛，月经不调，脐腹疼痛，及血气不通。

巴豆二钱，去皮壳，不去油①　百草霜二钱　黑豆炒，去皮　白面飞　硇砂研　红娘子去翅足　血竭各一钱

上为细末，滴水丸如豆大。每服一丸。发热，童子小便下；月经不调，红花酒下；腹痛，温酒下。

黑神丸　治妇人血海诸病疾。

巴豆去油　血竭　百草霜　白面另研，各一钱　大黑豆半钱，炒黑，研

上为细末，滴水为丸如梧桐子大。每服一丸至二丸三丸。随病改引，量虚实用药。妇人经脉不通，煎头红花水下；胎动不安，煎竹穰水下；胎阻，煎艾叶汤下；难产不生，煎榆皮汤下；胎衣不下，煎榆皮汤下；产后乍寒乍热，童子小便送下；产后腰腿疼痛，铜秤锤酒下；产后血崩漏，温酒下；产后中风，豆淋酒下；产后脐腹疼痛，煎瞿麦水下；产后经脉不调，煎当归汤下；产后咳嗽，煎桑白皮汤下；产后心腹疼痛，温酒下；产后遍身浮肿，萹蓄水下；产后肚腹胀满，煎通草水下；产后大便闭涩，煎芍药汤下；产后大小便不通，煎瞿麦水下。病在上食后服，病在下食前服。

夺命丹　治产后经脉不通。

---

① 油：原作"由"，据文义改。

硇砂　山豆四钱　血竭一钱　朱砂半钱

上为细末，面糊为丸如梧桐子大。每服一丸，酒煎红花子汤送下。如潮热，童子小便下。

黑神散　治妇人室女经血不止，或血山崩。

大黄　当归头　芍药各等分

上为细末。每服半钱，童子小便调夺命丹下。

补气乌金散　治妇人室女经血不止，或血山崩。

棕皮烧灰　当归稍　管仲炒，各二两　香附子五两，炒，刮去皮　陈皮一两　乌梅肉慢火焙　白龙骨各二两五钱

上为细末。空心，每服三钱，米汤调下。

神化丹　消癖疾，破血气，下鬼胎，通经脉，及诸癖积血气。

硇砂　干漆炒　血竭各三钱　红娘子二十枚　斑蝥二十枚　乳香一钱半

上为细末，枣肉丸如豌豆大。每服一丸，服至三五丸，临卧，枣汤或姜汤或红花苏木煎汤下。

一方

饶石一两　血竭　香白芷　桂心各二钱　麝香一钱　百草霜二钱

上为细末。用荞麦秆一束，烧作灰，淋灰水一碗，头红花一两，煎至半碗，空心酒调服，一料作三服。

大圣万安①散　治女人癥瘕癖气，腹胀胸②满，赤白带下，久患血虚气弱，痿黄无力，并休息赤白痢疾，凡有百病③并皆治之，其效不可具载。孕妇不可服，天阴晦时不可服。

---

① 安：原作"病"，据《济阴纲目》卷三改。

② 胸：原作"肿"，据《济阴纲目》卷三改。

③ 凡有百病：《济阴纲目》卷三无此四字。

木香　白术　胡椒各二钱半　木通　桑白皮去赤，细剉　黄芪细剉　陈皮去白，各五钱　白牵牛二两，炒，另取头末

上七味为末。每服二钱，牵牛头末二钱，生姜五大片，水一钟半，煎至一钟，去姜，调药临卧服，须臾又用姜汤或温①白汤，可饮三五口催之，平明可行三五次，取下恶物及臭污水为度，后以白粥补之。服药不可食晚饭及荤酒等物。

万安散②　治女人赤白带下，或出白物如脂，或有臭浊污水③□，并皆治之，神效。恶物未尽，间日再服。

小茴④香炒香⑤　木香各二钱半　黑牵牛一两，另取头末

上三味，同为细末，再乳研匀。以生姜自然汁调二钱临卧服，取尽恶物为效。未尽，间日再服二钱，依前法，后⑥。忌热毒之物。

一方　治妇人血崩。

槐花三⑦两，炒黄色　黄芩二两，去粗皮

上二味，共为细末。每服五钱，好酒一碗，用铜秤铊一枚，桑柴火烧⑧红，浸入酒内，将前药末调服，不拘时候。忌生冷油腻之物。

治妇人血崩久医不痊者

用穿旧绵絮捶去灰尘一斤，烧灰存性，又用蚕茧抽丝退下未

---

① 温：原文漫漶，据《济阴纲目》卷三补。

② 散：原文漫漶，据《济阴纲目》卷三补。

③ 水：原文漫漶，据《济阴纲目》卷三补。

④ 小茴：原文漫漶，据《济阴纲目》卷三补。

⑤ 香：原文漫漶，据《济阴纲目》卷三补。

⑥ 后：《济阴纲目》卷三此下有"以白粥补之"五字。

⑦ 三：原文漫漶，据《本草纲目》卷三十五槐条引《乾坤秘声韫》治血崩不止方补。

⑧ 烧：原文漫漶，据《济阴纲目》卷二补。

经穿者一斤，烧灰存性，陈莲蓬十枚，打去灰尘，烧灰存性，旧甑箅一枚，烧灰存性，皆为细末。每服各一钱，空心，热酒调服，日进三服，不过五日即愈。

返魂丹

用野天麻，每于小暑日后大暑日前，或六月初一日收采，阴干，连枝干花碾为细末，炼蜜为丸如弹子大。每服一丸，各随引下。

子死腹中，盖因卒入脏腑，热极蒸其胎，是以子死。子既死，子不居子宫，腹间冷痛，小便淋，腹胀，四肢逆冷，爪甲青者是也。若服此药，安魂定魄，血气自然调适，诸病不生。每服一丸，童子小便并酒化下。

产难者，胎气已成，食母之血，十月满足，血能成块，俗呼儿枕，欲产之时先破，败血裹其子，是以产难；或产后恶血不尽，脐腹刺痛，恶物上冲，心胸烦闷。每服一丸，引子同前。

产后面垢颜赤，胎衣不下，脏腑虚羸，五心烦热，身出冷汗，败血未尽，其衣未出，如衣带断了，或有心闷欲死者，引子同前，盐汤亦可。

产后三日，起卧不得，眼目虚花，血气未定，运走于五心，闷乱如见鬼神，狂言妄语，不省人事，童子小便、酒各半化下。

产后口干心闷及烦躁渴者，七日后血未定，胸膈壅塞，太阳疼痛，呵欠怔忪气短，肌体羸瘦，不思饮食，血风身热，手足顽麻，百节疼痛，不可忍者，用童子小便、米饮化下，神效。

产后四肢浮肿及寒热者，盖因败血流入五脏，渗入四肢，停留日久，化为脓者。气喘，或小便涩滞，或咳嗽胸膈不利，恶心口吐酸水，两胁酸疼，举动无力，温酒下。

产后寒热往来者，盖因败血入心，邪热入脾，作寒如疟，或脐腹作痛，或作声，用盐米饮下，桂枝汤亦可。

产后牙关紧急，半身不遂，失音不语，童子小便酒化下。

产后大便闭结，舌口苦渴，不语，用童子小便酒化下，或薄荷酒亦可。

产后痢疾，未经满月，或误食物，与血相击，用枣汤下。

产后遍身疼痛，百节胀疼，血入肠中，停留不散，腹痛，温米饮下。

产后崩中，漏下不止，脊背倦闷，煎糯米秦艽汤下，当归桂枝汤亦可。

产后未经满月，血气不通，月水不遂，或食热面等物，壅结成块，咳嗽，四肢无力，多睡，汗出不止，童子小便下。

产后吐逆不止，败血停于脾胃，即发吐逆，胸膈胀满，用温酒送下。

产后鼻衄口干舌黑，败血入心脏作热，童子小便化下，神效。

产后赤白带下，煎秦艽糯米饮下。

产后气急，喉中或作猫声，盖因败血冲入心喉，此证无药治也。

产后中风者，未经七日劳动，或百日内伤于房事，中风初病之状，眼涩，腰强牵急，角弓反张，牙关紧急，此证不可治也。

产后面色黑，及遍身生黑靥①者，及败血入脾，此证不可治也。

婴 孺

保生锭子 治小儿急惊，痰涎壅塞，惊风搐搦，角弓反张，乳药不能下咽，大能去风痰，镇惊，开发之剂也。

---

① 靥（yǎn 演）：黑痣。唐·慧琳《一切经音义》卷六十一："靥，《韵英》云：'身上黑子。'"

天南星薄荷叶捣成饼子，晒干　半夏姜汁制一次　白僵蚕薄荷汁炙，各一两　川芎　辰砂另研　郁金　甘草　防风　天麻　白附子炮　麦门冬去心　全蝎薄荷汁炙，各半两　蛇黄四两，火煅淬无次数，红至紫色下住，另研　麝香净，用一钱，另研

上为细末，糯米粉为饼，煮熟和药末为锭。用薄荷汁、井花水煎，薄荷汤磨服，不拘时，量病加减。

长生饼子　治小儿惊风痰涎潮搐，目睛上视，角弓反张，或吐泻后欲生慢惊，此药悉皆治之。

白花蛇肉酒浸，去皮骨，取净肉，焙干　赤足蜈蚣一条，大者，酒炙微黄　蝎稍去毒　白僵蚕生用　天麻　乳香　辰砂另研　天南星煨熟，去皮脐，各半两　麝香三钱，另研

上为细末，酒糊为丸，捏作饼子，径四分大。每服一饼，煎人参汤化下，或金银薄荷汤磨化亦可。周岁以下者，半饼全活，小儿不可计。

追风散　治小儿卒暴紧急惊风，手足搐搦。

郁金五钱　大黄　全蝎去毒，各四钱　雄黄二钱，研　朱砂研　轻粉研　天竺黄　片脑研　牛黄研　麝香研，各一钱　蟾酥五分　金箔三个

上为细末。荆芥汤调下。小儿一岁者，可服一字，大者加服。慢惊者勿用。

续命饼子　治小儿急慢惊风。

全蝎十四枚，去毒，炒　朱砂另研　天麻　白附子炮　蝉蜕去土，各三钱　防风　僵蚕炒，去丝嘴，各一钱　麝香五分　金银箔各十片，临时入药和

上为细末，粳米饭研烂和药为饼。每服一饼，薄荷汤磨化下。

紫金丹　治小儿惊悸不安，有痰。

代赭石一两，醋淬七次　木香二钱　当归　广茂火煨，各半两　山

豆霜五分　朱砂　麝香各一钱

上为细末，面糊为丸如麻子大。每服十丸，不拘时白汤下，神效。

暖惊红饼子　治小儿胎惊胎风，盘肠内吊，或复泄泻，乳瓣①不化，便青呗乳，并宜服之。

白茯神去皮木　人参去芦头　白茯苓去皮　辰砂另研　赤石脂极红无白，火煅，另研，各半两　白术无油者，去芦，一两　干山药二两　乳香另研　麝香净，研，各三钱

上为细末，炼蜜为丸如鸡头大，捻作饼子。每服一饼，乳汁化下，米饮亦可服，食前。

乌鸡丸　治小儿童男室女痨瘵食积，发热盗汗，腹大，面黄体瘦，食不长肌，形枯力少。常服退热，生肌肉，进饮食，止盗汗。二十岁者有此证，皆可服之。

胡黄连　宣连　柴胡　知母　秦艽　人参　芜荑　槟榔　陈皮　川楝　使君子　黄芩　鹤虱各一两

上十三味作二处，一半鸡腹内蒸，一半生用。每料用童子乌骨鸡一只，重二斤，麻子一升，令鸡每日食之，尽为度。刺血汤，捋去毛并肠肚，不可落水，入药一半在鸡肚内，线缝之，用黑豆浸半日，漉在小甑内，藏鸡在豆中，蒸豆烂为度，去黑豆，将鸡石臼中同药一处烂捣，焙笼上焙干，碾为细末，粟米粉糊为丸如绿豆大。每服三五十丸，用麦门冬汤送下，无时。

金花散　治小儿喘嗽，解风热，俗呼为风。

马牙硝七钱五分　郁金半两　朱砂一钱　腻粉少许

上为细末。每服半钱，煎麦门冬汤下，不拘时候，用蜜汤亦可。

---

① 瓣：原作"辨"，形近致误，据文义改。

针头饼子 治小儿霍乱吐泻，肚腹疼痛。

巴豆二十粒，去壳，用水半盏，煮水尽为度 阿魏 硫黄各一钱

上件研匀，煮稀糊为丸如梧桐子大，捻作饼子。每服一饼，用针头签于灯焰上烧，存三分性，淡淡①生姜汤化下，无时候。

香橘饼子 治婴孩小儿呃乳泄泻，或母因伤风冷之气入乳，令乳变败，儿饮成疾，致令乳瓣不化，囟陷频啼，眼生碧晕，头面汗出，脚冷如冰，并宜服之，乳母当服酿乳药。

木香 丁香各四钱 青皮 神曲炒 麦蘖炒 甘草炙 白扁豆炒 白术各一两 陈皮 山药各二两 厚朴 诃子 砂仁 肉豆蔻面裹煨，各五钱 甘松 藿香各二钱

上为细末，炼蜜为丸如芡实大，捻作饼。每服一饼，如泻，温米汤化下；吐者，姜汤下，并食前。

香橘饼子 治婴孩小儿伤食泄泻，米谷不化。

厚朴制，七钱五分 青皮 陈皮 砂仁 神曲 麦蘖炒，各五钱 木香二钱五分 三棱一钱

上为细末，炼蜜为丸如鸡头大，捻作饼。用陈皮汤化，米饮亦可。

朱砂丸 治小儿惊风痰壅，食痫涎盛。

南星一两七钱五分 轻粉二钱 牵牛末七钱半 青黛 半夏各二钱半 黄柏五分 巴霜七钱五分 朱砂五钱

上为细末，生姜汁打糊为丸如黍米大。每服三五七丸，惊风，金银薄荷汤下；痰盛，生姜汤下；宽胸膈化痰癖，米汤下。

辟巽丹 治小儿诸风。

全蝎二十个，生用 川乌 防风 白附子 天麻 川芎 白芷 人参 薄荷 木香 白术 茯神各半两 牛胆南星七钱 干生姜□

---

① 淡：据文义，疑衍。

钱　牛黄　片脑各二钱　朱砂一两　麝香　白僵蚕二十一个，生用

上为细末，用麻黄一斤，甘草半斤，蜂蜜二两煎作膏子，稀调前次药末为剂，印作钱样，金箔为衣。小儿急惊风手脚搐搦，用金银磨汤下一饼；慢惊风昏昏如眠，不醒人事，四肢不收，姜汤下；大人破伤风诸风，用温酒化下。

截风丹　治小儿惊风痰热，四证八候，胎惊夜啼。

全蝎去毒，炒　僵蚕炒　白附子炮　天麻炮　朱砂一钱　蜈蚣赤足者，一条，酒炙　麝香少许　蝉蜕一钱

上为细末，炼蜜为丸如圆眼①大。金银薄荷汤化开调服，每服一大丸。

蟾宫丸　治小儿禀受胎原毒气，但遇风寒之气，即发痘疹，服此杜绝病根。如受秽毒重者，虽出亦稀，效有神验，永免痘疹之忧。

上用兔一②只，至腊月八日将兔刺血于金漆桌③上，用飞罗面拌和成剂，停□④，丸如绿豆大。每服三十丸，绿豆煎汤吞下，无时。每一儿，服此一剂，永保安康。

治小儿夜啼

用蝉蜕后半段，为末。以酒调，涂眉上。

犀豆汤　治未出豆之人，常服此药，便出也稀少。

牛蒡子研碎　犀角镑⑤　黄连　黄柏　栀子　黄芩　甘草　赤小豆　乌豆　绿豆　防风　赤芍药　生地黄　欲要利，加大黄。

---

① 圆眼：即龙眼，俗称桂圆。明·沈榜《宛署杂记·经费上》："圆眼三十斤，价一两五钱。"
② 一：《本草纲目》卷五十一兔条引《乾坤秘蕴》蟾宫丸作"二"。
③ 桌：原作"卓"，形近致误，据文义改。
④ □：原文漫漶，疑为"当"。
⑤ 镑（bàng）：削。《玉篇·金部》："镑，削也。"

上每服用水一钟半，煎至七分，不拘时温服。

解毒三豆饮 治天行痘疹毒气未散，蕴热未除，流入经络，恐后番盘结成痈毒，服此药大能解利，不生他患。

升麻 甘草①节 黄连各五钱 赤小豆 绿豆 雄黑豆各淘洗，半升

用水三碗煮，逐日空心任意食豆饮汁，解除痘毒，未染痘者，服此悉皆消化。

打扑伤损

六圣散 治打扑损伤，疼痛不止，服利性散，微利，不利加麝香少许，研入导滞散内。

罂粟壳四两，去□□ 麻黄二两，去根节 甘草炙，一两，去皮 赤芍药 当归去芦 乳香另研，各五钱

上为细末。每服五钱，用好酒 钟微煎，和滓服，先嚼核桃仁二个，随后服药，疼痛即止。

水况膏 治骨折皮破，虚肿疼痛。

五灵脂去沙②石 白芨各一两 乳香三钱 没药二钱③

上为细末。熟水同香油调涂，鸡子清亦佳。

整骨丹 治骨节伤损。

川乌 草乌去芦 两头尖 赤芍药 五灵脂 川楝子 没药各一两

上为细末，醋糊丸如豌豆大。每服七丸，加至十丸，温酒送下。

---

① 草：原作"莗"，形近致误，据文义改。
② 沙：原作"炒"，形近致误，据文义改。
③ 二钱：《本草纲目》卷四十八寒号鸟条引《乾坤秘蕴》治骨折肿痛方作"三钱"。

接骨散　续筋骨，活血定痛。

血竭　乳香　没药　虎骨醋炙　水蛭糯米炒黄色　大绵烧灰　血余灰与绵灰同炒　半两钱醋炙七次　自然铜醋淬七次

上为细末，各等分。每服一钱，温酒调下。病在上食后，病在下食前。

圣灵丸　治伤损疼痛不可忍者。

乳香　乌梅各半两，去核　芫苣子二两　白米一撮

上为细末，炼蜜为丸如弹子大。每服一丸，细嚼热酒下。

接骨三圣膏

芸苔子研，一两　龙骨少许　小黄米二合，炒为粉

上为细末，用醋调药成膏，摊纸上则之。

乌金散　接骨定痛。

虎骨炙　乳香　没药各①一两　木香一钱　穿山甲醋炙，二钱半两钱一文，醋淬七次　水蛭二个，微炙　白石脂二钱

上为细末。每服一钱，温酒调下。

接骨丹

骨碎补去心，三钱　乳香　没药各五钱　穿山甲四钱，酥炙　当归一两五钱，酒浸　麻黄去节　罂粟壳去须蒂，酒浸，蜜炒，各一两　甘草五钱，炙　血竭二钱　半两钱三文，醋淬七次

上为细末，酒糊为丸如弹子大。每服一丸，温酒化下，不拘时候，骨响为度。

接骨定痛方

牵牛　乳香　没药　穿山甲酥炙，各二钱　木香五钱　丁香　自然铜各一钱　半两钱一文

上为细末。每服二钱，温酒调下，或醋糊丸如梧桐子大，每

---

①　各：原作"名"，形近致误，据文义改。

服三十丸，温酒下。

敷药贴疮口令黑

用小粉炒令黑，于患处。

攒零透骨散

虎骨一两　穿山甲烧，黑色　水蛭糯米炒，各一钱　半两钱一文，煅，醋淬

上为细末。每服二钱，温酒下。

接骨乌金散

白石脂一两，另研为末，四十岁已上二停①，八十岁重停，五十岁以下少许，止用半钱　苍术一两半，另研，加用少许

上为细末，已上可加入攒零透骨丹。

接骨丹

牛蹄甲用黑牛者，一个　乳香　没药各一钱

上将乳杏、没约盛入蹄甲内，烧成黑灰，用小黄米粉，水调面糊为膏，以纸摊，敷贴。

托里散

小茴香　莴苣子各一两　乳香　没药　木香各一钱

上炒黄，为细末。每服二钱，用酒三盏调服。

黑龙散　治伤折手足，骨髓突出，补碎续筋。

穿山甲　虎脑骨各四两　龙脑　麝香各一钱　蛤粉三两，炒令黄色　丁香一两，于新瓦上焙，微见火气

上先用瓦罐一个，投虎脑骨在内，烧令烟起，入穿山甲同烧烟为度，取出放冷，同前药捣罗为细末，用小黄米一大合，水二盏煎成稠粥，后入药末一字，醋一小勺，再煎，搅匀贴损处，先

---

① 停：总数分成几份，其中一份叫一停。《水浒全传》："三停中走了两停多路。"

着手帕一条，摊上面，覆裹，勿令透气，再着纸三五重并油单裹，一伏时一度，换依前法。忌生冷等物。不可针灸，然后服整骨散。

整骨散

自然铜　乳香　没药　蓬莪术　白僵蚕　苏木

上各等分，为细末。每服一钱，温酒调下，日进三服，后服接骨丹。

接骨丹

当归　赤芍药　头发灰　绵灰　天灵盖烧灰　虎骨　水蛭同糯米炒　穿山甲酥炙　乳香　没药　黄柏　自然铜 半两钱烧红，醋淬七次

上各等分，为细末，醋糊为丸如梧桐子大。每服三五十丸，病在上食后服，病在下食前服。

白虎散　治刀伤血出。

白石脂　麝香少许　乌鱼骨　龙骨　千年石灰不以多少，各五钱

上为细末，用腊月牛胆汁和药匀后，装在胆内，悬干，去胆皮，研为末。干贴患处。

紫金霜　治金疮。

松香一两　灯草三钱　龙骨五钱　胆矾一钱　五倍子　白芷　乳香　没药各三钱　血竭　黄丹各二钱

上为细末，敷于患处。

骨　鲠

治鱼骨鲠

用玄参，以好酒并米醋少许磨吃。

诸　疮

定命丹　治疔疮、痈疽、发背、无名肿毒，但系恶疮，服之。

辰砂另研　南星　半夏制，各三钱　蜈蚣一条，酒浸，炙黄　蝎稍去毒　黄丹研　血竭另研　乳香另研　没药　硼砂各二钱　麝香五分，另研　寒食面二钱　金脚砒信二钱五分　巴豆十二粒，用洁白者，去皮壳，不去油　斑蝥大者，十二个，用糯米于银石器内炒，去翅足，忌犯铁器　蟾酥二钱，用头首，小儿每乳汁化开，研匀，和诸药末

上为细末，蟾酥为丸如梧桐子大。每服一粒，重者加至三粒，冷水送下，汗出为度。忌荤腥等物。

寸金锭子　治一切疔疽恶疮，无头者不可用。

蟾酥　轻粉　硇砂　乳香各五分　人言　雄黄　南星各一钱巴豆十个，去油　麝香少许　寒食面三钱　斑蝥七个，去翅足

上为细末，滴水为锭子，如麦粒大。每用金针针开，入锭子一粒于疮顶，用纸封之。

青金锭子　治证同前。

铜绿二钱　青矾　轻粉　白丁香各一钱　片脑　麝香各五分　苦葶苈拣净，研细，一①钱

上药先研葶苈仔细，次下余药同研细，白面、白芨末各一钱，调糊为度，捻如麻黄粗，约入疮口深浅，捻入。疼者可治，不疼难治。前药分作三分，加减用之。

紧峻，加砒信一钱生用，名碧云锭子，开疮口用。

紧峻，加砒信一钱煅过，名碧霞锭子，去死肉用。

缓慢，去砒信，加枯白矾一钱，名碧玉锭子，生肌用。

解毒饮　治一切痈疽、发背、疔肿、疮疡、疖毒、丹瘤、瘰疬、无名疮疾，并皆治之。

当归　川芎　芍药　防风　大黄　薄荷　连翘　朴硝各半两石膏　黄芩　桔梗　茯苓　牛蒡子各一两　滑石三两　甘草二两

---

① 一：此上原衍"各"字，据文义删。

荆芥　白术　栀子各三钱　生地黄

上㕮咀，每服水二盏煎至一盏，去柤，温服，病在上食后服，病在下食前服。恶心，加生姜三片同煎；如疮肿凝滞不散，加南木香、羌活、独活；如疔疮多，加大黄、朴硝，利三五行为度；呕逆，加丁香、藿香。看人虚实，加减用之，虚去硝、黄、栀子。小儿减半服之。

消毒流气饮　治诸疮肿欲成脓，能托里排脓，意欲不成脓，速散。

桔梗　当归　人参　黄芪　连翘各一两　肉桂　厚朴　防风
川芎　白芷　甘草　大腹皮　槟榔　枳壳　紫苏　赤芍药　乌药
陈皮　白术各五两

上㕮咀，每服水二钟，生姜三片，煎至一盏，去柤，温服，病在上食后服，病在下食前服。如脏腑实，加大黄，以利为度；如呕逆，加丁香、藿香；如肿欲散不散，加木香，去肉桂，加天花粉；如有身热，白水煎服。小儿减半服之。

苦参丸　治遍身疮疥，服药不效者。

苦参　玄参　黄连　枳壳各四钱　独活　大黄　防风各二两
黄芩六两　山栀子　菊花各一两

上为细末，炼蜜为丸如梧桐子大。每服三十丸，浆水下。

夺命丹　治十三种疔疮及一切诸恶毒疮。

硇砂　硼砂　朱砂加倍，另研　蜈蚣　蝎稍　轻粉　片脑另研
寒食面　黄丹　雄黄另研　麝香少许

上各等分，为细末，用蟾酥为丸如梧桐子大。每服一丸，好酒送下。

生肌散　治一切金疮不收敛口者，皆可用。

滑石　寒水石火煅，各一两　赤石脂五钱　乳香另研，三钱　黄丹炒，二钱　轻粉研，一钱

上为细末，敷于疮口，极妙。

一方　治疔肿。

渔翁箭性温和，攻毒　铁色箭性冷，妇人有六甲不可用　茨菰箭破皮，攻毒　小金钱性和，分阴阳　大金钱性热，发汗　车前子性凉，分阴阳，利小水

上各等分，用好酒一大碗，葱五根，生姜七片，研烂去粗，煎滚热服，汗出立愈。

敷药，用地黄研，冷水调敷性凉，消肿毒。

过药，用椿树根，不用枝叶，以无根水研烂，调服，但过二三次为止，不可太多。

一方

白芷一钱　生姜一两

上以酒擂烂，热服，汗出立愈。

一方

用蟾酥一味为锭子，巴豆四五粒，用饭粘为丸，姜汤送下，一晌后却吃萹蓄根、荆条子研，好酒半碗下。如过四五行，用温粥补之，然后吃连翘散调理。

治恶疮

豨莶草五月五日采，晒干，去梗，三两　乳香一两　白矾五钱

上为细末。或三五日服五钱，七八日服七钱，或十日服九钱，用好酒调服，不拘时候。

杀伐锭子　治丁痈、瘰疬、恶疮。

雄黄　人言各三钱　轻粉一钱　麝香少许　加硇砂一钱

上为细末，糯米粉为锭子，如小麦大，一半作饼子，如钱眼大。丁疮先用针刺破，安入锭子，以纸钱花贴之；瘰疬用灸三壮，安饼子疮上，膏药贴之。

紫金锭子　治疔疮及诸恶疮、肿毒等证。

续随子五两　川乌头　甘草各二两　麝香七钱半　蟾酥　雄黄

白矾各一两　辰砂　桔梗各一两半　片脑二钱　人言　轻粉各五钱

黄连一两三钱　白丁香三钱　巴豆四十九粒，去壳心油

上将诸药各研为细末，再入乳钵内，投入蟾酥、巴豆同研匀和，同面糊丸成锭子，如指弹大，阴干。如遇诸疮，用井花水涂之，每疮可用一锭，如干再搽，其功神效。

铁箍散　治一切毒疮，肾痈。

铁箍叶　经霜桑叶　大青叶　山桂叶　芙蓉叶

上为细末，用蜜水、清油调和。如疮肿漫头，敷；如疮破四边，敷后用收口生肌散。

生肌散

无名异　蜜陀僧　乳香　没药　雄黄　血竭

上为细末。如疮口干，用清油调搽；疮口湿，干搽。

治风疮疥癞之类

用新瓜蒌一二个打碎，浸好酒于锅内，顿一昼，饮尽。

治远年近日里外臁疮

用黄柏一大块，刮去粗皮，用蜜搽在黄柏里外，炭火上炙干，再搽再炙三五次，待冷，剉碾为细末。用凉水调成膏后，煎椒葱汤洗疮净，用无糨绢帛拭干，先用轻粉填在疮口按实，然后贴黄柏膏，以红绢缚定，不可动移，疮痂自落。

治发背

铁扫帚　牛膝草　松毛

上用白水煎服。

敷药，头一服用南星五七个，第二服不用。

血见愁雄疮用，雌疮不用　羊屎柴叶冬用根　过路蜈蚣草　甜猴粗冬用根　碎米柴叶　退了生肉，用竹鸡草

上用米醋、红糟、清油，入药一同研烂熬熟，敷头上，但肿

处，皆可敷。若不识雌雄，把血见愁在药内敷，疮红不用，是雌疮。

一方

用陈芦柴叶为末，疮用葱椒汤洗净，将此末糁在疮上，如干用香油润湿，糁上药，神效。

秘方四虎丹　治疔疮，一切恶疮。

乳香　没药　血竭　巴豆

上各等分，为细末，捣成为丸如梧桐子大。每服四丸，井水下；心痛，当归汤下；胎衣不下，温酒下；恶露，盐白汤下；子死腹中，川芎汤下；痞疾，木香汤下；月水不调，牛膝汤下。

紫花地丁散　治搭背、瘰疬、疔疮，并皆治之。

紫花地丁，一名独行虎，一名羊角子，其形似柳叶，微细，色开紫花，结角，平地为干，生沟壑起蔓；白蒺藜取其根，去粗皮取浮皮，焙丁，为细末，清油调涂其疮，神效。

真珠散　治发背、项疽、脑疽、疔肿、诸般肿毒、杖疮、金疮，并皆治之。

力江石捣碎，炒　锦金菜　椿树皮取背阴，去粗皮，蜜炒　马鞭草　野西瓜苗七月采　紫花地丁去苗皮，五月五采

上均为末，用鸡子清调敷肿处，如干用凉水湿之。

杂　证

香乌散　治大人小儿杂病，加减。

香附子炒，去须　乌药

上各等分，为细末。每服二钱，随引煎汤调下。食不进，生姜五片，飞盐一捻，煎汤，病在上食后服，病在下食前服；宿食不消，生姜、枣煎汤下；妇人冷气血海，面黄发落，空心米饮汤下；大人腹中有虫，小儿肚大面黄，眼陷瘦恶等疾，槟榔煎汤空

心下；头风虚肿①疼痛，川芎、细茶共煎汤食后下；妇人产后血攻心脾，疼痛，童便下；疟疾寒热往来，恶心头疼，良姜、干姜、白盐煎汤，候冷空心下；妇人血海小腹急痛胀，男子小肠膀胱肾气攻心，遍身疼痛，茴香半钱，五灵脂半钱，空心好酒下；大人小儿冷热不调，泻痢交作，乌梅、甘草、干姜煎汤，空心调下；肠风下血，空心米饮调下。

万灵丹 治脐腹久患痃癖如碗大，及诸黄病，一切虫咬，十种水病，十种蛊病，反胃吐食，呕逆恶心，饮食不消，天行时病，妇人月露不通，又治十二种风顽痹，不知年岁，昼夜不安，梦与鬼交，头白多屑，或哭或笑，如鬼魅所着，及腹中诸病，皆效。

紫菀去土　吴茱萸汤洗七次，焙干　菖蒲　柴胡去须　厚朴姜制　桔梗去芦　茯苓去皮　皂角去皮子，炙　桂枝　干姜炮　黄连去须，八钱　蜀椒去目及开口者，微炒，去汗　巴豆去皮膜油，研　人参各半两　川乌炮，去皮，半两　羌活　独活　防风各等分

春夏加黄连二两，秋冬加厚朴二两，有气加木香一两，暗风加全蝎、茯苓、人参、石菖蒲各一两。

上为细末，入巴豆，炼蜜为丸如梧桐子大。每服三丸五丸，或加至七丸九丸，常服生姜汤下，临睡。有孕者勿服。赤白痢，诃子汤下；脓血痢，米饮汤下；蛔虫作痛，槟榔汤下；气噎忧噎，荷叶汤下；一切风，升麻汤下；食饮气块，面汤下；心痛，温酒下；治暗风，防风升麻汤下；吐水，姜汤下；大小便不通，灯草汤下；因物所伤，以本物煎汤下；小儿乳食伤，白汤下；小儿疳痢，葱白汤下；妇人血气痛，当归酒下；妇人腹痛，川芎汤下；月信不通，红花酒下；翻胃吐食，生姜煎汤磨木香汤下。

---

① 虚肿：原文残缺，据《本草纲目》卷三十四乌药条引《乾坤秘韫》治男妇诸病香乌散方补。

十一曜丹　诗曰：天数五，地数五，金木水火土，治人万般病，能救世间苦。

巴豆三十五粒，不去油皮　杏仁四十个，不去皮尖　陈皮去白，金　青皮去根，各三钱，木　半夏九粒，汤制七次，水　乌梅七个，全用　黄丹二两，水飞七次，去粗用，一两　黄蜡二两，镕，沉水去粗用，一两半　枳壳去穰，罗睺　黄连去须，各三钱　乳香　没药各二钱　木香一钱，紫炁　槟榔一个，月孛　粟米五钱

上将黄蜡熔开，入众药和匀，作一处，杵千百下，作一块，再分一半药末，忌鸡犬、妇人，用油单纸收，临用，旋丸如梧桐子大。服之，汤使于后。红痢，用甘草汤下；白痢，用干姜汤下；红白痢，甘草姜汤下；赤痢，椿根皮汤下；禁口痢，莲肉山药防风粟米汤下；落马折伤，血闷，酒下；霍乱吐泻，干姜汤下；水泻，五苓散下；一切风疾，升麻汤下；咳嗽，桔梗杏仁汤下；痢鱼脑脓汁，养脏汤加附子一片下；寸白，槟榔汤卜；心痛，用酒下；颈痛腰痛，下元虚冷，用酒下；时气，井水下；大小便不通，木通茶汤下；脐下痛，芥菜子汤下；五痨七伤，猪胆汤下；一切疮痛，萝卜汤下；气痛，宿食不消，生姜汤下；血风劳，使君子汤下；产后痢，当归汤下；小儿吊惊风，汉防己汤下；口吐清水，诃子汤下；腹痛，葱白汤下；蛔虫咬心，槟榔汤下；阳毒伤寒，栀子黄连汤下；阴毒伤寒，附子枣儿汤下；浑身壮热，沙糖水下；虚热，柴胡竹茹汤下；寒热虚，梅子汤下；上焦虚热，大黄汤下；脾胃寒痛，热酒下。

针　灸

灸腿寒湿气痛不可忍行步艰难者

足大指次指虎口中一穴，针入五分，灸七壮。

脚拐骨尖，灸七壮，外骨尖是穴。

灸小肠膀胱疝气痛不可忍

足次指下两纹中一穴，灸七壮。

膝膀里骨缝中一穴，针入三分，灸七壮，神效。

灸肚中痃癖

取草一根，量足大指尖，量至足后根中住，将草从尾骨尖量起，至草尽处，两傍各一韭叶。癖在左灸左，癖在右灸右，针入三分，灸七壮，神验。

灸雀盲眼

鼻准下一穴，仰面定艾，灸七壮，有效。

灸大病后发黄

天突穴两傍骨尖，各灸五壮，其效神验。

灸黑沙证手足四肢熟藕青者

针曲池①湾二穴出血，腿湾承山二穴出血，神效。

灸角弓反张

足正上骨节陷中二穴，针五分，灸七壮。

手掌后横纹陷中二穴，针三分，灸七壮。

印堂、人中、百会，各灸三壮。

灸小儿盐酱咳嗽不止

水一盆，上安板一块，令小儿坐板上，灸手小指尖二穴。

灸乳鹅年年常发

手虎口直上骨节陷中二穴，病左灸左，病右灸右。

灸耳聋气闭

耳后陷中，开口得穴，针□分，灸☐。

耳珠前陷中，口衔②尺，针入三分，☐。

---

① 池：原作"尺"，据文义改。
② 衔：原作"御"，形近致误，据文义改。

灸风赤眼

耳中小唇傍陷中，针三分，灸□。

眉尾尖陷中，针三分，灸五壮。

膏 药

遐龄膏 治一切无名肿毒，痈□伤损，并皆治之。

当归 木鳖子 □ 两头尖 玄参 川□ 香白芷 官桂 芍□ 巴豆肉 草乌 牡□ 苦参 苏合油 苏□ 槐条 柳条各一两 阿□ 血竭三两，另研 乳香研 没□ 驼鹅油 胡桃仁各四两 香□

上咬咀，用砂锅或铜铁锅内，以□秋七、冬十，至日数足，用熟木炭□搅，熬药焦黑，滤去粗，将药□水不散为则。另取出些，将锅离火，下丹，用槐柳条搅，仍复上火，文武熬，槐柳条搅，烟尽为妙，熬至滴水成珠，用手捻看，春夏秋二季不软不硬为则，冬三月微软。次将阿魏为末，将前留下熟油于石器内，文武火熬阿魏，槐柳条搅至闻无秽气，用重绵滤去粗，仍入大锅内文武火熬，不可以锅离火，先下血竭搅匀，次下没药、乳香，槐柳条不住手搅匀，凉水中拔去火毒，遇证摊用。忌食鸡鱼等肉。

如意膏 治诸疮疖及一切无名恶疮。

用绯红绢帛，可疮大小，唾津摊贴，勿留口，不见火，先熬五枝膏。

五枝膏。

桃枝 柳枝 槐枝 榆枝 桑枝 加枸杞枝。

上剉碎，各五升，共三斗，用长流水一担同熬至五分，去滓，加当归末四两，慢熬成膏，滴水中不散为度。

五枝膏二两 沥青净，一斤 净黄香半斤 乳香末，一两 没药一两 轻粉 血竭各二钱 黄蜡二两 麝香一钱 安息香末，五钱

黄丹一两　瓜蒌细末，二两

同用川芎、白芷同煎油熟，去药不用，春夏用油四两，秋冬用油六两。上件先煎香油熟，次下沥青、黄香、黄蜡，镕开，下五枝膏，用槐柳枝搅二百余，下乳香、没药、血竭、轻粉、安息香、黄丹，再搅二百余，下麝香、瓜蒌，再搅三百余，滴水盆内，浮者为度，同药倾于水盆内，浮者似青荷叶为佳，沉香色者，再熬，拔扯二百余遍，搭成鸡子大块，水盆内浸一宿，捞出控干，用纸托盘内放之冬温处，夏凉处。如贴脑疽发背溃烂之处，用槐枝、葱白煎汤洗净，三五日一换。煎熬此药，不犯铁器。

紫金膏　治诸般疼痛，及气痛、伤损、痛疽、发背、瘰疬、疔疮、杖疮、臁疮等证，并皆治之。

当归　独活　白芷　江子①　玄参　苦参　赤芍药　荆芥　防风　桔梗各等分　乱发一块　蛇皮一条　乳香　没药各一两　织草每油一斤用半两　清油　黄丹每油一斤用半斤

上药煎至赤色，去粗，单用桃柳条不住手一顺搅之，煎至滴水成珠，沉底，方可住手，待冷起药，放于地上，取去火气，随意用之。

灵应膏　治风气痿痹，闪肭损伤，疼痛。

乌药　生地黄　川芎　白芷　僵蚕　当归　麻黄　官桂　赤芍药　苍术　穿山甲　茴香　玄胡索　木香　蓖麻子　防风　白牵牛各等分　乳香　没药另研入，各五钱

上乌药等十七味各一钱，剉碎，用清油一斤浸药，春五、夏三、秋七、冬十日，慢火熬药微焦色，用绵滤去粗，将油再入锅内，熬至滴水中成珠不散，住火。用好白片松香熬化，滤净，一斤，冬入熟油四两，夏三两，春秋三两五钱，慢火熬，搅令得所，

---

① 江子：巴豆的异名。

试软硬相宜，住火，掇下锅，着地，微出火气，却入乳香、没药末在里，不住手搅，令稠，再上火化开，倾入新汲水盆中，待微温，一二人不住手扯拔，如金色状毕，用瓷器盛，新水长浸，水败即易，随大小摊贴。

烬药 亦名黑膏子药

香油一斤　乌蛇　花蛇　白芷　赤芍药　松明节　当归各二两　乱发一团　男儿胎发一斤　胡葱十五根　柳枝二寸长，二根　桃枝二十四根

上件入油内浸一宿，用好铁锅文武火煎熬，令香白芷如炭色，滴油于水上成珠为度，去粗，净，油略冷入黄丹二两，用大柳枝不住手搅，又文武火煎黑色为度，退火候冷，入明雄黄末五钱，次入乳香五钱、没药一两、韶粉一两，用柳枝搅匀，用瓷罐盛封，包口。临用看疮大小，薄纸摊用，如纸凹处，用绵按实，其效如神。

神应膏 治诸般肿毒、金伤之类，治之立效。

金银藤剉碎用，四两　好吸铁石研极细末用，三钱　黄丹火飞黑色用，八两　香油一斤

上用铜锅一口，桑柴文武火熬，先将油熬沸，下金银藤，枯黑色，滤净，下黄丹，成膏，将锅取下，方入吸铁石，用槐柳条一顺搅匀为度。

膏药方

五加皮根　地骨皮根　大蓟根　凤翎草根　茜草根　血见愁草根　马鞭草根　牛□草根　芙蓉根　马蹄草根　葛藤根　山豆根已上各一两　黄连　黄柏　黄芩　黄芪　木鳖子　川乌　草乌　何首乌　蜂窠　杏仁　半夏　穿山甲　赤芍药　防风　桔梗　甘草节　赤石脂　山栀子　苦参　独活　两头尖　苍术　防己　槐皮　生地黄　蓖麻子　女人发　当归　猪牙皂角　川芎　全蝎

白芷已上各五钱　血竭　乳香　没药看油多少用　阿魏　阿胶发背痈疽用，余者无亦可

上用清油四斤，黄丹二斤，用桃柳条搅，全在熬炼取法，不在药品之功，务用亲传亲授方可，搅时亦用顺搅，定神，忌鸡犬往来，止许一两人见，用火日起火熬，余外又看何疮何病，加减药料用之。

如患骨内冷疼，用自然铜烧红，醋内淬之数次，以酥为度，碾为细末，加于摊成膏药内烘热，和匀贴之。

如患痈疖，有脓未破者，用皂角刺碾为细末，加于摊成膏药内，和匀，贴之；再不破者，用已出蚕蛾茧一个烧灰末，酒调服之。

如患肩臂、手足、腿脚被风射冷疼者，用肉桂碾为细末，加于摊成膏药内烘热，和匀贴之。

如患气刺，先用生姜擦痛处，即将膏药贴之；若气走去别处痛者，仍擦仍贴，不过三两次，其气自散。

如被蛇伤者，先服雄黄酒，后用批针于伤处刺三两针，用膏药贴之，常服雄黄酒，取出黄水即愈。

被拳脚踢打，或被牛马踢触，或跌扑虚胁去处者，加自然铜末于膏药内贴之，用童子小便调热酒服之，或吐或泻，取出恶血即愈。

膏药方

乳香　没药　当归　黄蜡各四两　五灵脂　轻粉各一两二钱　黄芩　川芎　虎骨　姜黄　防风　木香　川椒　雄黄　细辛各一两　赤芍药　槐角子　栀子　全蝎各七钱半　黄柏　黄连　大黄各二两　木鳖子二两半　龙骨　蓖麻子　荆芥穗各二钱五分　白芨　白附子　半夏各五钱　黄丹　血竭　白芷各一两五钱

用前件为末，槐柳条搅，共三十二味，除黄蜡外，以净松香一斤，用黄蜡一两，药末二两，清油量用，文武火熬成膏，入水

试之，略凝成珠可用。

秘授神仙太乙膏 治一切内外伤损筋骨，打扑闪挫，金疮，恶疮，疔肿，痈疽，瘰疬，血气沸涌疼痛，虎啮蛇伤，及无名异毒，胸胁腰腿疼痛，并皆治之。

紫金皮 当归 芍药 白芷 黄连 大黄 黄柏 龙骨 虎胫骨 草薢 桂皮 杏仁 穿山甲 五加皮 紫薇 川牛膝 生地黄 白蔹 红内消① 火枕草② 海桐皮 防风 川独活 荆芥穗 芒硝 军姜 梧③桐泪 血竭 紫萍 丹参 玄参 青木香 雄黄 硼砂各二钱半 白矾 乳香 没药 梅花脑④ 木鳖子 血余 三角枫 苍术 藁本 白薇 黄芩 牡丹皮 玄胡索 三棱 海藻 骨碎补 丁香 赤小豆 轻粉 自然铜 韶粉 羌活 甘草 海螵蛸 地榆 诃子各五钱 麝香一钱

上件各味，务要严择精洁药材，分两均平，㕮咀。用清麻油二斤入锅内，用桑柴火文武火熬，候油鱼鳞沸，下丹，槐柳条左搅，与油乳入成沫搅尽，下药再搅，以箸入水成珠，然后彻火住，摊药上纸。凡遇修合，必择天月德合天医⑤、紫炁、帝星、黄道，忌一切不祥、四忌⑥、休废、孤虚⑦、衰败、日晨，及鸡犬、猫畜、妇人等不洁身体人见之。此药上仙传授，敬而宝之，非人勿视，

---

① 红内消：即何首乌。

② 火枕草：即豨莶草。

③ 梧：疑作"胡"。胡桐泪，味咸苦，大寒，无毒，有清热化痰，软坚之效，主治咽喉肿痛，齿痛，牙宣，牙疳，骨槽风，瘰疬等疾。

④ 梅花脑：即龙脑香。

⑤ 天医：四柱神煞之一，是掌管疾病之事的星神。

⑥ 四忌：古代方术用语。《三命通会》卷十："凡看命，取胎生旺库为四贵，死绝病败为四忌，余为四平。"

⑦ 孤虚：古代方术用语。即计日时，以十天干顺次与十二地支相配为一旬，所余的两地支称之为"孤"，与孤相对者为"虚"。古时常用以推算吉凶祸福及事之成败。《史记·龟策列传》："日辰不全，故有孤虚。"

不可轻慢传授。

简王紫金膏

为末，麝香　乳香　没药　血竭　樟脑各五两

为膏，苏合香油二两五钱　阿魏一斤

煎油，当归稍　赤芍药　白芍药　两头尖　川芎　防风　官桂　连翘　白芨　白蔹　降真末　白芷　菓①根　五加皮　金银花　何首乌各五两　桃仁　杏仁　巴豆　蓖麻子　大枫子　木鳖子各八两　穿山甲用四十九叶　楸皮并叶　羌活一斤　黄丹十斤　香油二十斤　槐柳条、皂角枝各一百五十根，每一根长四指

上件当归稍等二十八味，用香油二十斤煎熬，药味黄色为度，滤去滓，再入锅内，入黄丹十斤，用长槐柳条二根不住手搅匀，滴于水中，不散成珠，候温，入麝香等七味末、膏于内，依前仍用槐柳条不住手搅匀，连锅离火，将出，候冷，定于地上，覆二宿，去火毒，摊用。

摊膏药油纸法

无名异　黄丹　蜜陀僧　韶粉各五钱　香油　桐油各半斤

先将香油熬滚，次入桐油，再熬滚，入药再熬，候油黑色为度，摊入纸上，以槌槌之，紧卷一夜，阴干。

---

① 菓（xǐ洗）耳：苍耳。

校注后记

一、作者生平

《乾坤生意》二卷、《乾坤生意秘韫》一卷，明代朱权编撰。朱权（1378—1448），字臞仙，号涵虚子、丹丘先生，自号南极遐龄老人、大明奇士，明太祖朱元璋第十七子，卒谥"献"，世称宁献王。洪武二十四年（1391）册封藩王，逾二年而就藩大宁，号曰宁王。时带甲八万，革车六千，所属皆骁勇善战，曾数会诸王，出塞捕虏，肃清沙漠，威镇北荒，守疆卫国。朱元璋死后，皇孙朱允炆即位，朝臣谋削诸藩势力。燕王朱棣首先发难，起兵反叛。朱权被襄挟其中，朱棣用一句"事成当中分天下"的谎言为诱饵，以阴谋毁其封国，夺其军队，将朱权罗入燕军，成为朱棣的同谋。功成之后，朱棣背信弃诺，于永乐元年（1403）称帝，并把朱权"减其护卫、禄米、仪仗之半"后，改封于江西南昌府。朱权虽有怨望，但选择放弃政治权力的追逐争夺，转变而为慕仙学道。朱权的放弃和改变，既保全了身家性命，又在文化学术领域发挥了惊人的才华。改封南昌后，朱权一方面针对"江右俗故质朴，俭于文藻，士人不乐声誉"的习惯，大胆地"弘奖风流，增益标胜"，形成博雅风流的文化氛围，使南昌地区的人文风气为之一变；另一方面大力刊布书籍，或撰写，或编集，或辑录，并在王府设立刻书馆，使得"宁府刻""宁藩刻"多有流传，对古籍的传播厥功甚大。据载录，朱权一生编撰的著作多达130多种，其内容涉及历史、文学、艺术、戏剧、医学、农学、宗教、兵法、历算、杂艺等多个方面，其中关于医药养生的著作8种，现有《活人心法》《寿域神方》《乾坤生意》《臞仙神隐》《救命索》《乾坤生意秘韫》6种存世,《运化玄枢》《庚辛玉册》2种佚失,另有《神应经》《十药神书》《素问病机气宜保命集》《小儿灵秘方》4种,为朱权刊刻他人著作。

二、版本和成书年代

(一)《乾坤生意》的版本和成书时间

历代文献对《乾坤生意》的著录很多,但卷数不一,成书年代也不确切。

1.《乾坤生意》的版本

《古今医统大全》《宝文堂书目》《古今书刻》《明史》《续书史会要》《千顷堂书目》《本草纲目》《中国医籍考》《中国医籍通考》《中国医籍大辞典》《中医词典》《全国中医图书联合目录》《中国中医古籍总目》等书籍对《乾坤生意》均有载录,其中明·周弘祖的《古今书刻》对《乾坤生意》的刊刻情况记录较为详尽:"弋阳王府……乾坤生意"、"福建书坊……乾坤生意"、"云南布政司……乾坤生意"、"云南按察司……乾坤生意"。从此可以看出,《乾坤生意》的版本至少有3种,一种是藩府刻本,即弋阳王府刻本;一种是福建书坊刻本;一种是云南刻本(云南布政司和按察司当为同一版本)。

笔者在整理过程中,共收集到三种版本,与《古今书刻》的载录基本相符:一是藏于国家图书馆的明刻本,该版本半页10行,每行22字,四边文武双栏,字迹清晰,刻印精美,尤其是正文内容,行线分明,书写工整,秀美清朗,疑为藩府本,但是不是《古今书刻》所载录之"弋阳王府刻本"待考。该版本为残本,只有上卷,三册。二是藏于解放军医学图书馆明刻本,该刻本是福建江氏宗德书堂新刊本,故此版本即《古今书刻》所载录之"福建书坊刻本"。该版本亦是残本,内容仅存上卷的一半,为巾箱本，书高 16.3 厘米，书宽 10.5 厘米，栏高 11.9 厘米，半页栏宽 8.6 厘米，每半页 9 行，每行 18 字，四边文武双栏，版心双鱼尾，鱼尾上方刻"生意"二字，下方刻卷数、页码。只有一个序，但目录中明确写有"新刊乾坤生意目录"字样，并有"江氏宗德书堂新刊"刻章；正文内容，方名为阴刻，主治、组方及用法为阳刻。三是藏于日本国立图书馆内阁文库的明成化十四年刻本，该刻本全书共三册，《乾坤生意》二卷，《乾坤生意秘韫》一卷。书高 29.3 厘米，书宽 18.1 厘米，栏高 22.1 厘米，半页栏宽 13.7 厘米，半页 10 行，每行 22 字，四边文武双栏，版心双鱼尾，刻"生"及卷数、页码；有两个序，一个是原序，一个是重刊序，重刊序曰："御用监太监钱公能钦命出镇于滇，十数年来，常以济人利物为心，四方药材购而储之，广询名医，多求奇方，命医士存仁……今年春，予僚宪副岭南陈公骐，自江右携得是书，遂奉于钱公，检阅之余，深有契乎运气之旨，验乎方药之效，慨然重录，命工锓梓，以广其传……今钱公重刊是书，以惠于人，其用心不亦仁且厚哉……时成化十有四年，龙集戊戌秋八月朔旦，奉政大夫云南等处提刑按察司佥事奉敕提督云南贵州学校前国子监丞眉山黄明善序。"故此版本即为《古今书刻》所载录之"云南刻本"。

2. 《乾坤生意》的成书时间

《中国医籍大辞典》载《乾坤生意》："成书于明永乐四年（1406）。"但笔者认为依据不甚充足。

从署名"臞龄洞天太乙丹房编"看，《乾坤生意》应是靖难之后朱权移居江西南昌府慕仙学道后的撰著。朱权改封南昌的时间是永乐元年（1403），且《乾坤生意》序云"今十有二年，编辑方完"；从书中印章"咸跻寿域"和"神"看，与《神应经》相同，而《神应经》序于洪熙元年（1425），因此从这两条看不支持《乾坤生意》成书于永乐四年（1406）。

（二）《乾坤生意秘韫》的版本和成书时间

历代文献对《乾坤生意秘韫》的载录不多，卷数统一，成书年代没有载录。

1. 《乾坤生意秘韫》的版本

《乾坤生意秘韫》仅载于《百川书志》《千顷堂书目》《中国医籍考》《本草纲目》和《中国医籍通考》，而《中国医籍通考》将《乾坤生意秘韫》和《乾坤生意》视为同一本书。《中国医籍大辞典》《中医词典》《全国中医图书联合目录》《中国中医古籍总目》均失载。笔者在版本调研过程中，意外发现了藏于日本国立图书馆内阁文库的《乾坤生意秘韫》的版本，这是目前笔者所知《乾坤生意秘韫》存世的唯一版本。

该版本为明成化十四年重刊本，书高 29.3 厘米，书宽 18.1 厘米，栏高 22.1 厘米，半页栏宽 13.7 厘米，半页 10 行，每行 22 字，四边文武双栏，版心双鱼尾，刻"生秘"及卷数、页码。

《乾坤生意秘韫》版本的发现，不仅证实了该书的独立存在，而且厘清了其与《乾坤生意》的关系，确证《乾坤生意秘韫》实为《乾坤生意》之续集。

2. 《乾坤生意秘韫》的成书时间

《乾坤生意秘韫》无序跋，无印章，仅有"遐龄洞天太乙丹房编"的署名，与《乾坤生意》署名同；而在明成化十四年的重刊序中，明确指出其为《乾坤生意》之续集，故其成书时间是在《乾坤生意》之后。

三、主要内容

《乾坤生意》分上、下二卷。上卷首列"用药大略"，从论述上、中、下三品药物和君、臣、佐、使开始，揭示临床用药的简明法则；继则"五运六气"，简介"五运配十干之年""六气为司天之岁""南政北政"及"十二支年分运气"等运气知识，扼要简明；接着是"预防中风"，载录临床预防中风最常用的"愈风汤""八风散""天麻丸""续命汤"等方剂；此后便是内科各种杂病，列诸风、五痹、暑、湿、伤寒、疟、泻痢、脾胃、诸气、诸虚、咳嗽痰喘、劳瘵等 13 个子目，载录 455 个方剂。下卷则为妇科、儿科、外科、五官科、伤骨科及针灸科的内容，分别有济阴、活幼、痈疽诸疮、积热、眼疾、耳疾、鼻疾、咽喉口齿、诸血、五疸、水肿鼓胀、宣通积滞、寒湿气肿、淋沥、痔漏、体气、汗斑、诸鲠、解诸毒、蛇犬毒虫伤、汤泼火烧、正骨伤损、丹药、膏药等 24 个子目，载录 556 个方剂；针灸部分包括天星十一穴、初中风急救针法、中风瘫痪针灸秘诀、中风瘫痪通用捷要穴法、四花穴灸法、治虚损五劳七伤紧要穴法和治小肠疝气穴法。

《乾坤生意秘韫》作为《乾坤生意》的续集，是对《乾坤生意》所列病证经验用方的补充，主要论述诸风、寒、湿、痹、积热、诸气、疟、泻痢、咳嗽、痰饮、翻胃、眩晕、眼目、口齿、咽喉、心疼、胁、足、癫痫、消渴、水肿、蛊胀、痞积、虚损、痨瘵、淋、遗精、济阴、婴孺、打扑伤损、骨鲠、诸疮、杂证 33 个子目，载录 210 个方剂，其中眼目佚失 3 方，痨瘵佚失 3 方（从《本草纲目》中辑复 1 方）；同时还载录 11 个针灸方和 11 个膏药方。

四、学术思想

1. 阐述运气，执简驭繁，通俗易懂

《乾坤生意》序称"五运六气，穷天道之精微，定阴阳之候气，而能审五行、调六气而知病源，可以定生死之说"。但"运气学说"历来被认为是高深莫测，但本书对五运六气的阐述，分"五运配十干之年""六气为司天之岁""南政北政"及"十二支年分运气"等运气知识，尤其是"十二支年分运气"部分，详细阐述子午、丑未、寅申、卯酉、辰戌、巳亥年的司天之气、在泉之气和每年的气候特点；并将全年按节气分六个阶段，分别介绍从初之气到六之气，每个阶段的气候特点（天时）与疾病发生的可能趋势（民病）。朱权介绍运气学说，做到"撮其机要，直述而易明，一览可知其大略也"，故明嘉靖二十九年（1550），朱崇正重刊宋·杨士瀛的《仁斋直指方论》时增补的"运气证治"部分就出自于《乾坤生意》。

2. 未病先防，既病防变，病后防复

《乾坤生意》上卷单列"预防中风"一门，重视对中风的预防治疗。"夫圣人治未病之病，知未来之疾，此其良也。其中风者，必有先兆之证，觉大拇指及次指麻木不仁，或手足少力，或肌肉微掣者，此先兆也，三年内必有大风之至"，是对中风先兆的描述；"宜调其荣卫，先服八风散、愈风汤、天麻丸各一料为效，宜常服加减防风通圣散预防其病，则风疾不作而获其安矣"，"服此药（愈风汤），行导诸经，久服大风悉去，纵有微邪，只从此药加减治之。如初觉风动，服此不致倒仆，此乃治未病之胜药也"，是对如何预防的论述。故朱崇正重刊《仁斋直指方论》时，亦增补了《乾坤生意》"预防中风"的部分。

3. 据病选方，辨证求因，审机论治

如诸风门对中风不同阶段的症状特点和选方有十分详细的论述，如："中风卒然不省人事，先以通关散搐醒。中风痰涎壅盛，宜稀涎散投之，取涎为效。中风痰迷心窍，癫痫烦乱，宜用吐剂，方载于后。中风必先理气，然后用以消痰去风之药，宜用乌药顺气散、八味顺气散。中风非小续命汤不能取效，宜以顺气之药互换服之。中风半身不遂，口眼㖞斜，先以顺气之药服之，却宜服星香汤、续命汤。四肢厥者，星附汤、三生饮。中风风势已定，痰涎壅盛者，宜常服三生丸取效。中风日久已成瘫痪者，宜服续命丹、仙传黑虎丹、白龙丹、祛风浸酒方、苍耳丸、灵应丹、豨莶丸等药，任选服之。中风有热，热则生风，口干烦躁，面赤心烦，肠胃干燥，宜服防风通圣散，大便自利者，去硝、黄，或小醒风汤……"

4. 选方精心，药粗俱用，方简效佳。

《乾坤生意》上卷诸风门"治风瘫不能行动方"的服药方法为"上剉碎，用绢袋盛药，以无灰酒一斗浸坛内，密固，煮滚，封七日，开取时不可面向坛口，恐药气冲眼。每日早午晚，病人自取酒一小盏服之，不许多。病痊药尽，以药粗晒干，研为细末，酒糊为丸如梧桐子大。每服五十丸，温酒送下，日进三服。忌食动风物"。本方的服用特点有两个：一是用酒泡药，饮酒；二是病痊后再将药粗晒干研末，酒糊丸服用，以巩固疗效。再如《乾坤生意秘韫》诸风门"神应丹"的服药方法"上擂烂，用细净布裹，挤汁，去粗，晾干，将汁用好净盆一个，倾入盆内，于露地砌一小坑，坑下烧火，将盆放于坑上，每日用竹片搅一次，晒，夜间不用盖，露之，如下雨，用盖盖盆，直晒至成膏，搓搜光润，拔作小挺子。一挺作三服，姜葱自然汁和好酒热调，临卧服。前眼干药粗，捣罗为细末。每服一铜钱，热酒调之，临卧服"。像这种药汁与药粗俱用的服药方法在中医古籍文献中用之甚少。

方名笔画索引

总 书 目

I

本　草